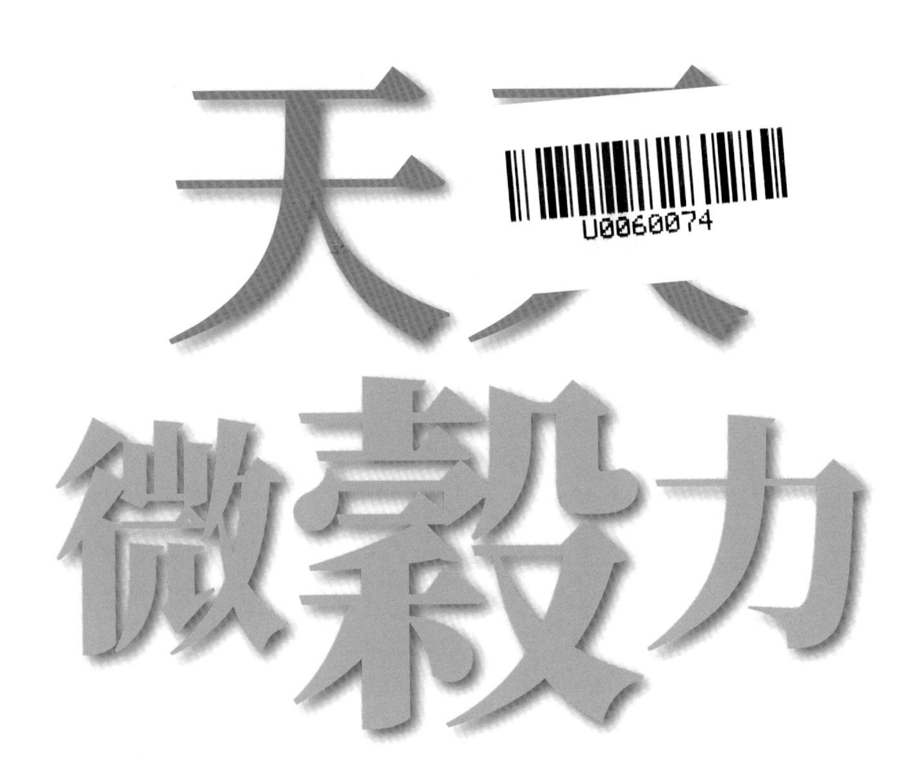

史上最好吃、最健康的百穀全書

防癌抗老、淨化腸道、
排毒美白、提升免疫力、促進新陳代謝

270道 X 55種
超級五穀雜糧養生方

營養科權威 劉桂榮◎著

前言

從神農氏「嘗百草之實，察酸苦之味，教民食五穀」以來，五穀在人們的餐桌上已經悠然走過了數千年，漸漸成為居民膳食寶塔中最基礎的部分。

五穀的記載最早出現於《論語》中，對於五穀的具體所指是在《黃帝內經》中，即為「稻、稷、豆、麥、黍」，但現代對於五穀雜糧的定義更為廣泛，將除精製米、麵外的所有糧食都稱之為雜糧，精製米、麵為五穀之首。

對於繁忙的現代人來說，五穀雜糧或許是餐桌上最簡單的一部分，它們有著最普通的顏色，即使如小米、黃米的豔麗也是透著一股穩重的絢麗。或許是由於我們對五穀雜糧太過於熟悉，以致人們一度追尋著細膩而舒滑的口感，開始「食不厭精，膾不厭細」的飲食之旅，然而身體最終顯示需求五穀雜糧的豐富營養，因而五穀雜糧再次被人們重視。

就像五穀雜糧那樸實而略粗糙的外表，簡單的烹製方法就能製作出營養又美味的食物。匆忙的時候，疲累的時候，鍋裡多放點水，扔一把豆和米，不用多費什麼心思，30 分鐘或 1 個小時後，就能吃到香甜綿糯的米粥了。當然，五穀雜糧不只是能做粥，米飯、餅、麵條、湯品、菜餚……凡是能夠想到的，這裡都能做。閒暇的休息日，家人齊聚一堂，隨手擺米弄麵，不必花太長時間，就能做出一桌雖稱不上珍饈，卻美味而營養的五穀餐。

五穀雜糧保健康，本書從最營養簡單的五穀餐出發，詳細介紹了 55 種常見的五穀雜糧、豆類、堅果以及其他富含碳水化合物的食物，細緻解析了 270 多道五穀餐，無論你是想要益智、養生，還是減壓、養顏，都可以在這本書裡找到具有相同功效的五穀餐，在輕鬆的飲食中就達到想要的效果。

本書還針對高血壓、糖尿病、胃痛、貧血、消化不良等 22 種常見疾病，提出了最為適宜的五穀調理餐，讓你在享用美食之間緩解病痛。調理健康，吃起來方便，做起來簡單，營養更健康，就在《吃粗健康：首席營養師教你吃對五穀雜糧不生病》。

Contents

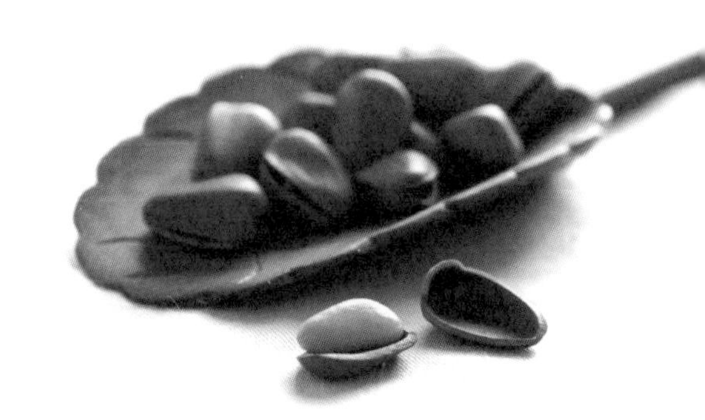

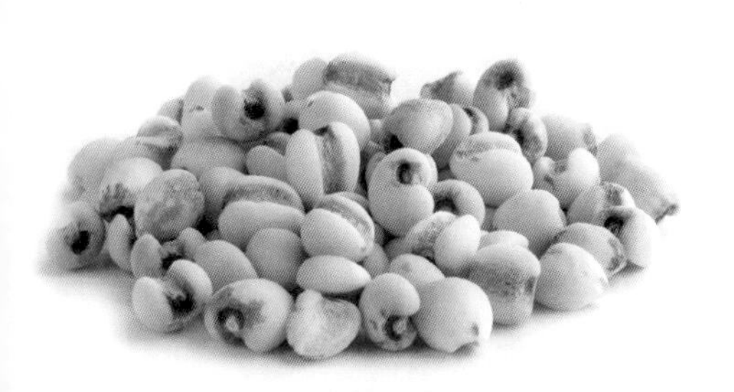

PART 3
調理五穀餐，對症特簡單

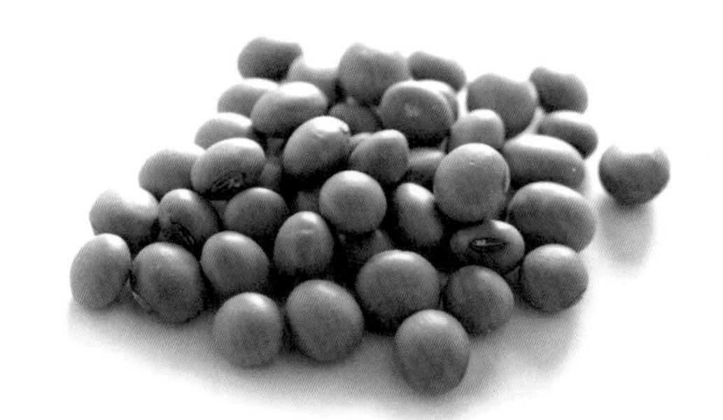

PART 4
營養五穀餐，呵護全家健康

PART 5
特色五穀餐，週週不重複

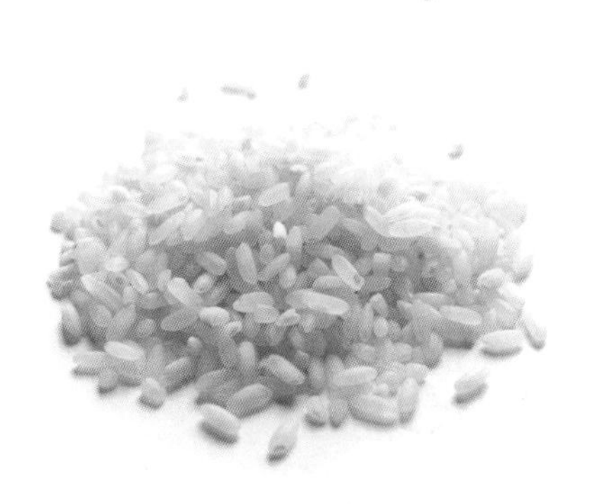

附錄

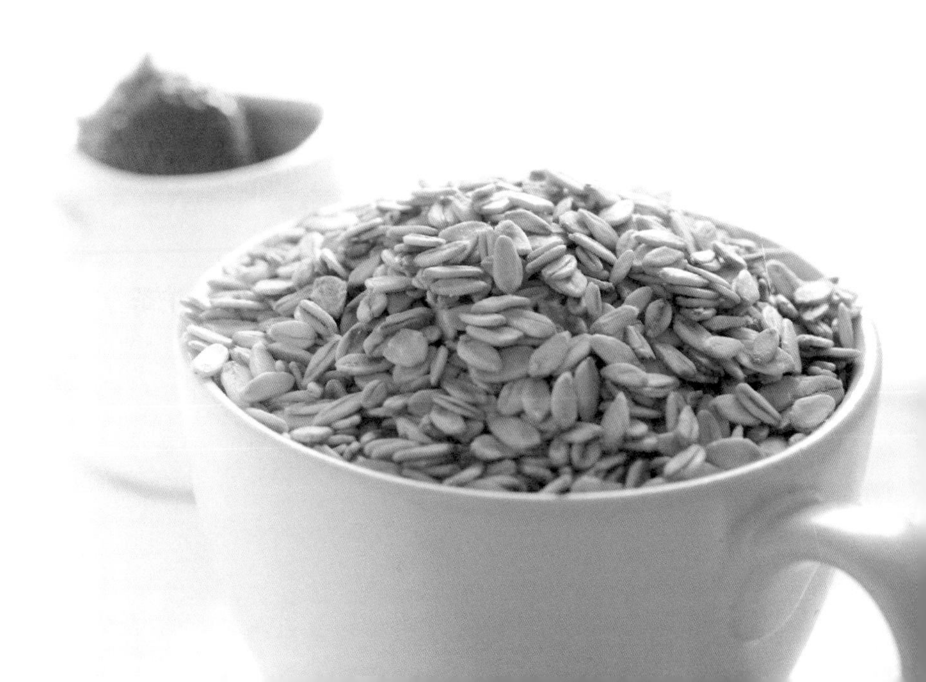

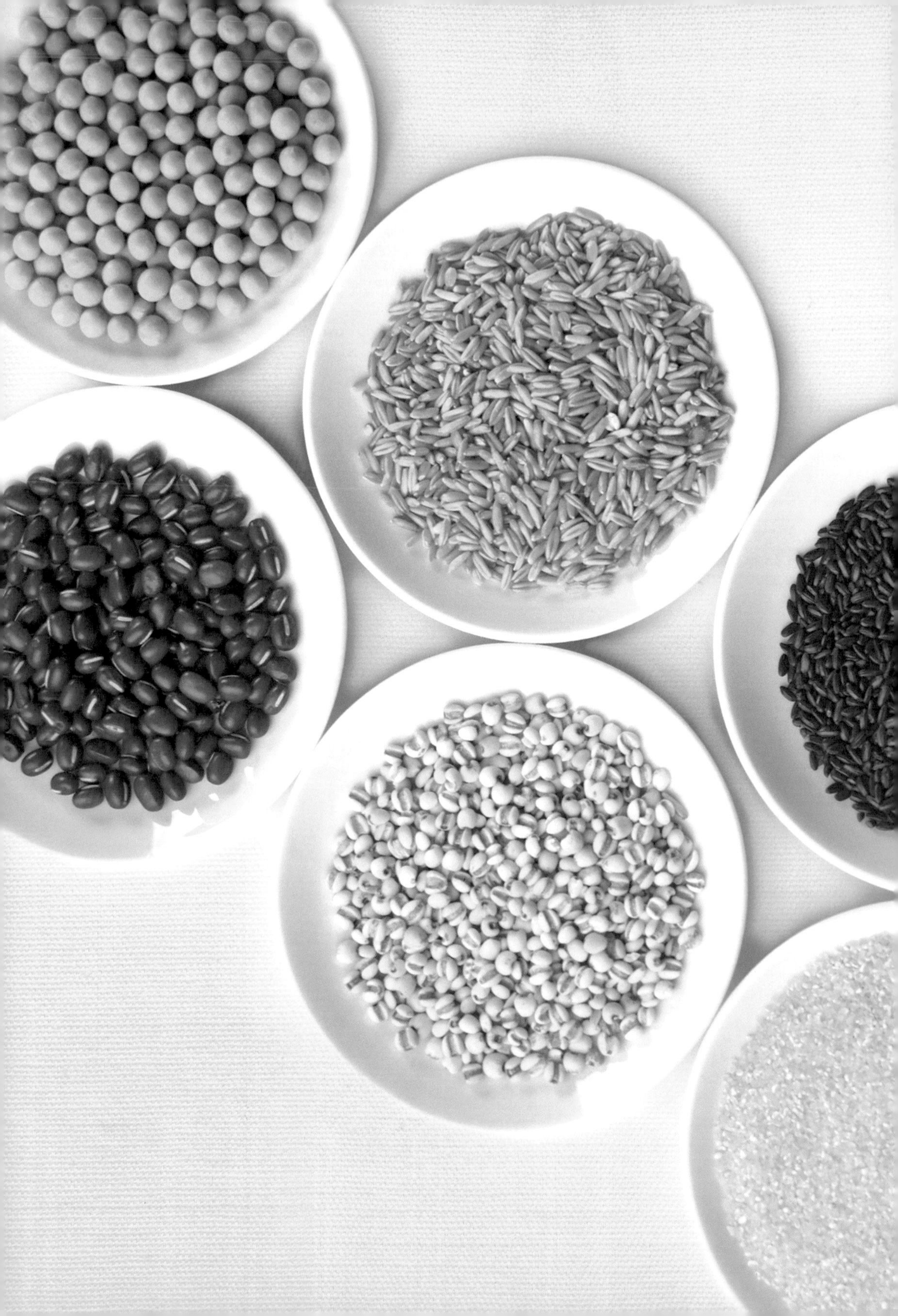

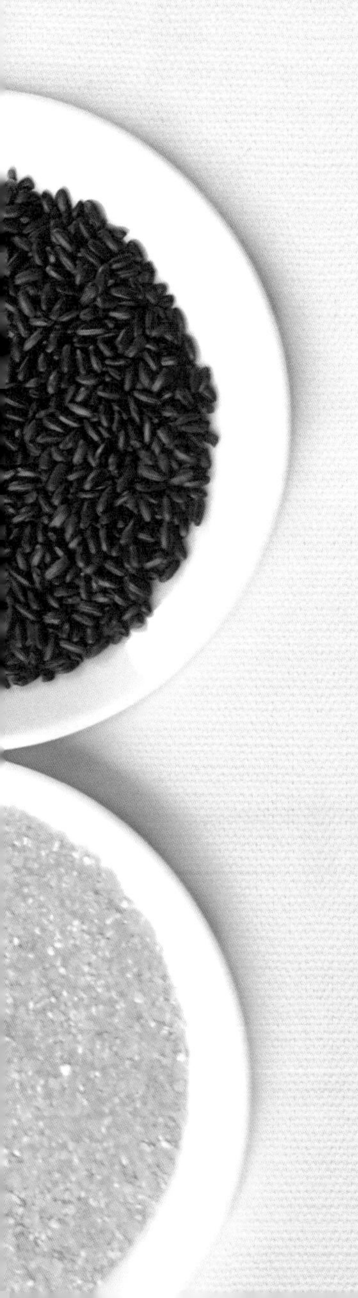

PART 1

五穀雜糧就是這麼一回事

俗語說「五穀為養」，五穀雜糧是我們生活中的主食，也是人們每日飲食所必需的物品，那麼，五穀雜糧都是指哪些食物？五穀雜糧對健康有哪些具體作用？詳細瞭解五穀雜糧的那些事，才能更好地平衡膳食，讓身體更健康！

五穀雜糧有哪些？

「五穀」最早出現在《論語・微子》的「四體不勤，五穀不分」之語中，但「五穀」為何，這裡卻沒有確切的解釋。

歷史上對五穀有多種解釋，《周禮》記載「五穀」為「黍、稷、菽、麥、稻」；《淮南子》記載的「五穀」卻為「麻、黍、稷、麥、豆」，而《黃帝內經》中認為「五穀」即為「白米、小豆、麥、黃豆、黃黍」。造成「五穀」眾多解釋的原因是當時農作物的多元化，人們常吃的食物不只五種。《詩經》及其他文獻中「百穀」、「六穀」、「九穀」的記載就是農作物多元化的明證。

現代所認為的五穀，大都取《周禮》之說，認為黍、稷、菽、麥、稻為五穀，其中黍原指黃米，現也包括玉米；稷為粟，指小米；菽即為豆。所以現在所稱的「五穀」其實包含「六米」，即玉米、黍、小米、麥、白米和豆。但在生活中，人們習慣上把精製米和麵粉之外的糧食統稱為「五穀雜糧」。

因此，現代意義上的「五穀雜糧」包括了穀類、豆類、薯類，以及堅果類和乾果類等各種食物。具體來說，五穀雜糧可以包括以下食物：

分類	所包含的食物
穀類	小米、白米、芡米、小麥、蕎麥、燕麥、玉米、薏仁、高粱米、黑米、糯米等
豆類	黃豆、黑豆、紅豆、綠豆、蠶豆、豌豆、長豆、刀豆、扁豆、花豆，及豆腐、豆芽等豆製品等
堅果類和乾果類	大棗、核桃、花生、葵花子、芝麻、杏仁、開心果、松子、腰果、栗子等
薯類	地瓜、山藥、馬鈴薯、芋頭等

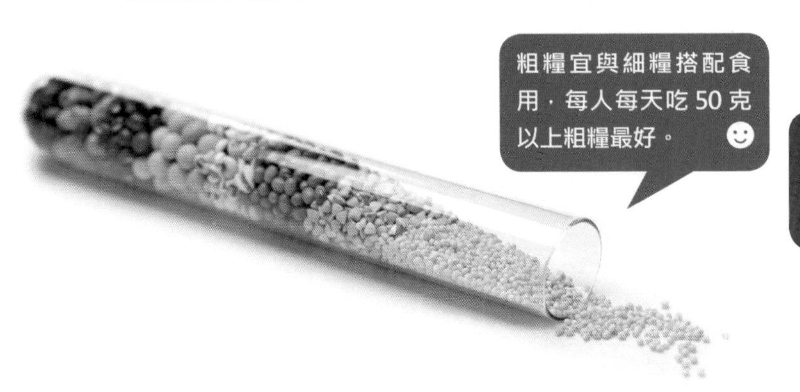

粗糧宜與細糧搭配食用，每人每天吃50克以上粗糧最好。

五穀飯不宜與牛奶一起吃，會影響牛奶中鈣質的吸收。

五穀雜糧就更健康？

從營養學方面看，五穀雜糧的營養價值並不是比精製的米、麵更高，不同種類的食物，所含營養價值不同，對人體健康的功效也大相徑庭，而最好的飲食是平衡膳食，五穀雜糧在飲食中的作用便是平衡膳食，保持主食多樣化。

現代人主食大多為精米、精麵，獲取了足夠的碳水化合物，但維生素、膳食纖維的攝入略顯不足，而五穀雜糧正好彌補了現代人的營養攝入缺點，保證膳食營養的平衡。

五穀雜糧及其所含主要營養素

分類	所含主要營養素
穀類	碳水化合物、膳食纖維、維生素 B_1、維生素 B_2
豆類	蛋白質、脂肪、膳食纖維、礦物質和維生素 B 群
堅果類和乾果類	蛋白質、脂肪、鈣、鐵、磷、維生素 E、維生素 B 群
薯類	碳水化合物、膳食纖維

烹製雜糧前宜泡一會兒，
有助於營養物質的動員，
也更容易煮熟。

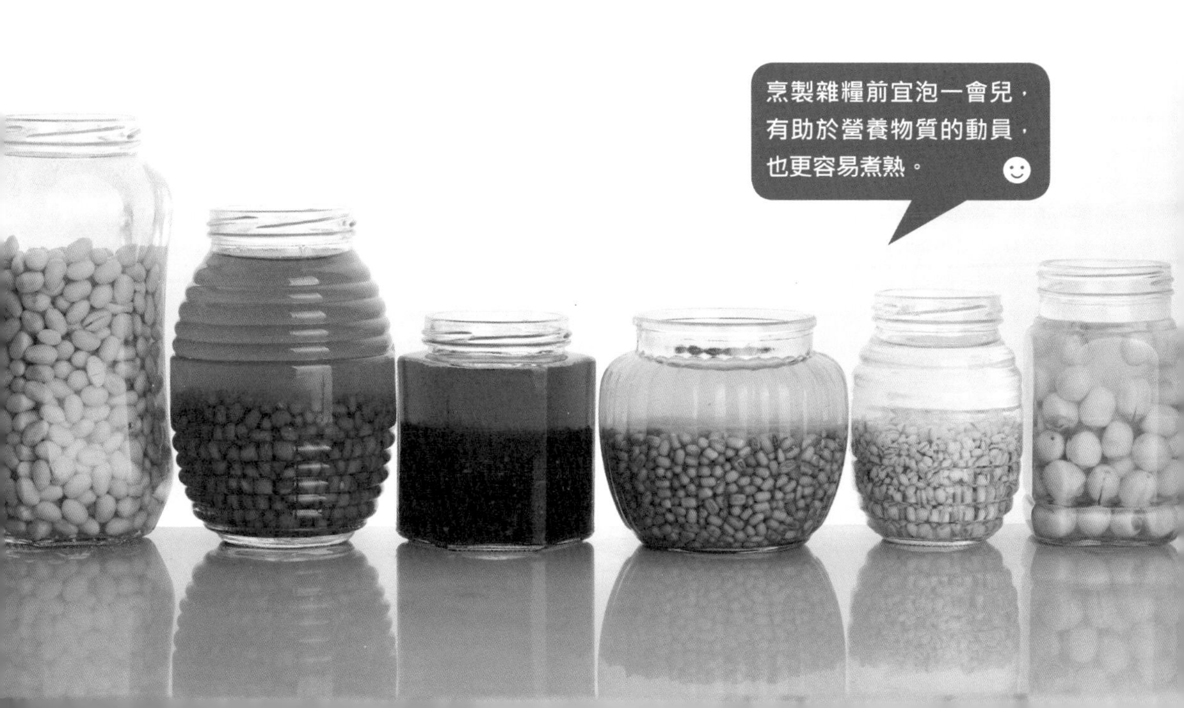

五穀為養是飲食基礎

每人每天攝入穀物 250~400 克

「五穀為養」源自《黃帝內經·素問》中「毒藥攻邪，五穀為養，五果為助」之語，在現代營養學中，五穀雜糧具有舉足輕重的地位，它是我們的主食，也是生命的基石，根據行政院衛生署公告的《國民飲食指標》指出「三餐應以全穀為主食，或至少應有 1/3 為全穀類如糙米、全麥、全蕎麥或雜糧等。」建議每人每天攝入穀物 250~400 克。

含有豐富的碳水化合物

穀類食物是我國飲食結構中的重要部分，也是人體能量的重要供給者。人體所需的碳水化合物基本都來源於穀物。每人每天攝入的 250~400 克穀物進入身體後，會快速轉化為單醣，以保證身體熱量的供應。

含有豐富的膳食纖維

精製的米、麵因過度加工失去了表皮，而小米、黑米、薏仁、玉米，及薯類、黃豆等未加工的雜糧表皮保留較好，保存了大量膳食纖維。

膳食纖維一般不被消化吸收，但其吸水膨脹的特點及清潔腸道和增強消化功能的作用，在維持人體消化系統健康方面扮演著重要角色。膳食纖維可刺激腸蠕動，緩解便祕，預防糖尿病、高血壓、高血脂等疾病，同時有助於減肥。

五穀雜糧中的小米、燕麥、大麥、蕎麥，豆類中的黃豆、毛豆、黑豆、綠豆、紅豆，以及堅果和乾果中的芝麻、開心果，薯類中的地瓜、山藥、芋頭等食物都含有豐富的膳食纖維。

含有更多的微量元素

人體中所含的礦物質元素有 60 多種，其中 21 種為人體必需營養素。21 種人體必需礦物質中，鈣、鎂、鉀、鈉、磷、硫、氯元素含量較多，被稱為宏量元素，其他元素如銅、鐵、鋅、硒等人體含量較少，被稱為微量元素。

微量元素在人體內含量微乎其微，但對維持人體新陳代謝非常必要，一旦缺少這些必需微量元素，人體就會出現疾病。如缺鋅會導致皮膚紅腫、丘疹，缺鐵易引發貧血，而銅、鋅總量的減少，會弱化人體免疫系統，降低抗病能力。

五穀雜糧因加工簡單，比精製米、麵略粗，其中所含鎂、鋅、硒等微量元素比精製米、麵更多，可以適當彌補長期吃精製米、麵造成的微量元素不足。

不過，需要指出的是，無論是精製米、麵，還是五穀雜糧，其所含的微量元素與人體的需要量相比都不夠多，而且因吸收程度原因，無法完全滿足人體對微量元素的需要。因此，如果出現了微量元素缺乏徵兆，除了平衡膳食，多食五穀雜糧外，還應多食富含微量元素的水果、蔬菜。

五穀雜糧及其所含主要微量元素

所含主要微量元素	食物
鐵	穀物中小米、黃米，豆類，堅果和乾果中的大棗、核桃等
鋅	穀物中的小米，豆類中的黃豆，堅果和乾果中的核桃、花生、栗子、松子、腰果、杏仁等
銅	豆類，堅果和乾果中的芝麻、核桃、腰果，薯類中的馬鈴薯等
硒	穀物中的小麥、燕麥、大麥，豆類，堅果和乾果中的花生、葵花子等

含有較多的維生素 B_1

維生素 B_1 主要存在於種子的外皮和胚芽中，五穀雜糧的外皮、胚芽都保存較好，所含維生素 B_1 尤其豐富。

維生素 B_1 又叫硫胺，是糖代謝中酶的重要組成部分，能促進碳水化合物和脂肪的代謝，能夠增強腸胃蠕動，促進食物消化吸收，對腦神經的傳遞有重要作用，可緩和神經組織萎縮和退化，預防和治療腳氣病。

維生素 B_1 主要存在於五穀雜糧中的穀類和部分堅果中，小麥胚芽、玉米胚芽、糙米、黃豆、黑米中都含有豐富的維生素 B_1。

小麥安神養心，小米健脾養胃，黑米滋陰補腎，杏仁止咳養肺。
黃豆益氣養脾，紅豆和血養心，薏仁利濕養脾，玉米補中養脾。

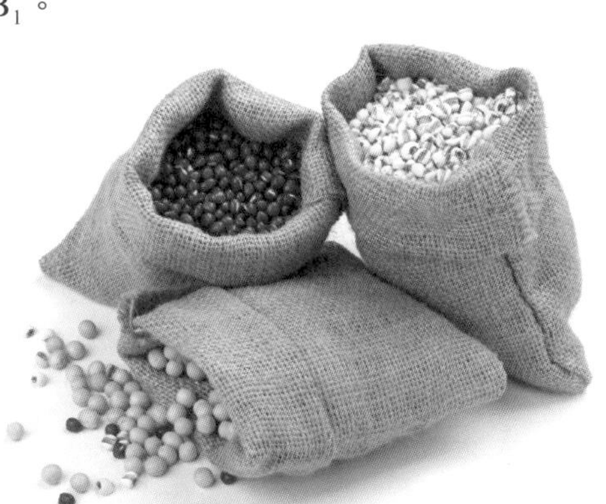

五穀雜糧的特別功效

食物	所含「特殊」成分	作用
蕎麥	含有「蘆丁（Rutin）」成分	可降低人體血液中膽固醇指數，保護血管
燕麥	含有亞油酸成分，及多種酶類	可抑制膽固醇升高；酶類活性較高，可延緩細胞衰老
玉米	含有較多亞油酸、多種維生素、纖維素和多種礦物質，特別是鎂、硒，以及穀胱甘肽（Glutathione）	具有綜合性的保健作用；可抗老防衰、延緩衰老
黑米	含有豐富的花青素	有很強的抗氧化、抗衰老作用，能清除血液中自由基
黃豆	含有皂素及植物激素	可促進體內脂肪排出，減少血液中膽固醇含量，對細膩皮膚、延緩細胞衰老有一定作用
紅薯	含有黏蛋白	可減輕疲勞，提高人體免疫力，促進膽固醇的排泄，維護動脈血管彈性
杏仁	含有豐富的黃酮類和多酚類成分	能夠降低人體內膽固醇的含量，還能顯著降低心臟病和多數慢性病的發病危險

五穀雜糧有利於糖尿病

五穀雜糧中含有豐富的膳食纖維，進入身體後，可延緩身體對葡萄糖的吸收，這對糖尿病患者調節、控制血糖非常有益，而且攝入豐富的膳食纖維，可增加飽腹感，減少其他富含碳水化合物的食物攝入，對緩解糖尿病也極為有益。

此外，五穀雜糧中的燕麥、蕎麥、大麥、黑米等，含有某些調節胰島素的物質，可調節胰島素分泌，明顯緩解糖尿病患者餐後高血糖狀態，減少一天之內血糖的波動，有利於糖尿病患者血糖的控制。

五穀雜糧的健康吃法

只吃粗糧，不利健康

五穀雜糧對健康有益，但若每天只吃粗糧，對身體反而會造成傷害。

五穀雜糧中膳食纖維含量豐富，但不容易消化，而且易增加腸胃負擔。長期進食粗糧，會磨損食道、腸胃等消化道黏膜細胞，引發腸胃疾病。

相對於精製的米、麵，粗糧不容易被身體消化，營養吸收率較低，長期只食用粗糧，可能會出現營養不良現象，而粗糧裡豐富的膳食纖維可影響人體對鈣、鐵等營養素的吸收，加重中老年人體內鈣、鐵不足情況。

五穀雜糧要因人而異，消化能力有問題的人，貧血、少鈣的人，腎臟病患者，糖尿病合併腎病變者，痛風病人，癌症病患等六大類人士並不適合食用五穀雜糧。（黃惠鈴，〈五穀雜糧夯！ 6 種人吃錯更傷身〉《康健雜誌》135 期，2010 年 2 月 1 日）

此外，兒童因腸胃功能較弱，不宜多吃粗糧。肥胖的兒童可適當食用。

五穀雜糧合理搭配，營養翻倍

五穀雜糧合理搭配，營養均衡，更符合人體營養需求。

粗細搭配。相對於精製的米、麵，粗糧口感粗粒，也不易消化，若能將粗糧與細糧搭配起來烹製，無論煮粥，還是蒸飯，既能改善口感，還能保證營養。如將小米、白米、薏仁、小麥等混合起來蒸飯，適當加點大棗，口味更好，營養更豐富。

烹調粗糧時，粗糧與精製的米、麵搭配比例以 6 分粗糧，4 分精製米、麵最為適宜。玉米、小米、黃豆單獨食用，營養不均衡，若按照 1:1:2 的比例混合烹製，更易被吸收，營養也更均衡。

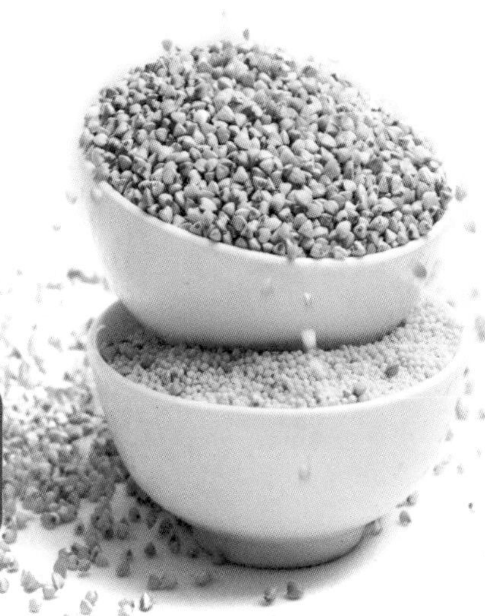

粗糧與精製的米、麵搭配 以 6:2:2 或 6:3:1 的比例最為適宜。

五色五穀雜糧養五臟

中醫認為天地五行與人體五臟相匹配，而食物有五色，分別為紅、黃、青、白、黑，五色食物養五臟。五色食物與天地五行相應，食用五色食物，做到五行相生，可調和五臟，從而滋補身體。

紅色食物養心：中醫五行認為，紅色為火，紅色食物可入心、入血，有益氣、補血，促進血液、淋巴液生成的作用。現代醫學則發現，紅色食物中富含番茄紅素、單寧酸等，可保護細胞，為人體提供蛋白質、礦物質，有抗炎作用。常見紅色五穀雜糧有紅豆、大棗、帶皮花生。

白色食物養肺：白色食物屬金，入肺，有益氣、養肺的作用。現代醫學研究發現，大多數白色食物含有豐富的蛋白質，常食可消除疲勞。常見白色五穀雜糧有白米、薏仁、糯米、杏仁、葵花子、開心果。

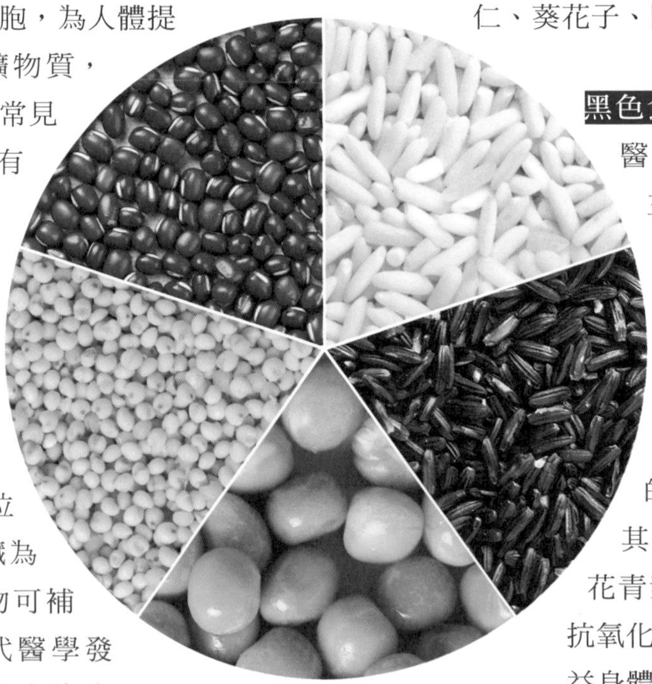

黑色食物養腎：中醫認為，黑色主水，入腎，有補腎的作用。黑色食物是指顏色呈黑色、紫色或深褐色的天然植物，其中含有豐富的花青素，有強烈的抗氧化作用，常食有益身體健康。常見黑色五穀雜糧有黑米、黑豆。

黃色食物養脾：五行中黃色為土，位置為中，五臟為脾，黃色食物可補養脾臟。現代醫學發現，黃色食物中富含大量的維生素A、維生素D，可保護腸道、呼吸道，有壯骨強筋的作用。常見黃色五穀雜糧有小米、黃米、玉米、馬鈴薯，以及黃豆和豆製品。

青色食物養肝：中醫認為，青色食物入肝，有疏肝、強肝的作用，五味為酸，最適宜在春季食用。古時稱綠色為青色，青色食物即為綠色食物。常見綠色五穀雜糧有綠豆、豌豆。

紅色養心，宜夏；黃色養脾，宜夏至後食；青色養肝，宜春；白色養肺，宜秋；黑色養腎，宜冬。

五穀雜糧宜晚餐食用

五穀雜糧最好在晚餐食用。雜糧中豐富的膳食纖維會刺激腸胃蠕動，加速體內宿便的排出。此外，粗糧中豐富的膳食纖維更容易使人產生飽腹感，晚上吃五穀雜糧可以減少食物的攝入量，從而避免晚上吃得過飽，對腸胃造成負擔。

吃五穀雜糧應多喝水

五穀雜糧中豐富的膳食纖維需要充足的水分，才能保證腸胃的正常工作。因此，食用五穀雜糧時，宜多飲用白開水。膳食纖維攝入增加一倍，就宜多飲用一倍的水。

將五穀雜糧煮成粥食用，也能起到多飲用水的作用，而且有利於減肥。

這些人不宜多食粗糧

①腸胃功能較弱的人。粗糧中含有大量膳食纖維，大量食用易增加腸胃負擔，引起腸胃疾病。

②老人和兒童。老年人和兒童的消化功能較弱，他們的腸胃不適合擔負大量膳食纖維的消化工作，而且兒童成長需要優質蛋白等高熱量食物，粗糧不符合兒童成長的營養需求。

③患消化系統疾病的人。患有肝硬化、食道靜脈曲張或胃潰瘍的人，進食大量粗糧會加重病情，還可能會引起靜脈破裂出血和潰瘍出血。

④缺鈣、鐵等元素的人。粗糧中含有大量植酸和膳食纖維，易與食物中鈣、鐵元素形成沉澱，阻礙機體對礦物質的吸收。

⑤生長發育期青少年。青少年因生長發育對營養素和能量有特殊需求，粗糧無法提供充足的營養和熱量，而且還會影響體內激素的轉化，不利於青少年的成長。

⑥免疫力低的人。每天攝入大量的粗糧，會影響蛋白質的攝入和吸收，降低人體的免疫能力。

⑦重體力勞動者。粗糧不易被吸收，供能少，無法滿足從事重體力勞作的人的營養需求。此類人長期食用粗糧，易導致營養不良。

⑧孕婦。不宜吃薏仁，尤其是懷孕初期。

體質不同，五穀需求也不同

體質是指人體的形態與功能在生長發育中所形成的個別特殊性。不同體質對飲食的要求不同，順應體質，擇優選擇，可強健身體、預防疾病。

體質類型	體質特徵
氣虛體質	常感倦怠無力，語言低微，懶言少動，動則氣短或氣喘，呼吸少氣，面色白，頭面四肢水腫，飲食不香，腸鳴便溏，消化不良，多汗自汗，動輒易患感冒，脈搏無力，舌質淡，舌體胖大，舌邊有齒印
陽虛體質	表現為畏寒怕冷、手足不溫，舌淡胖嫩，脈沉遲，易患痰飲、腫脹、泄瀉等病
陰虛體質	身體羸瘦，形容憔悴，口眼乾澀，咽痛喉乾，口渴喜飲，大便乾燥，小便短赤，甚則骨蒸盜汗，或午後低熱，或夜熱早涼，顴紅，消渴，舌紅少苔或無苔，脈細數
血瘀體質	表現為血行不暢，膚色晦暗，口唇暗淡，舌質紫黯，脈澀。易患痛證、血證等
氣鬱體質	主要表現為氣機瘀滯，神情抑鬱，憂慮脆弱等，舌淡紅，苔薄白，脈弦，易患歇斯底里、梅核氣、精神疾病
痰濕體質	主要表現為多痰，痰濕凝聚，形體肥胖，口黏苔膩，易患消渴、中風、胸痛等病
濕熱體質	主要表現為濕熱內蘊，面垢油光，口苦口乾，大便不暢，小便短黃，舌質偏紅，苔黃膩，脈滑數。易患瘡癤、黃疸、熱淋等病
特稟體質	表現為易過敏，先天失常，生理缺陷等，易患哮喘、蕁麻疹、花粉症
平和體質	表現為陰陽氣血調和，體態適中，面色紅潤，精力充沛，舌淡紅，苔薄白，脈和緩有力，患病較少

痰濕體質的人宜多吃小米、玉米、紅豆等味淡、性溫、平的食物。☺

虛性體質的人宜多吃糯米、小米、山藥等滋補食物，來恢復力氣。☺

飲食建議	適合穀物
宜減輕腸胃負擔，適合益血補氣養生法，不宜多食油膩、刺激性強的食物，避免食用生冷食物，飲食以「溫熱性」食物為主	小米、糯米、大麥、黃豆、紅豆、蠶豆、花生、蓮子、地瓜
應多吃補陽、溫陽食物，忌吃性涼食物	糯米、燕麥、核桃、大棗、栗子、山藥
適合活氣補陰養生法，多吃滋陰清熱的食物，保持規律的生活作息，盡量在 24 點前就寢，保持適度運動，忌過度煙、酒，少吃「辛辣」及「熱性」食物，少吃肥膩燥烈食物	小米、小麥、玉米、蕎麥、糯米、綠豆、黑芝麻
適合活血防瘀，應多吃有活血化瘀功效的食物，以通血脈，不宜吃寒涼食物	黑豆、紅豆、核桃、花生
宜多吃有行氣功效的食物，忌食辛辣食物、咖啡、濃茶等刺激品，少吃肥甘厚味食物	小麥、蕎麥、高粱米、蠶豆，以及黃豆和豆製品
適合健脾通氣養生法，多吃健脾利濕、化痰去痰的食物，少食肥甘厚味的食物，不宜多飲酒	小米、白米、玉米、糯米、薏仁、紅豆、蠶豆、扁豆
適合消痘除濕養生法，多吃清淡、甘寒、甘平的食物，不宜吃辛辣、燥烈的食物	小米、薏仁、綠豆、紅豆
飲食宜清淡、均衡，粗細搭配適當，多食益氣固表的食物	小麥、燕麥、糯米、大棗、山藥
飲食宜全面合理，可吃些有補氣養血、滋陰壯陽，保持脾胃平衡功能的食物	白米、薏仁、花生、葵花子、栗子、大棗、核桃、蓮子、地瓜

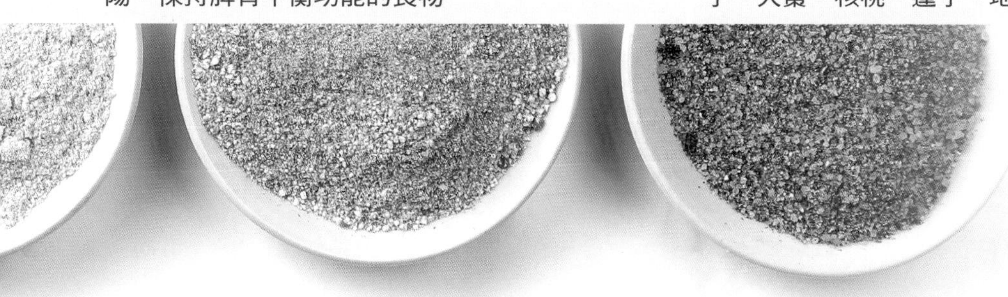

一碗雜糧粥養出好氣色

喝粥有利健康

五穀雜糧因保留了表皮，不易煮熟，口感粗粒，且不易消化，而長時間的熬煮可以讓五穀雜糧產生糊化作用，變得軟熟、易消化，彌補五穀雜糧不易消化的缺點，有養胃補虛的功效。

五穀雜糧煮粥，其所含的礦物質等營養素更容易析出，也更容易被身體吸收。而且五穀雜糧粥中含有大量水分和膳食纖維，可以刺激腸胃蠕動，緩解便祕。尤其適合老年人以及工作壓力大的年輕人食用。

不同年齡段適合的五穀雜糧粥

年齡階層	營養要點	適宜搭配的五穀雜糧
老年人	老年人腸胃功能較弱，需要食用易消化、富含微量元素的食物，以提高抵抗力、延緩衰老；還需要攝入足夠的脂肪酸	玉米、黃豆、核桃、芝麻、地瓜、山藥
中年人	中年人易患「三高」，需要補充豐富的鉀元素，以及可平衡激素的物質	糙米、黃豆、豌豆、核桃、松子、芋頭
青年	青年時期壓力大，容易出現肥胖，也是「三高」的重要潛伏期，需要提高免疫力，保持身體健康	白米、小米、蕎麥、玉米、高粱米、綠豆、腰果、芝麻、大棗
青少年	需要必需的胺基酸、蛋白質和不飽和脂肪酸等營養素	黃豆、黑豆、核桃、芝麻、葵花子

五穀雜糧四季養生粥

中醫認為，春三月天地俱生，萬物以榮，人體陽氣向上向外疏發，應養五臟之肝，宜保衛體內的陽氣，使之不斷充盈。飲食宜選擇具有助陽升發、避風寒、解鬱清熱、養脾胃、疏肝健脾作用的食物。材料宜選擇清淡，不宜選用乾燥、辛辣的食物。此時宜用糯米、薏仁、燕麥、綠豆、山藥、大棗、芝麻、杏仁、芋頭、地瓜等五穀雜糧搭配煮粥，可養肝調脾，理氣養血。如煮地瓜燕麥粥、糯米大棗粥、山藥粥等。

夏季陽氣外發，伏陰在內，體內易積熱，有燥氣，易出現身體發懶無力、無精打采、無食欲等症狀。此時宜選擇有清熱健脾、去火利尿作用的食材。可用白米、糯米、綠豆、紅豆、核桃、大棗、芋頭、枸杞子、杏仁、芝麻、蓮子、栗子等搭配煮粥，有健脾養胃、清熱去火、去煩養心的作用。如綠豆粥、蓮子大棗粥、紅豆芋頭粥等。

由夏至秋，陽消陰長，人體腸胃抵抗力下降，病菌乘虛而入，易出現腸胃疾病，而且秋季天氣乾燥，呼吸系統缺乏滋養，易出現乾咳、哮喘等問題，皮膚也容易出現乾燥。因此，秋季飲食宜滋養，多選用具有潤燥、養陰功效的食材，少食刺激性強、辛辣、燥熱的食物。可用薏仁、玉米、綠豆、扁豆、山藥、芝麻、百合、杏仁、栗子、核桃、花生、大棗等五穀雜糧，搭配蜂蜜煮粥，如百合薏仁粥、山藥核桃粥、花生大棗粥等。同時適當多飲豆漿，可緩解秋燥。

冬季萬物閉藏，人的陽氣也潛藏於內，新陳代謝速度降低，陽氣與養分積蓄在體內，因此需要「冬藏養腎」，飲食也宜選擇具有溫補功效的食材，五穀雜糧中可適當多食小米、白米、芡米、黑豆、栗子、山藥、核桃、龍眼、大棗、地瓜、馬鈴薯等，可煮紅豆栗子小米粥、山藥龍眼粥等，還可以將黑豆與核桃、芝麻一起做成黑豆核桃豆漿飲用。

粗糧和細糧搭配煮粥，口感更好，也更營養。
春季宜用糯米、大棗、山藥等具有助陽升發作用的雜糧煮粥。

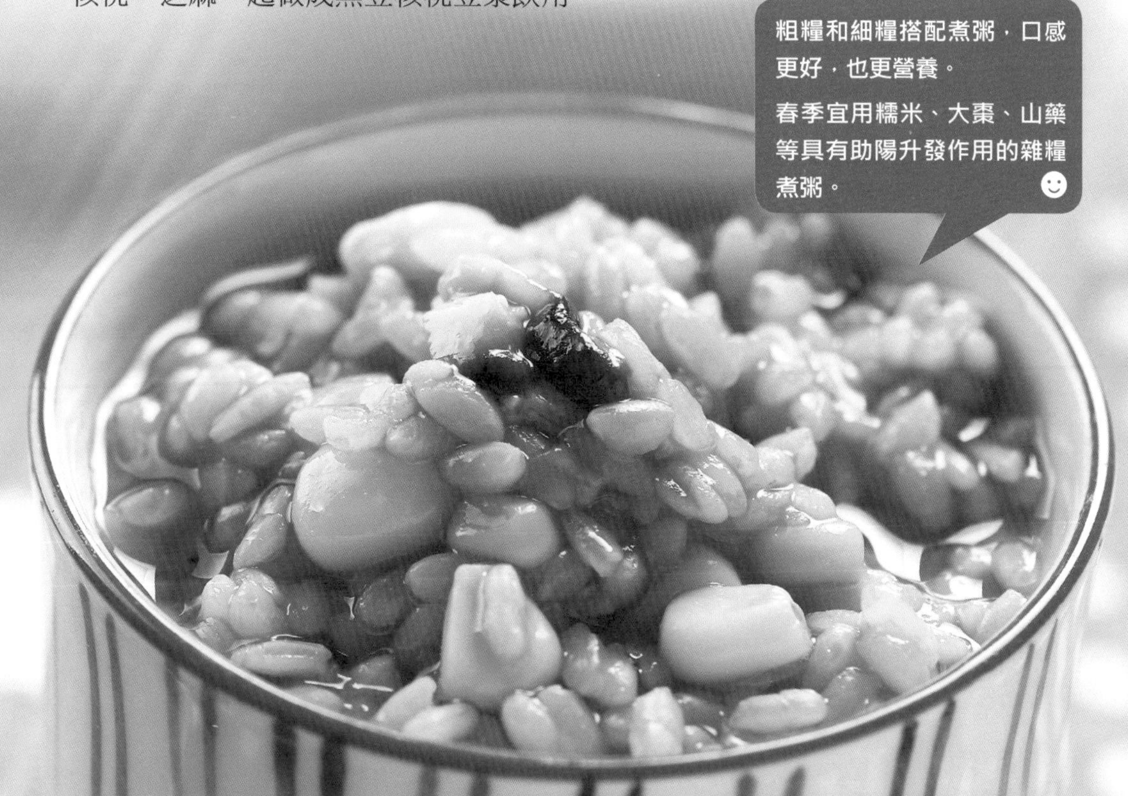

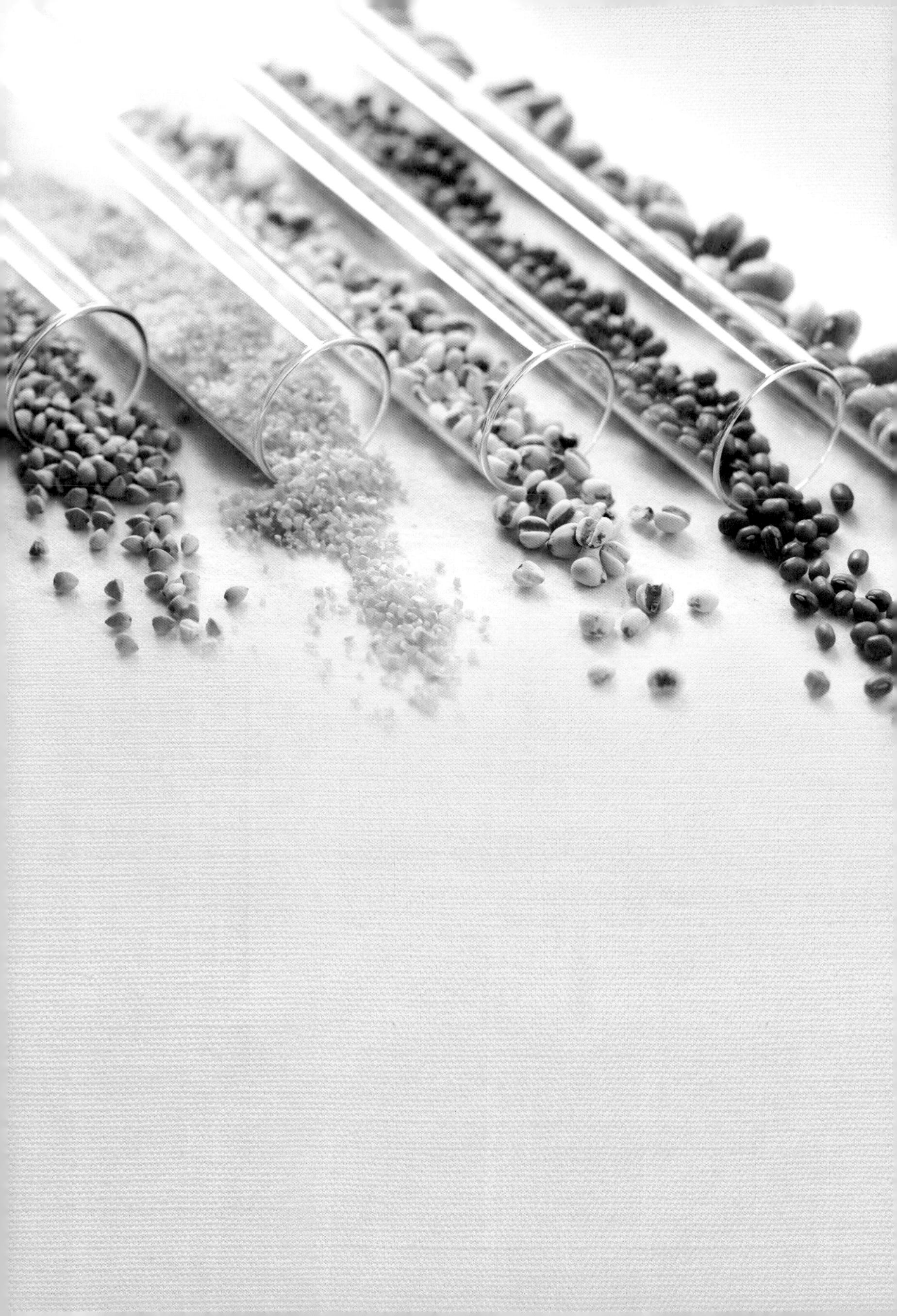

PART 2

五穀雜糧 養生功效詳解

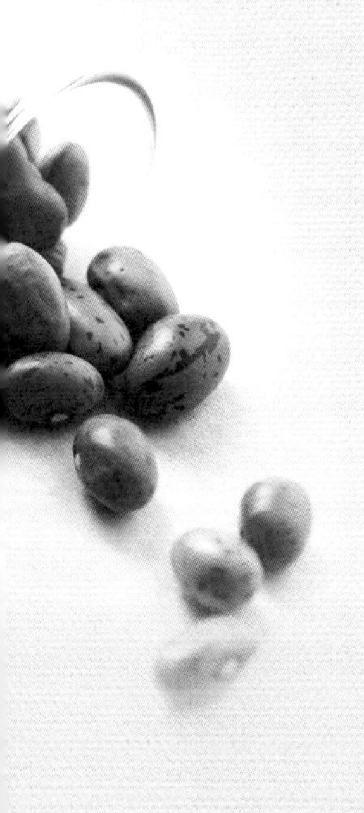

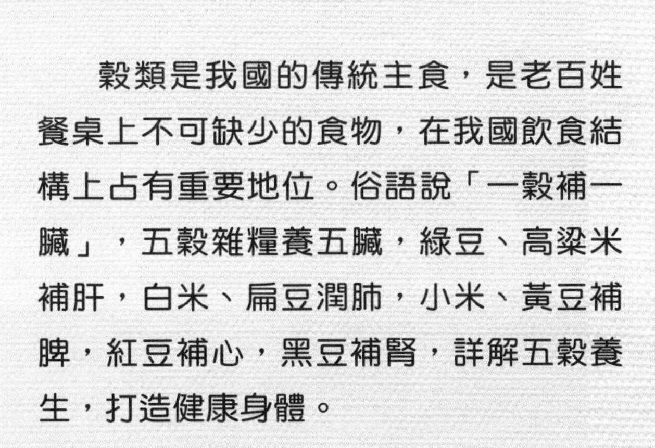

穀類是我國的傳統主食，是老百姓餐桌上不可缺少的食物，在我國飲食結構上占有重要地位。俗語說「一穀補一臟」，五穀雜糧養五臟，綠豆、高粱米補肝，白米、扁豆潤肺，小米、黃豆補脾，紅豆補心，黑豆補腎，詳解五穀養生，打造健康身體。

小米

別名 粟米、稷

性味 味甘、鹹，性涼

功效 益脾胃，養腎氣，除煩熱，利小便，可用於脾胃虛熱，反胃嘔吐或脾虛腹瀉、煩熱消渴

熱量（千卡）	358
碳水化合物（克）	75.1
蛋白質（克）	9
脂肪（克）	3.1
膳食纖維（克）	1.6
維生素 A（微克）	17
維生素 B_1（毫克）	0.33
維生素 B_2（毫克）	0.1
維生素 E（毫克）	3.63
鈣（毫克）	41
磷（毫克）	229
鉀（毫克）	264
鎂（毫克）	107

注：此表中的數值均以一百克為計算單位（後同）

營養價值

小米中含有豐富的營養物質，煮粥食用可益丹田，補虛損，開腸胃。《本草綱目》中記載，小米味鹹淡，氣寒下滲，可補腎，腎病最宜食用，對虛熱消渴、瀉痢、脾胃虛弱有良好的緩解作用。

小米中脂肪含量高，在糧食作物中，其含量僅次於黃豆，而蛋白質和維生素含量高於白米，其所含的維生素 E 也較高，有益於調節人體內分泌。

保健作用

①改善消化不良：小米中豐富的維生素 B 群，可有效改善消化不良，對口角生瘡也有很好的預防作用。

②養胃安眠：小米含有豐富的色胺酸，進入人體後，可轉變為血清素，有助於養胃安眠。

③有利於控制高血壓、高血脂：小米中的脂肪多為不飽和脂肪酸，對高血壓、高血脂的影響極小，適宜此類人群食用。

④滋陰養血：小米容易糊化，非常容易吸收，有滋陰養血、健脾消食的功效。

⑤補氣健脾：烱煮小米飯時產生的鍋巴，拿來食用，可消積止瀉、補氣健脾，對消化不良有非常好的作用。

食用方法

小米適合熬粥、煮飯，或者磨成小米麵，單獨或與其他麵粉摻和製作餅、窩窩頭、絲糕等食物食用。小米粥中有米油，最滋補腸胃。由於小米中胺基酸種類不足，可以與豆類、白米、麵粉等食物搭配著吃，最有營養。

不宜這樣吃

①小米含有豐富的碳水化合物，糊化後非常易於人體吸收。不過糖尿病患者不宜食用，易導致餐後血糖快速升高。

②虛寒、氣滯體質，以及胃冷者不宜多食。小米性偏涼，氣滯者和體質偏虛寒、小便清長者不宜多用。虛寒、氣滯體質的表現為怕冷，手腳冰涼，大便稀薄，女性乳房脹痛等。

③小米忌與杏仁同食，有可能導致嘔吐、腹瀉。

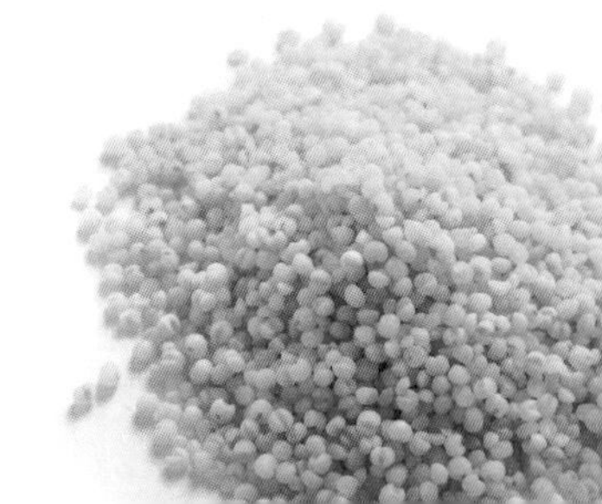

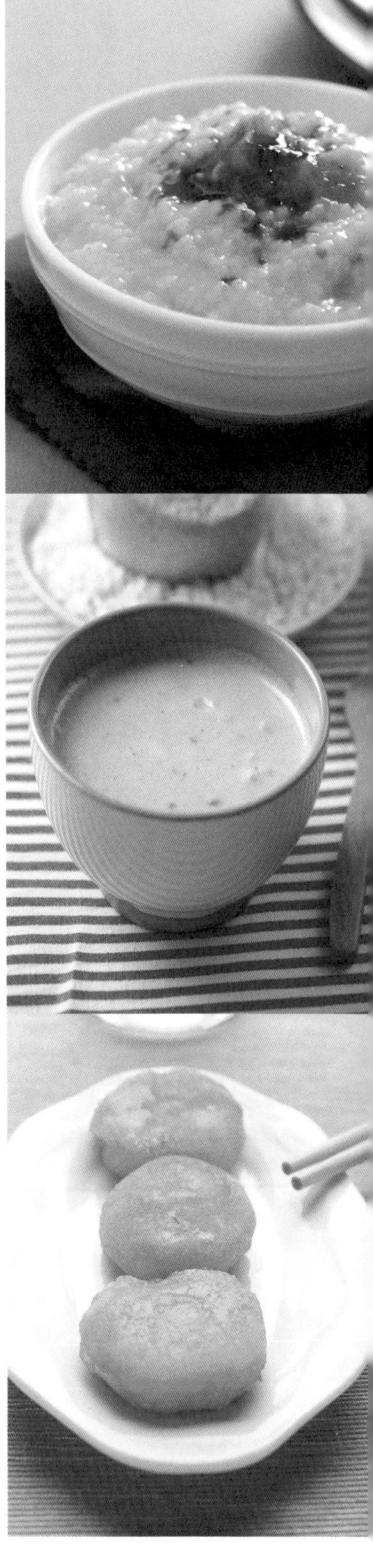

地瓜二米粥

原料：小米、白米各 50 克，地瓜 150 克。

做法：

1. 小米、白米分別淘洗乾淨；地瓜洗淨，去皮，切片或塊。
2. 白米放入鍋中，加適量水，大火燒開，放入小米，小火煮 20 分鐘。
3. 放入地瓜塊，燒開後，改小火煮至地瓜熟爛即可。

小米富含維生素 B_2、穀胱甘肽等營養素，有養胃健脾的功效；白米含有種類豐富的胺基酸，可以彌補小米胺基酸種類缺陷；地瓜含有豐富膳食纖維，三者搭配可刺激腸胃蠕動，緩解便祕，適合春季食用。

大棗香糯米糊

原料：小米、糯米各 80 克，大棗 4 個，紅糖適量。

做法：

1. 小米、糯米淘洗乾淨；大棗洗淨，去核，切成片。
2. 將小米、糯米、大棗與適量水一同放入豆漿機中，按「米糊」鍵。
3. 將米糊煮 25 分鐘左右，調入紅糖，攪拌均勻，即可食用。

小米可緩解脾胃虛熱、反胃嘔吐；糯米養胃，再加上具有滋陰補血功效的大棗，營養豐富、全面，尤其適合病弱體虛的人食用。

小米南瓜餅

原料：小米、南瓜各 100 克，麵粉 200 克，發酵粉、蜂蜜、油各適量。

做法：

1. 小米洗淨，按照 1:5 的比例加水，入鍋蒸 20 分鐘；南瓜洗淨，去皮，切塊，入鍋蒸熟，分別壓成糊；麵粉中加發酵粉，拌勻（此時不要加水）。
2. 在麵粉中放入小米糊和南瓜糊，調入適量蜂蜜，按所需程度加水，揉成麵團，放置溫暖處直至麵團中都是氣泡。
3. 把麵團揉勻，分成大小合適的團，擀成餅。
4. 鍋置火上，倒少許油燒至五分熱，放入餅，煎至餅熟即可。

小米味甘，有清熱和胃的功效；南瓜有潤肺益氣，治療便祕與預防動脈硬化的作用，兩者搭配，配上蜂蜜，是一道完美的潤腸和胃的餐點。

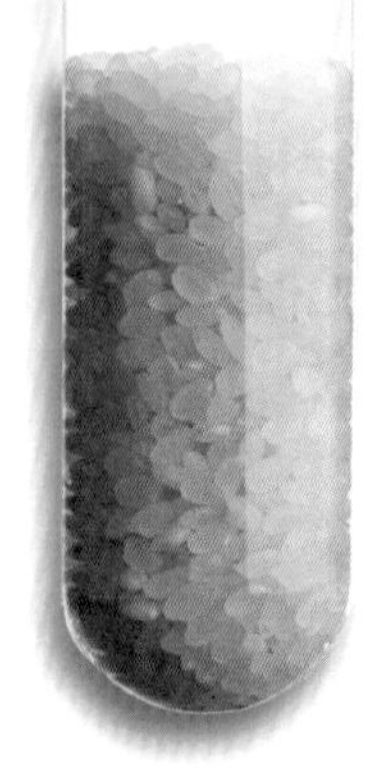

白米

別名 大米、稻米

性味 味甘，性平

功效 有補中益氣，健脾養胃，和五臟，益精強志的作用

熱量（千卡）	346
碳水化合物（克）	77.9
蛋白質（克）	7.4
脂肪（克）	0.8
膳食纖維（克）	0.7
維生素 B_1（毫克）	0.11
維生素 B_2（毫克）	0.05
維生素 E（毫克）	0.46
鈣（毫克）	13
磷（毫克）	110
鉀（毫克）	103
鎂（毫克）	34

營養價值

白米是我國餐桌上的主食之一，由稻穀脫殼後而得，含有豐富的碳水化合物、磷、鉀等營養元素，能為人體提供必需的營養和能量。白米是人體維生素B群的主要來源之一，具有預防腳氣病，緩解口腔潰瘍的重要作用。

白米可通血脈，緩解小便不暢，對口渴、心痛、熱毒下痢有一定輔助治療作用，被譽為「五穀之首」。

保健作用

①補中益氣：白米含有豐富的碳水化合物，是我國餐桌上的主食，因食用量大，是補充營養素的基礎食物，尤其適合病後體虛、年老體弱者食用。

②益氣養陰：白米含有豐富的維生素 B_1、維生素 B_2、煙酸和磷、鐵等，有益氣、養陰、潤燥的功能，可緩解腳氣病、口腔潰瘍。

③美膚潤白：白米中含有 y- 穀維素、糠甾醇、原花青素等物質，可抑制黑色素生成，有鎖水補水，對抗肌膚衰老的作用，能改善肌膚色澤，使肌膚潤白亮澤。

④促進消化：白米經過 60℃以上的溫度烹製後，特別容易被吸收，可促進脂肪吸收，幫助消化。

⑤白米中胺基酸種類豐富、齊全，而所含碳水化合物也極易被消化、吸收，含有豐富的維生素B群，有補脾、養胃、滋養、強壯的作用。

食用方法

白米幾乎適合所有人食用，尤其適合病後脾胃虛弱或煩熱口渴者。白米多以煮粥、蒸米飯為主，也可以製作成米糊，這幾種形式的食用方法最利於消化和吸收，也能加強和改善胃的功能，有益於營養的利用。白米宜與其他粗糧搭配食用，可以彌補白米膳食纖維含量不足的狀況，均衡營養。

不宜這樣吃

①白米含有大量碳水化合物，進入人體後，可快速轉化為血糖，糖尿病患者宜控制每日米飯攝入量。

②蒸米飯時，不宜加鹼等物質，否則會破壞白米中的維生素B群，導致營養素的流失。

③烹製米飯時，淘洗次數宜為兩三遍，不能太多，更不能用力搓洗，以免導致營養物質的流失。

時蔬香腸飯

原料：白米 80 克，糯米 50 克，胡蘿蔔半根，玉米粒、豌豆各 50 克，香腸 100 克，蒜末、薑末、鹽、蔥末、花椒粉、油各適量。

做法：

1. 香腸和胡蘿蔔分別洗淨，切丁；白米、糯米、玉米粒、豌豆分別洗淨。
2. 炒鍋倒油燒熱，放入薑末、蒜末、蔥末炒香，加入所有需炒的蔬菜，微炒。將白米、糯米倒入電鍋裡，加適量水，倒入微炒的蔬菜，攪勻。按下煮飯鍵。米飯熟後，繼續燜 10~15 分鐘，盛出即可。

白米與玉米、豌豆等雜糧搭配，完美地均衡了營養，配以香腸和胡蘿蔔丁，口感甜糯醇香，容易消化，非常適合小朋友食用。

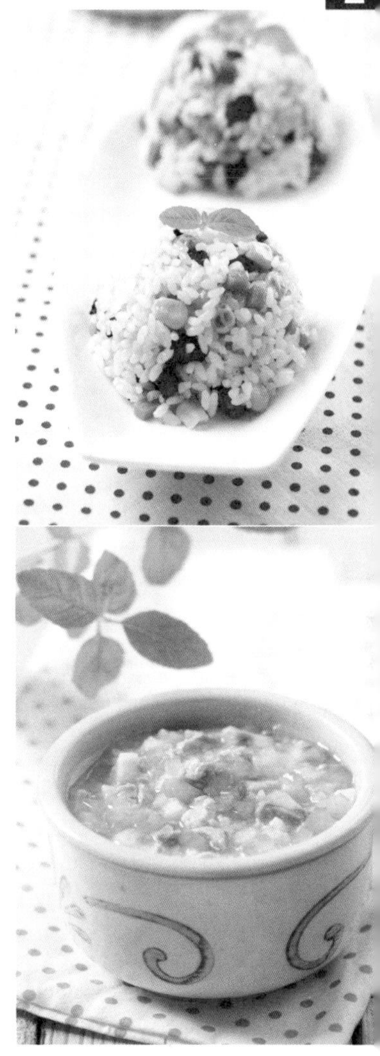

山藥雞肉粥

原料：白米 50 克，山藥、雞肉各 100 克，芹菜 30 克，鹽適量。

做法：

1. 白米淘洗乾淨；山藥去皮，切丁；雞肉洗淨，燙 3~5 分鐘，撈出，切丁；芹菜洗淨，切丁。
2. 白米加適量水，放入鍋中大火煮開後，加山藥、雞肉，繼續煮。
3. 待米將熟時，放入芹菜，調入適量鹽，煮至米熟即可。

白米可調養脾胃，滋潤肌膚；山藥能健脾、固腎，雞肉富含優質蛋白，可提高人體免疫力；芹菜能降壓、降脂，此四者搭配能養胃健脾，保持消化道、呼吸道的滑潤，有助於預防心血管疾病。

大麥大棗粥

原料：白米 80 克，大麥 30 克，大棗 3~5 個。

做法：

1. 大麥和白米洗淨，用水浸泡 20 分鐘；大棗洗淨。
2. 大麥、白米放入鍋中，加適量水，放入大棗。
3. 大火煮開後，改小火熬煮至米熟，食用即可。

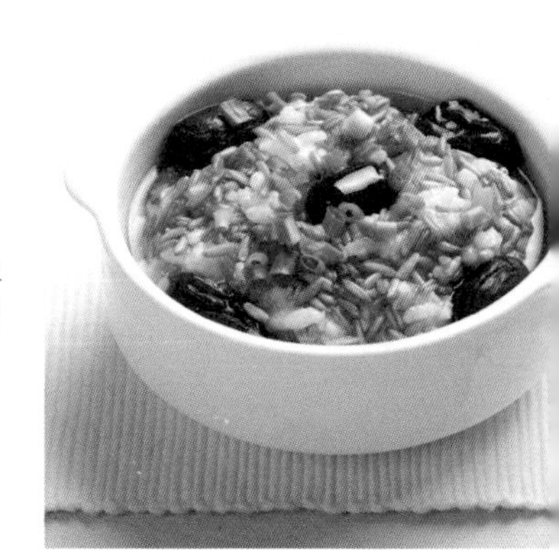

大麥有益氣寬中，消渴除熱功效；白米有滋補脾胃，寬腸利水作用；大棗可暖身補血，健脾益氣，三者搭配能健脾胃，補氣血，適合脾胃虛弱者食用。

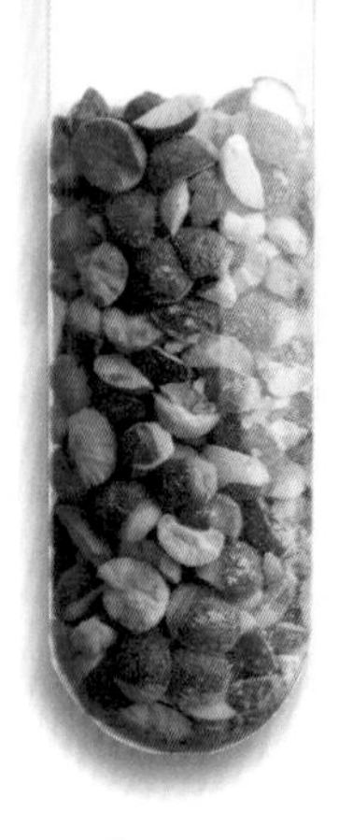

芡米

熱量（千卡）	353
碳水化合物（克）	79.6
蛋白質（克）	8.3
脂肪（克）	0.3
膳食纖維（克）	0.9
維生素 B_1（毫克）	0.3
維生素 B_2（毫克）	0.09
鈣（毫克）	37
磷（毫克）	56
鉀（毫克）	60
鎂（毫克）	16

別名 雞頭實、雞頭米、雁頭、芡實

性味 味甘，性平

功效 止渴益腎，補中益氣。可用於風濕性關節炎、腰背膝痛、夢遺滑精、遺尿、頻尿、脾虛久瀉、白濁、帶下

營養價值

芡米是睡蓮科植物芡實的成熟種仁，為進補的佳品，可入藥，有「嬰兒食之不老，老人食之延年」的美譽，尤為適合秋季食用。芡米含有豐富的碳水化合物，並含有多種維生素和礦物質，能保證人體所需營養。中醫認為芡米有「補而不峻」、「防燥不膩」的特點，對濕痺、腰脊膝痛有療效，可補中，益精氣，令耳目聰明。久服，可開胃助氣，輕身不饑。

保健作用

①固腎補脾：芡米所含的大量碳水化合物很容易被人體吸收，有助於補脾、固腎，尤其適合小便頻數，婦女白帶多、腰酸等症。

②補中益氣：芡米富含多種礦物質營養素，對消化不良、出汗多而且容易腹瀉等症狀有一定療效。

③收斂鎮靜：芡米味甘，性平，其收斂鎮靜作用比蓮子更強。

④防癌抗癌：芡米能加強小腸吸收功能，增加血清胡蘿蔔素濃度，進而降低肺癌、胃癌發病率。

食用方法

①芡米一般人都可食用，尤其適合腰脊背酸、白帶多的女性，體虛尿多的兒童，小便頻繁的老年人，以及遺精早洩、慢性腹瀉、慢性腸炎等症者。

②芡米每次以食用 100 克為宜，而且宜用慢火燉煮至熟爛，經細嚼慢嚥後，方能起到補養身體的作用。與山藥、蓮子、豬瘦肉以及魚頭等食物搭配食用，效果更佳。

不宜這樣吃

①芡米有較強的收斂作用，大小便不利者，尿赤者，食滯不化者，氣鬱痞脹及產後皆忌服。

②芡米每次不宜多食。

脾胃虛弱的腹瀉患者常食芡米白糖粥，可緩解症狀。

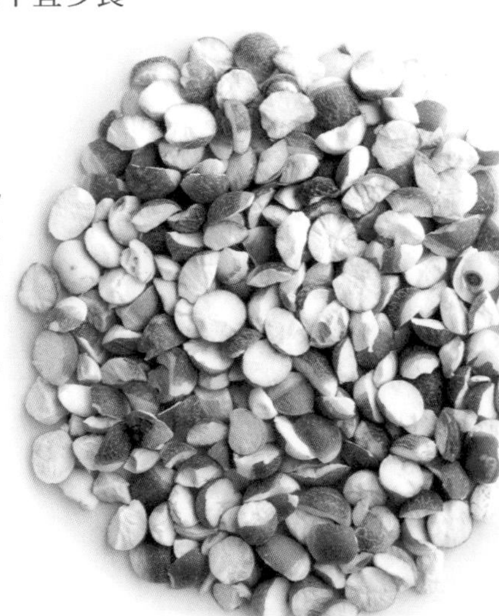

芡實茯苓糕

原料：芡米 20 克，白米 120 克，糯米 40 克，茯苓 5 克，山藥乾 15 克，蓮茸、白糖各適量。

做法：

1. 芡米、白米、糯米分別淘洗乾淨，晾乾，磨成粉；山藥乾、茯苓磨成粉。
2. 將各種粉加水、白糖攪拌成七分濕，裝盤，放入蒸鍋中，大火蒸至上汽。
3. 繼續蒸 20~25 分鐘後，焖 5~10 分鐘，取出，切成糕，撒上蓮茸碎即可。每日早、晚各食 1 個。

茯苓、芡米有健脾和胃，益腎固精，調理脾胃的功效，對脾虛久瀉、小便不盡等症有一定功效，適合體弱者食用。

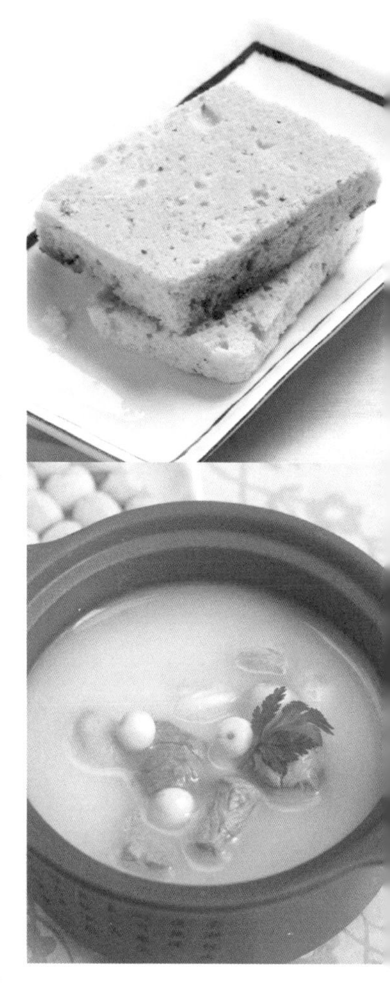

芡實豬肉湯

原料：芡米、蓮子各 50 克，豬瘦肉 200 克，鹽適量。

做法：

1. 豬瘦肉洗淨，切塊，入沸水中燙 3~5 分鐘，撈出，沖去血沫。
2. 芡米、蓮子分別洗淨；鍋中加水，放入豬瘦肉、蓮子、芡米。
3. 大火煮開，轉小火煮至肉爛米熟，調入鹽即可食用。

芡米有補脾固腎的作用；蓮子有滋養補虛，止遺澀精的作用；豬瘦肉有潤腸胃，生津液，補腎氣，解熱毒的功效，三者搭配，尤其適用於腎虛腰痛、神經衰弱、夢遺滑精等症。

芡實冬瓜湯

原料：芡米、薏仁各 50 克，冬瓜 150 克，豬瘦肉 100 克，鹽適量。

做法：

1. 豬瘦肉洗淨，切塊，放入沸水中燙 3~5 分鐘，撈出，沖去血沫。
2. 芡米、薏仁分別洗淨；冬瓜去皮、瓤，洗淨，切塊。
3. 鍋中加適量水，放入豬瘦肉、芡米、薏仁，大火煮開後，改小火燉煮。
4. 待米將熟爛時，放入冬瓜塊，煮至肉爛米熟，調入適量鹽，食用。

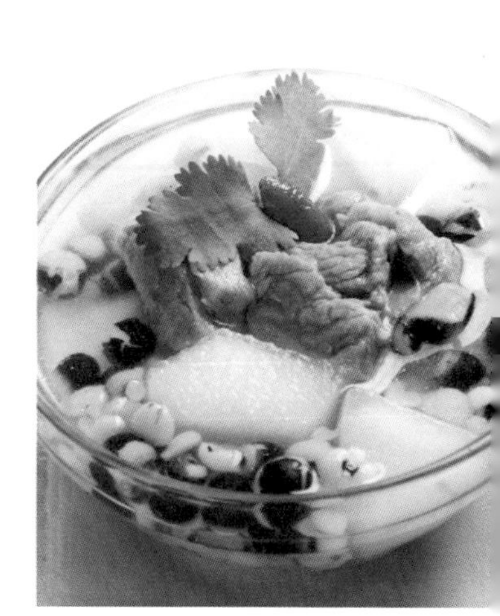

芡米有補脾，延緩衰老的作用；薏仁有增強免疫力，美白肌膚的作用；冬瓜可利水祛濕，三者搭配可促進新陳代謝、降血糖，尤其適合愛美的女性食用。

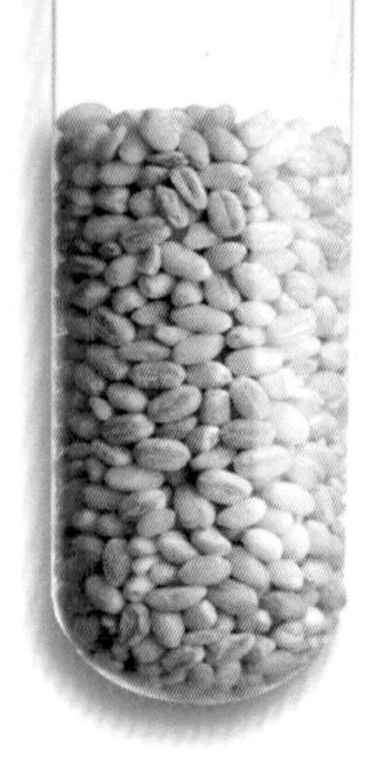

小麥

別名 麥子、麩麥

性味 味甘，性微寒

功效 可補養心氣，除熱，有養腸胃，補不足的效力

熱量（千卡）	344
碳水化合物（克）	73.6
蛋白質（克）	11.2
脂肪（克）	1.5
膳食纖維（克）	2.1
維生素 B_1（毫克）	0.28
維生素 B_2（毫克）	0.08
鈣（毫克）	188
磷（毫克）	190
鈉（毫克）	50

營養價值

小麥及由小麥製成的麵粉是食用量最高主食之一，在餐桌上占據重要地位。小麥中含有豐富的碳水化合物、蛋白質，是人體熱量的主要來源之一，常食可補養心氣，增強氣力，並能調節血液中的激素指數，有預防乳腺癌、緩解更年期症候群的作用。

由小麥製成的麵粉味甘，性溫，有養腸胃、養氣、補不足的效果，常食可使人肌肉結實。

保健作用

①解饑餓，增氣力：小麥及麵粉中含有豐富的碳水化合物和蛋白質，並且易消化，能快速緩解饑餓，增強體力。

②防癌抗癌：小麥及麵粉可以調節血液中的雌激素，進而預防乳腺癌，而其養腸胃，健肝臟的特點，也有助於大腸癌的預防。

③寧心安神，除煩潤燥：小麥有補心養氣，除熱，止煩渴的作用，有更年期症候群症狀的女性可適當多食。

④緩解便祕：小麥含有豐富的膳食纖維和維生素 B 群，適當食用，可刺激腸胃蠕動，緩解便祕。

食用方法

小麥既可以與其他粗糧搭配煮粥，也可以磨成麵粉，製作成多種麵點食用，但由於小麥中碳水化合物、蛋白質含量豐富，糖尿病患者宜控制每次的攝入量。

小麥每餐食用 100 克左右為宜，且最好與其他食物搭配食用。

小麥與大棗、山藥同吃，可以養心神，止虛汗，調養脾胃；小麥粉製作的麵食與豆漿、牛奶一起吃，既可以解油膩，還可補充蛋白質；麵食也宜與蔬菜、水果一起吃，蔬菜、水果中的膳食纖維可均衡食物營養，令身體更健康。

不宜這樣吃

①生活中常將小麥加工製作成精製麵粉食用，但長期食用精製麵粉，有缺乏維生素的危險，並易出現便祕。

②小麥不宜與枇杷同食，易出現消化不良。

③小麥不宜與小米同食，不利於消化。

小麥大棗粥

原料：小麥 30 克，白米 50 克，大棗 3~5 個。

做法：

1. 小麥、白米分別淘洗乾淨，小麥用水浸泡 20 分鐘；大棗洗淨。
2. 小麥加水放入鍋中先煮，大火煮開後，改小火熬煮 10~15 分鐘。
3. 放入白米、大棗，再次煮沸，改小火，煮至米熟爛即可。

小麥、白米都有補中益氣，解饑餓，增氣力的作用，再與滋陰補血的大棗搭配，效果更佳，適合所有人食用，但糖尿病患者宜控制攝入量。

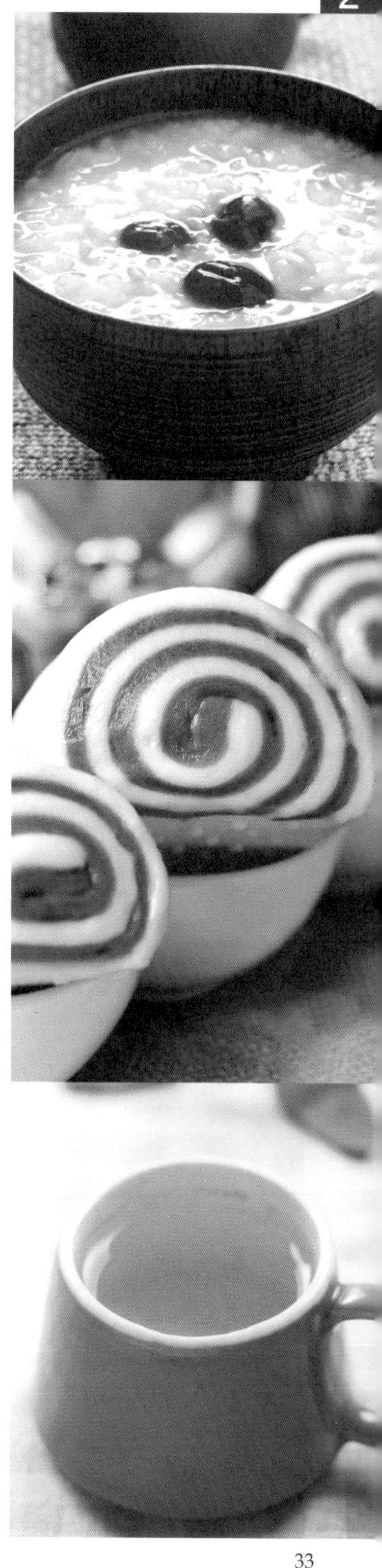

紫地瓜雙色饅頭

原料：麵粉 380 克，熟紫地瓜泥 60 克，酵母 6 克。

做法：

1. 取麵粉 200 克，加酵母 3 克，加適量水，和成麵團，放置溫暖處靜置 10~30 分鐘。取剩下的麵粉和酵母，加熟紫地瓜泥，和成紫色麵團。
2. 兩種麵團發酵後，分別揉成團，擀成長方形麵片。白麵片上刷水，鋪上紫色麵片，並將兩種麵片緊緊卷起，用刀切成饅頭麵坯。
3. 麵坯放在蒸架、蒸籠布或油紙上，蓋上蓋子，醒 20~30 分鐘，放入鍋中蒸 20 分鐘取出即可。

麵粉有養腸胃、養氣、補不足的作用；紫地瓜有抗氧化，刺激胃腸蠕動的作用，兩者搭配營養均衡，可養脾胃，抗氧化。

小麥黃耆茶

原料：小麥 15~30 克，黃耆 5 克。

做法：

1. 小麥洗淨，晾乾，小火炒至焦黃。
2. 將黃耆與炒好的小麥放入杯中，沖入沸水，燜泡 3~5 分鐘，飲用。

小麥有寧心安神，除煩潤燥的作用；黃耆有增強人體免疫力、降壓、抗衰老的作用，兩者搭配，可益血補氣、斂汗固表，適合春秋時節飲用。

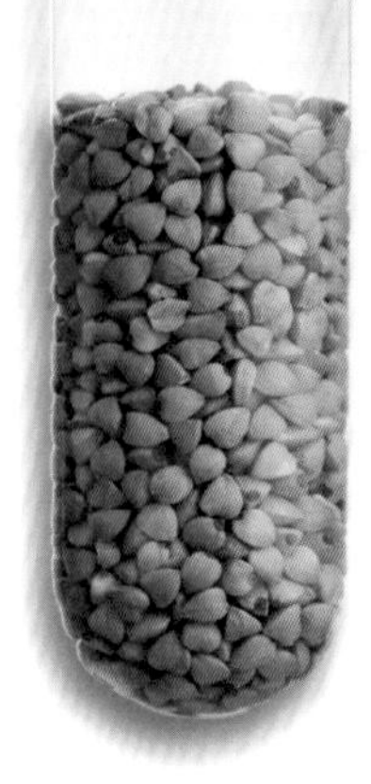

蕎麥

別名 花麥、三角麥

性味 味甘，性寒

功效 可充實腸胃，增長氣力，提精神，降壓，降糖，預防心血管疾病

熱量（千卡）	324
碳水化合物（克）	73
蛋白質（克）	9.3
脂肪（克）	2.3
膳食纖維（克）	6.5
維生素 A（微克）	3
維生素 B_1（毫克）	0.28
維生素 B_2（毫克）	0.16
維生素 E（毫克）	4.4
鈣（毫克）	47
磷（毫克）	297
鉀（毫克）	401
鎂（毫克）	258

營養價值

蕎麥中的離胺酸和精胺酸含量豐富，還含有平衡性良好的植物蛋白質，這種物質進入人體後，不易轉化為脂肪，可起到減肥、瘦身的效果。

此外，蕎麥含有豐富的礦物質元素，有殺菌消炎，預防糖尿病、高血脂，降低人體膽固醇，軟化血管，保護視力和預防腦血管出血的作用。蕎麥中豐富的鎂，還能促進機體新陳代謝，促進人體纖維蛋白溶解，抑制凝血酶的生成，具有抗栓塞、解毒等作用。

保健作用

①預防心血管疾病：蕎麥含有豐富的黃酮類物質，這種物質能降低血管的脆性，改善血管的通透性，可降脂、降膽固醇，對預防心血管疾病非常有益。

②軟化血管，保護視力：蕎麥含有豐富的蘆丁和煙酸，可降低血脂、膽固醇，有軟化血管、保護視力、預防腦出血、擴張小血管和降低膽固醇的作用。

③控制血糖：蕎麥含有鉻元素。鉻能調節體內胰島素分泌，有益於糖尿病患者控制血糖。

④促進膽固醇排出：蕎麥含有豐富的膳食纖維，進入人體後，可吸附多餘脂肪，有助於壞膽固醇的排出。

⑤降壓：蕎麥含有大量鎂，可舒張血管，維持心肌正常功能，能降壓，預防心臟疾病。

食用方法

適合食欲不振、糖尿病患者食用。蕎麥脫殼後，可以用蕎麥米煮飯，也可以將蕎麥磨成粉，製作成多種麵點食用。生活中最常見的為蕎麥麵。蕎麥每餐食用 50 克左右為宜，而且在食用蕎麥麵等有湯水的食物時，最好把湯也喝掉，因為蕎麥中的蘆丁易溶於水。

不宜這樣吃

①脾胃虛寒者，消化功能不佳及經常腹瀉的人不宜食用。蕎麥性涼，脾胃虛寒者食用，可能會加重脾胃虛寒症狀。

②蕎麥一次不可食用太多，也不宜與大量豬肉同食，否則易造成消化不良。

③煮製用蕎麥麵粉製作的麵條等食物時，煮開的時間不宜過長，否則麵點容易散。

④中醫認為蕎麥不宜久食，且不宜與羊肉等熱性食物搭配食用，易使人患熱風，導致鬚眉脫落。

蕎麥小米漿

原料：蕎麥、小米各 50 克，白糖適量。

做法：

1. 蕎麥、小米分別淘洗乾淨。
2. 將蕎麥、小米加適量水，放入豆漿機中，按下「五穀豆漿」鍵。
3. 待米漿製作好後，按個人口味調入白糖，攪勻，飲用。

蕎麥有清熱解毒，維持血管彈性的作用；小米有益脾胃，除煩熱的效果，兩者搭配飲用，可清熱解毒，助睡眠。

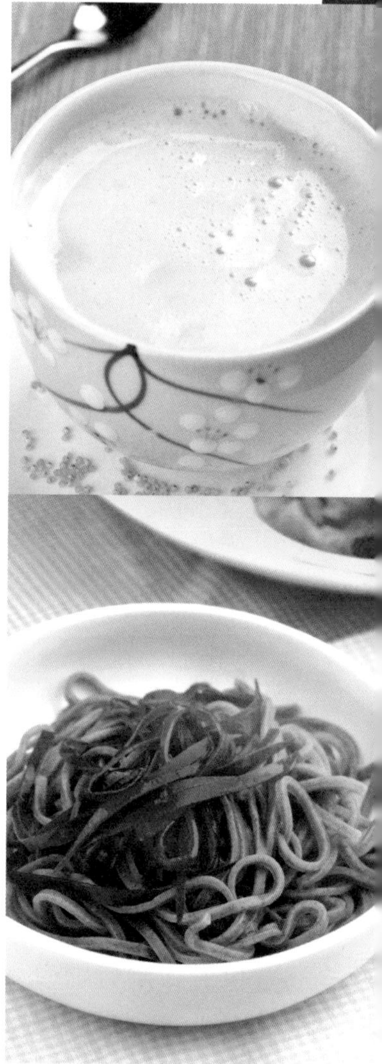

蕎麥涼麵

原料：蕎麥麵條 80 克，海帶 50 克，蔥、辣椒粉、蠔油、醋、油、鹽各適量。

做法：

1. 水燒開後，加入蕎麥麵條，煮 5 分鐘，撈出放入冰水中過涼。
2. 海帶洗淨，切絲；蔥切蔥花。
3. 碗中放辣椒粉、鹽，鍋中倒油燒熱，淋於辣椒粉上；水 3 湯勺加蠔油、醋、鹽，放入鍋內燒開做成淋汁。
4. 將蕎麥麵盛碟，加入海帶絲，撒上蔥花，淋上汁，按需加辣椒，拌勻便可食用。

蕎麥麵熱量較低，並含有豐富的膳食纖維，進食後容易有飽腹感，尤其適合血脂、血糖過高的人食用。

蕎麥綠豆粥

原料：蕎麥、綠豆各 50 克。

做法：

1. 綠豆洗淨，放入清水中浸泡 30 分鐘；蕎麥洗淨。
2. 綠豆加水，放入鍋中，大火燒開，轉小火煮至綠豆開花。
3. 放入蕎麥，大火再次煮開，改小火煮至米熟豆爛，即可食用。

蕎麥有充腸胃，提精神的作用；綠豆可清熱解毒，兩者搭配，適合「三高」人群夏季食用。

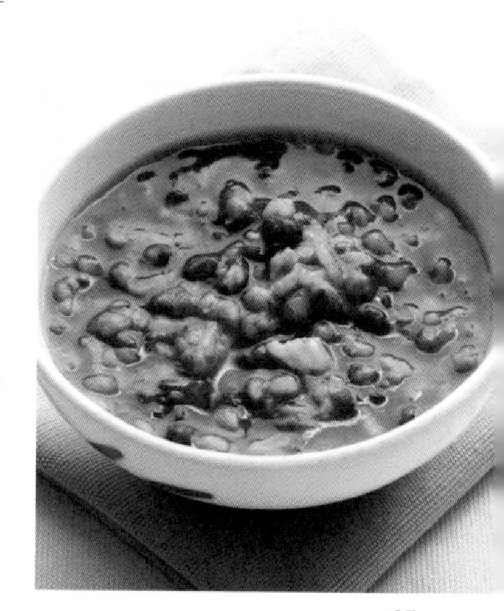

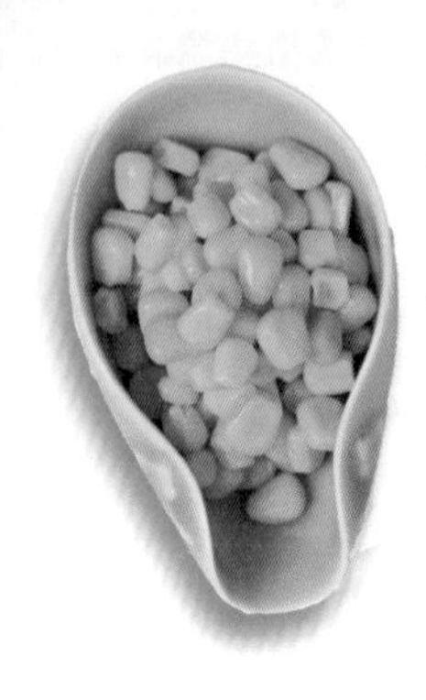

玉米

別名 玉蜀黍、苞米、包穀、番麥

性味 味甘，性平

功效 有健脾益胃，抗衰老，預防便祕及動脈硬化，防癌抗癌，降糖，美膚等效力，可治小便淋瀝，疼痛難忍

熱量（千卡）	340
碳水化合物（克）	75.2
蛋白質（克）	8.1
脂肪（克）	3.3
膳食纖維（克）	5.6
維生素 A（微克）	7
維生素 B_1（毫克）	0.26
維生素 B_2（毫克）	0.09
維生素 E（毫克）	3.8
磷（毫克）	196
鉀（毫克）	249
鎂（毫克）	84

營養價值

玉米是全世界產量最高的糧食作物，是重要的糧食來源。含有豐富的碳水化合物和膳食纖維，以及礦物質，有預防心血管疾病，降低血液黏稠度等作用，是全世界公認的「黃金作物」。

中醫認為玉米有健胃調中、益肺寧心、延緩衰老、潤腸通便的作用，可治納少乏力、胃部不適等症。值得一提的是，由玉米胚芽中提煉出的玉米油，對控制血壓、血脂、血糖也有非常好的助益作用。

保健作用

①保護血管、降脂：玉米含有豐富的不飽和脂肪酸和亞油酸，這些物質與玉米中的維生素 E 有加乘作用，可有效預防血液中的脂肪、膽固醇沉積於血管壁。

②增強體力：玉米含大量碳水化合物，以及高於白米的蛋白質，烹製後易被人體吸收，有增強體力，強化肝臟的作用。

③保護視力：玉米中含有豐富的玉米黃質素和維生素 A 原，可抗氧化，保護視力。

④強健骨骼：玉米含有一種叫矽酸的物質，其可強健骨骼，降低膽固醇。

⑤提高免疫力：玉米含有大量的礦物質元素，常食可提高人體免疫力，預防便祕，有助於減肥。

食用方法

玉米種類繁多，水果玉米可生食，其他玉米可煮食，也可以加工成玉米麵、玉米片粥、玉米茶食用，一般人都可食用，尤其適合脾胃氣虛、氣血不足或習慣性便祕患者。

將玉米和玉米鬚加清水適量煎湯代茶飲，可以調中開胃，也可降血脂、降血壓。由於玉米中離胺酸、色胺酸成分缺失，可與豆類食物搭配食用，營養更為均衡。

不宜這樣吃

①由於玉米中含有豐富的澱粉，進食後對血糖影響較大，所以有高血糖症狀的人，不宜單獨食用玉米，以免飯後血糖急速上升。

②腸胃不好及有腹瀉症狀的人不宜吃玉米。因玉米有潤腸通便作用，腸胃不好的人食用後會加重消化不良症狀。

③玉米不可與牡蠣或田螺同吃，否則會阻礙鋅的吸收。

五彩粥

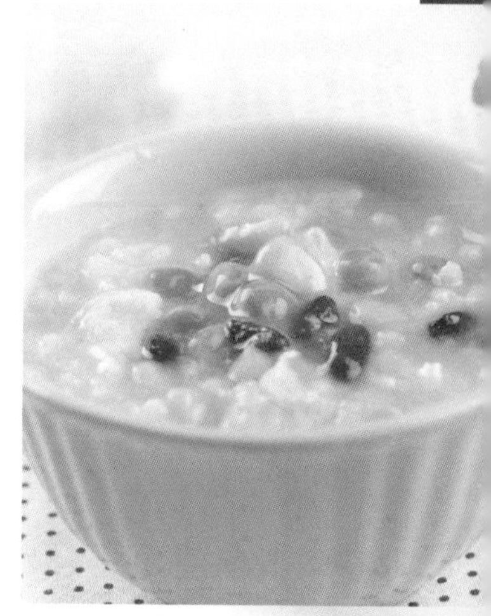

原料：嫩玉米粒、豌豆各 30 克，白米 50 克，雞蛋 1 個，枸杞子適量。

做法：

1. 嫩玉米粒、豌豆分別洗淨；豌豆入沸水中燙 3 分鐘，撈出；雞蛋煮熟，去殼。
2. 白米、枸杞子洗淨，加適量水，放入鍋中，大火燒開。
3. 加玉米粒、豌豆、去殼雞蛋，轉小火，煮至粥成，食用。

嫩玉米含豐富膳食纖維，與豌豆、雞蛋和白米搭配，營養更為均衡，可潤腸通便，緩解便祕症狀。

奶香玉米餅

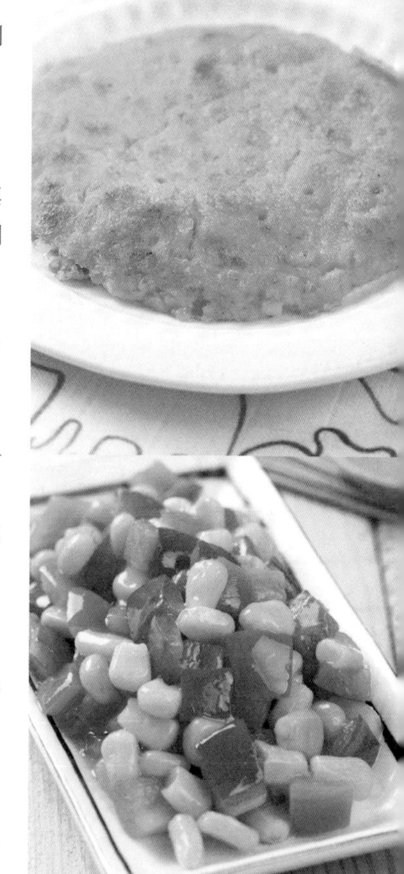

原料：玉米麵 125 克，麵粉 50 克，雞蛋 1 個，奶粉 25 克，酵母粉、白糖、油各適量。

做法：

1. 酵母粉用溫開水化開；玉米麵、麵粉、奶粉混合，打入雞蛋，倒入酵母粉水，放適量白糖，製成麵糊。
2. 麵糊放置溫暖處醒 20~30 分鐘，直到麵糊表面出現許多小氣泡，攪勻。
3. 平底鍋或餅鐺中刷少許油，小火加熱，舀適量玉米麵糊放入其中，攤成圓餅。待一面成形後，翻面，並反復做此動作，直到餅熟。

富含碳水化合物的玉米麵與富含蛋白質的雞蛋、奶粉搭配，彌補了玉米中離胺酸、色胺酸不足的情況，對健康更有利。

彩椒炒玉米粒

原料：嫩玉米粒 200 克，紅、綠彩椒各 50 克，油、鹽、雞精、太白粉（或玉米粉）、白糖各適量。

做法：

1. 嫩玉米粒洗淨；紅、綠彩椒去蒂、子，洗淨，切丁。
2. 鍋中倒油燒至七分熱，下玉米粒翻炒片刻，放入彩椒丁繼續翻炒片刻。
3. 加白糖、雞精、鹽調味，淋適量太白粉勾芡，即可食用。

玉米中含豐富的礦物質，彩椒中含有大量膳食纖維和維生素，兩者搭配，可有效促進腸道蠕動，緩解便祕。

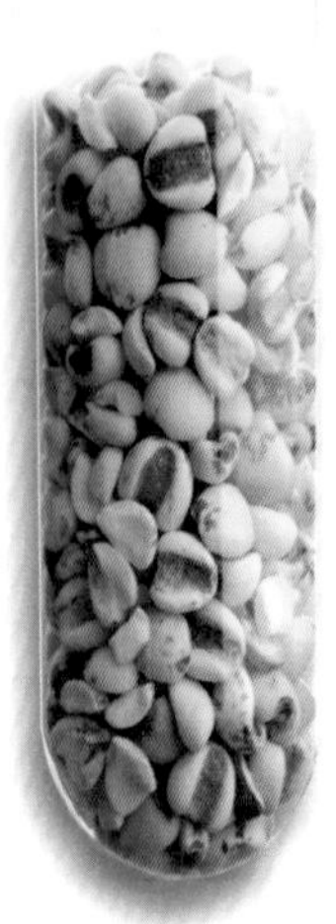

薏仁

別名 薏米、薏苡仁、苡仁

性味 味甘、淡，性微寒

功效 有利消水腫、健脾去濕、舒筋除痺、清熱排膿的功能，可利水滲濕、美容肌膚

熱量(千卡)	357
碳水化合物(克)	71.1
蛋白質(克)	12.8
脂肪(克)	3.3
膳食纖維(克)	2
維生素 B_1(毫克)	0.22
維生素 B_2(毫克)	0.15
維生素 E(毫克)	2.08
鈣(毫克)	42
磷(毫克)	217
鉀(毫克)	238
鎂(毫克)	88

營養價值

薏仁富含礦物質和維生素，有促進新陳代謝，減少腸胃負擔，清熱利尿，健脾除濕的作用。相對於其他糧食作物，薏仁中蛋白質含量較高，且胺基酸種類齊全，可促進體內水分代謝，有消炎、鎮痛的作用。

此外，薏仁中豐富的維生素 B 群和維生素 E，可以抗氧化，延緩衰老，常食可保持皮膚的光澤細膩，預防腳氣。

保健作用

①利水滲濕，清熱排膿：薏仁可促進新陳代謝，促進體內水分代謝，有利水滲濕作用，對關節炎和風濕症有輔助治療作用。

②潤膚祛斑：薏仁含有豐富的維生素和礦物質元素，可美白肌膚，使皮膚保持光澤細膩，有養顏去皺功效。

③防癌抗癌：薏仁中含有一種叫薏苡仁酯的物質，這是一種重要的抗癌劑，能抑制艾氏腹水癌細胞，可預防胃癌及子宮癌。

④降脂，降糖：薏仁中含有豐富的膳食纖維，可抑制血糖上升，降低血脂，起到預防高血壓、血脂異常、腦中風、心血管疾病的作用。

食用方法

薏仁是老少皆宜的飲食佳品，尤其適合各種癌症患者和患有關節炎、腎炎水腫的人食用。薏仁可以煮粥，也可以與其他食材搭配蒸飯，還可以磨成粉製作多種麵點。可以與白木耳、紅豆、百合、山藥、冬瓜、扁豆等食物搭配，有助於健脾、除濕、清熱。

不宜這樣吃

①孕婦或有津液不足、大便燥結、頻尿、滑精症狀的人不宜多食。因薏仁有清熱利尿功效，會加重體內津液不足現象。

②薏仁不宜與海帶搭配，兩者搭配會妨礙薏仁中維生素 E 的吸收，並會加重靜脈曲張、瘀血。

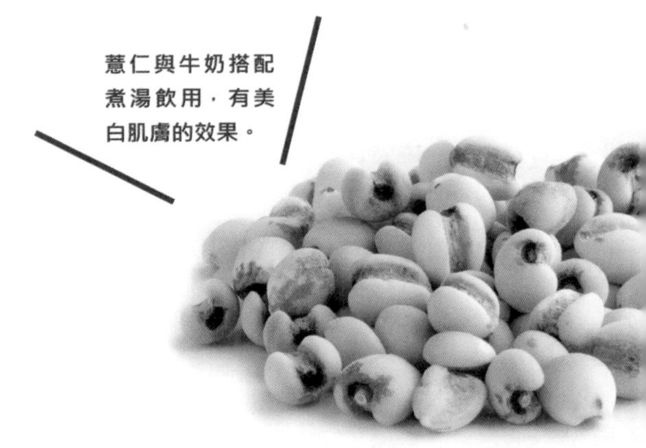

薏仁與牛奶搭配煮湯飲用，有美白肌膚的效果。

薏仁南瓜粥

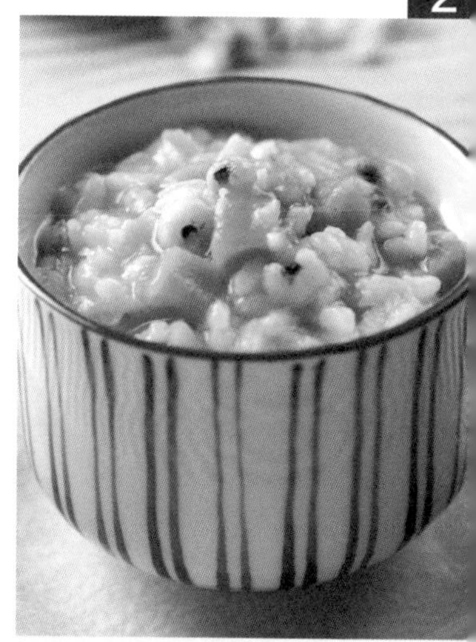

原料：薏仁 30 克，白米 50 克，南瓜 40 克。

做法：

1. 薏仁、白米分別洗淨；南瓜去皮、瓤，切塊。
2. 薏仁與白米加適量水，放入鍋中，大火燒開後，轉小火熬煮至米將熟。
3. 加南瓜塊，煮至米熟即可食用。如喜歡甜味，還可以加適量冰糖。

薏仁有美白潤膚作用；南瓜能調節脾胃，可降糖、降脂，兩者搭配煮粥，尤其適合高血壓、高血脂患者以及愛美的人食用。

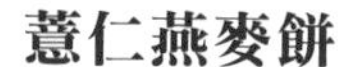

薏仁燕麥餅

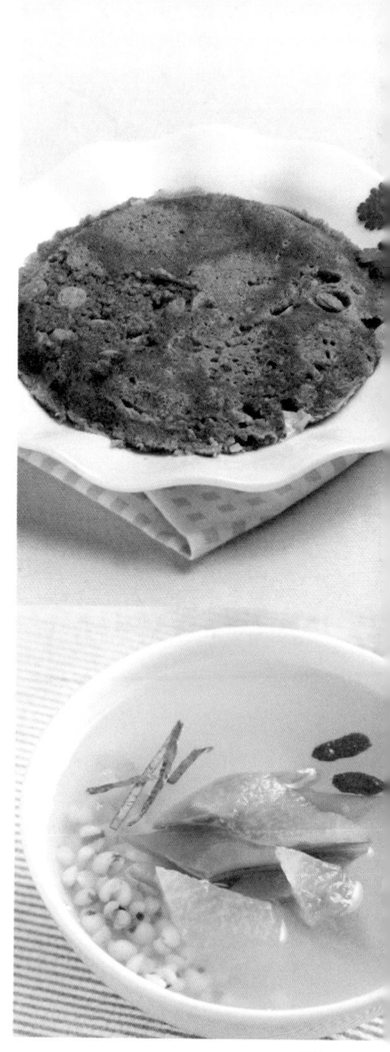

原料：薏仁、燕麥各 50 克，麵粉 100 克，雞蛋 1 個，油、鹽、蔥花、酵母粉、白糖各適量。

做法：

1. 薏仁、燕麥洗淨，加適量水煮成粥，放入攪拌機打成糊。
2. 在薏仁燕麥糊中打入雞蛋，放入麵粉、鹽、蔥花、白糖、酵母粉，攪拌成糊。
3. 麵糊放置溫暖處，醒 25~30 分鐘，至麵糊中出現許多小氣泡為止。
4. 鍋中或烤餅器中塗一層油，舀一勺麵糊放入其中，攤成圓形。
5. 成形後翻面，直到餅熟。

薏仁能強筋骨，健脾胃，祛風濕，清肺熱；燕麥有止虛汗，止血，降糖的功效，兩者搭配，可養胃益脾。

冬瓜荷葉薏仁湯

原料：薏仁 50 克，冬瓜 30 克，荷葉 15 克，枸杞子、鹽各適量。

做法：

1. 薏仁洗淨；冬瓜去皮、瓤，切片；荷葉、枸杞子洗淨。
2. 薏仁加適量水，大火煮開，改小火煮至薏仁變大時，放入冬瓜、荷葉、枸杞子，煮至米熟。
3. 調入鹽，攪勻，即可食用。

薏仁有消水腫，清肺熱的作用；冬瓜利水滲濕，也有消腫作用；荷葉有清熱解暑的作用，三者搭配，消腫效果更為明顯，適合有水腫症狀的人飲用。

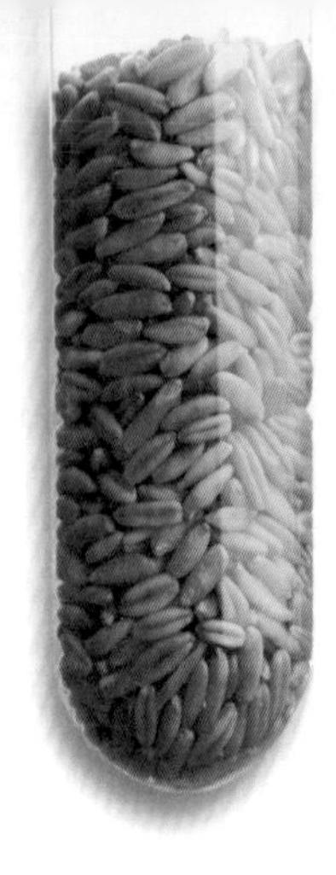

燕麥

別名 皮燕麥

性味 味甘，性溫

功效 有補益脾胃、滑腸催產、止虛汗、止血等效力，適用於病後體弱、便祕及難產等病症

熱量(千卡)	367
碳水化合物(克)	66.9
蛋白質(克)	15
脂肪(克)	6.7
膳食纖維(克)	5.3
維生素 B_1（毫克）	0.3
維生素 B_2（毫克）	0.13
維生素 E（毫克）	3.07
鈣(毫克)	186
磷(毫克)	291
鉀(毫克)	214
鎂(毫克)	177

營養價值

燕麥營養豐富，在膳食纖維、維生素 B 群、維生素 E，以及胺基酸含量方面均高於其他糧食，可改善血液循環，促消化，能預防便祕，保持皮膚彈性。燕麥中豐富的礦物質，可預防骨質疏鬆、貧血，對病後體弱者恢復體力非常有效。

保健作用

①降糖降脂：燕麥含有豐富的膳食纖維，可促進體內壞膽固醇的排出；燕麥低糖的特點，可刺激胰島素的敏感度，降低患糖尿病的風險。

②增加體力、延年益壽：燕麥含有豐富的亞油酸，對脂肪肝、水腫等症有輔助療效，可增強老年人體力，有助於延年益壽。

③抗氧化：燕麥含有皂素，有調節免疫力，抗氧化作用。

④美容瘦身：燕麥含有高黏度的可溶性膳食纖維，進入體內，可延緩腸胃排空速度，增加飽腹感，進而起到美容瘦身作用。

食用方法

燕麥營養豐富，老少皆宜，尤其適合糖尿病患者。燕麥與白米搭配煮飯，或磨成粉與麵粉混合後，製成多種麵點，能增加飽腹感，有助於控制總熱量的攝取。燕麥適宜與南瓜、山藥、牛奶、綠豆、薏仁、大棗等食物搭配，有潤腸通便、排毒養顏的效果。

不宜這樣吃

①虛寒病患者，皮膚過敏、腸道敏感者不適宜吃太多的燕麥。燕麥中膳食纖維豐富，以上人群過食燕麥，易出現脹氣、胃痛、腹瀉。

②燕麥及燕麥製品每次不宜吃過多，每週 1~2 次即可，每次不宜吃得過飽，以七分飽為宜。

③在食用燕麥粥或燕麥漿時，不宜添加鹽和糖。且食用燕麥時，麩質過敏者要小心食用。

④食用燕麥粉或片時，不宜淘洗。

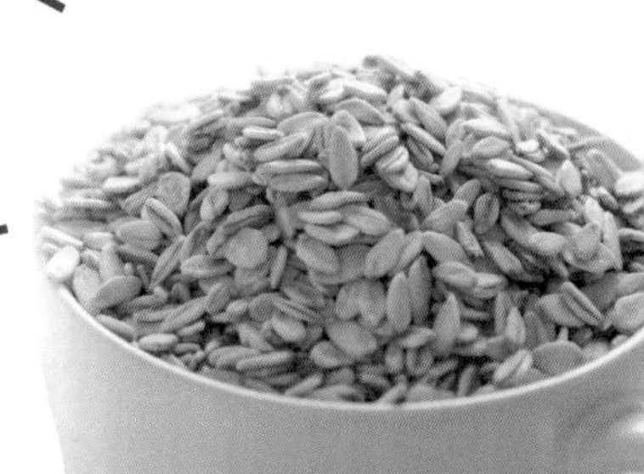

燕麥片和牛奶一起煮，作早餐食用，可減肥瘦身。

牛奶山藥燕麥粥

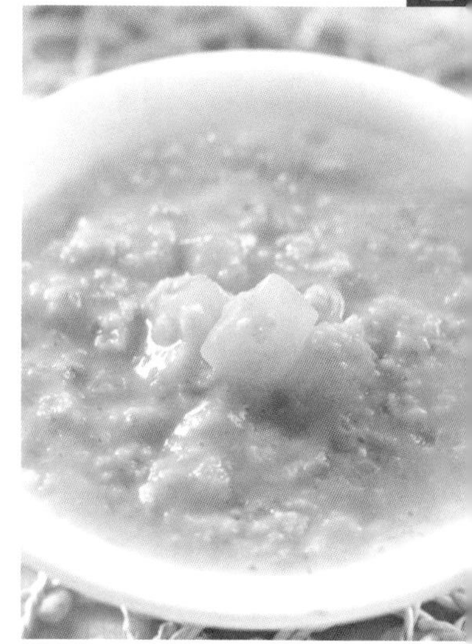

原料：燕麥片 100 克，山藥 50 克，鮮牛奶 200 毫升。

做法：

1. 山藥去皮，洗淨，切丁。
2. 鍋中加水，放燕麥片大火煮開，放入山藥丁，一邊攪拌一邊繼續煮。
3. 待山藥丁熟爛時，倒入牛奶，攪拌均勻即可。

燕麥可美容瘦身；牛奶富含優質蛋白，可彌補燕麥營養缺點；山藥健脾和胃，三者搭配是美容瘦身的佳品，尤為適合減肥人士。

燕麥饅頭

原料：燕麥片、麵粉各 100 克，酵母粉適量。

做法：

1. 燕麥片與麵粉混合；酵母粉用溫水化開，倒入燕麥片麵粉中，加水，和成麵團，放置於溫暖處發酵至原來的 1.5~2 倍大。
2. 再次揉光麵團，並製成大小合適的饅頭生坯。
3. 把饅頭放入蒸鍋中，靜置 20 分鐘，開火蒸饅頭。
4. 待鍋上汽後，大火繼續蒸 15 分鐘，關火燜 3~5 分鐘，取出食用。

燕麥片與麵粉混合後能增加飽腹感，減少總熱量的攝入，對糖尿病患者控制血糖有益。

燕麥麵條

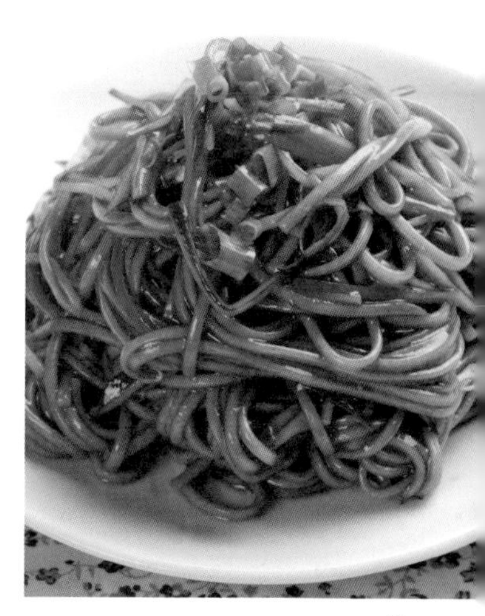

原料：燕麥麵條 80 克，小黃瓜 100 克，香油、鹽、醬油、醋、蒜末、香菜末各適量。

做法：

1. 蒜末、香菜末、鹽、醋、醬油、香油按照自己喜愛的口味，混合在一起，調製成滷汁。
2. 小黃瓜洗淨，切絲；燕麥麵條放入沸水中煮熟，撈出。
3. 將滷汁、黃瓜絲放入面中，拌勻即可食用。

也可以用燕麥粉加適量麵粉自製麵條，其他做法不變。由燕麥粉製作的麵條有抗氧化、降糖、降脂、美容瘦身的作用。

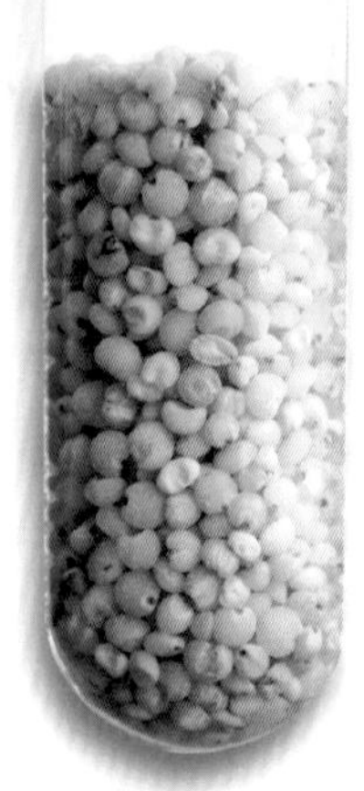

高粱米

熱量(千卡)	360
碳水化合物(克)	74.1
蛋白質(克)	10.4
脂肪(克)	3.1
膳食纖維(克)	4.3
維生素 B_1(毫克)	0.29
維生素 B_2(毫克)	0.10
磷(毫克)	329
鉀(毫克)	281
鎂(毫克)	129

別名 蜀黍、高粱

性味 味甘、澀,性溫

功效 有和胃、消積、溫中、澀腸胃、止霍亂的效力,適用於脾虛濕困、消化不良及濕熱下痢、小便不利等症

營養價值

高粱米的品種很多,有紅高粱米、白高粱米、糯高粱米、粳高粱米之分,但總體說來,高粱米中磷、鉀、鎂等物質含量豐富,可在一定程度上預防高血壓、高血脂等心血管疾病。高粱米所含維生素 B_3 雖然不如其他糧食作物多,但其吸收率卻高於其他糧食,可預防皮膚疾病。

此外,高粱米所含的丹寧成分有固澀收斂功效,對慢性腹瀉患者有輔助治療作用。

保健作用

①和胃健脾:高粱米中的碳水化合物、蛋白質、脂肪含量與白米、小麥等不相上下,也是非常好的充饑養身食物,具有消積溫中、健脾和胃的作用。

②固澀收斂:高粱米含有豐富的丹寧成分,有固澀收斂作用,可輔助治療慢性腹瀉。

③預防「癩皮病」:高粱米中的維生素 B_3 成分易被人體吸收,有助於預防「癩皮病」。

④涼血解毒:高粱米所含的豐富維生素和膳食纖維,可排毒、淨化血液。

食用方法

高粱米可做米飯,也可磨粉製作成多種麵食。但由於高粱米中丹寧含量豐富,食用過多,易導致便祕,而丹寧多存在於高粱米外層,因此在碾製高粱米時,可盡量將皮層去除,以減輕丹寧對人體的影響。高粱米口感較為粗粒,在烹製前,可通過水浸泡及煮沸等方法,來改善口味,減輕對人體的影響。

高粱米中胺基酸種類不完全,宜與其他糧食搭配食用,有利於提高其營養價值。此外,相對於其他品種高粱米,白高粱米含丹寧較少,角質較多,食用口感最好。

不宜這樣吃

①大便燥結者應少食或不食高粱米。因為高粱米所含的丹寧有固澀收斂作用,會加重便祕症狀。

②高粱米不宜長期單獨食用。高粱米中蛋白質含量雖高,但其中離胺酸含量較低,蛋白質品質較差,不利於身體吸收。

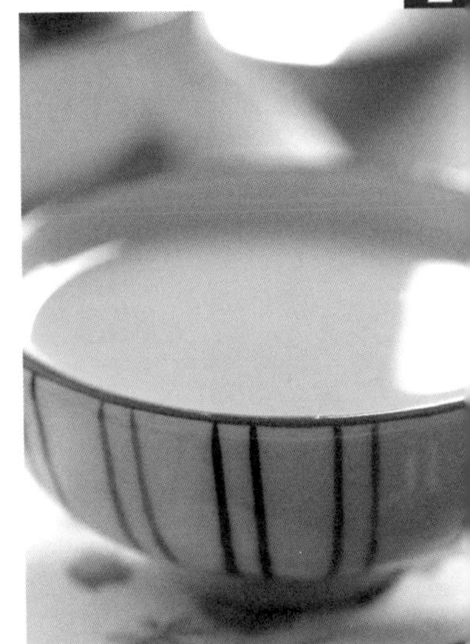

高粱大棗漿

原料： 高粱米 100 克，大棗 3~5 個，白糖適量。

做法：

1. 高粱米洗淨，用清水浸泡 2~6 個小時；大棗洗淨，去核，切片。
2. 將高粱米與其泡米水以及大棗一同放入豆漿機中，按「五穀豆漿」鍵。
3. 待米漿好後，取出，調入白糖，飲用。

高粱米中含維生素 B_3，可預防皮膚癬；大棗有益氣補血作用，兩者搭配，可調整氣血，使氣色更好。

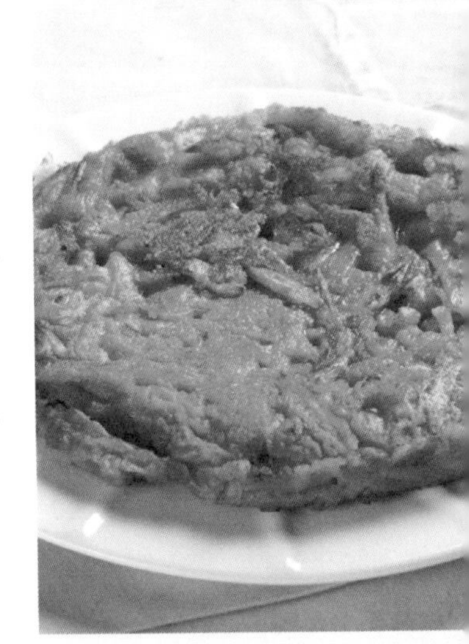

高粱米紅豆粥

原料： 高粱米 100 克，紅豆 50 克。

做法：

1. 高粱米、紅豆分別洗淨，浸泡 1~2 小時。
2. 將高粱米和紅豆一同放入鍋中，加適量水，大火煮開後，改小火熬煮。
3. 熬至米熟豆爛粥成，盛出食用。

高粱米有和胃、消積、澀腸胃、涼血解毒的作用；紅豆有潤腸通便、利尿的作用，兩者搭配煮粥可健美減肥，緩解消化不良。

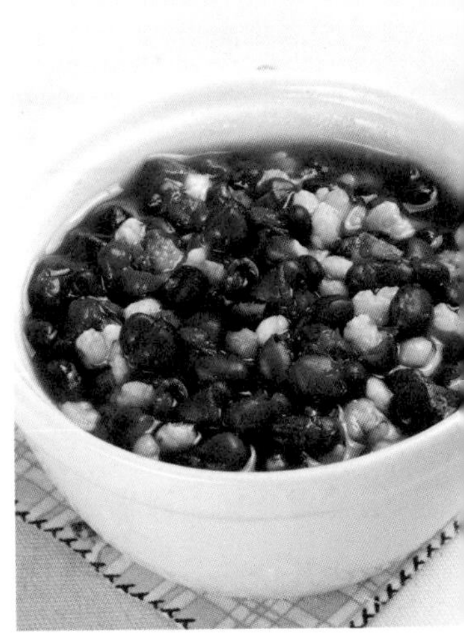

高粱南瓜餅

原料： 高粱米粉 100 克，南瓜 200 克，油、鹽、蔥花各適量。

做法：

1. 高粱米粉加適量溫水，和成麵糊；南瓜去皮，洗淨，用刨絲器削成細絲，放入麵糊中。
2. 麵糊中加鹽、蔥花和勻。
3. 鍋或餅鐺塗油，將麵糊舀入鍋內，攤成圓形，兩面烙黃，作早、晚餐食用。

高粱米可健脾開胃，南瓜能利水滲濕，兩者搭配，可降低尿酸，對脾虛型痛風及消化不良有輔助治療作用。

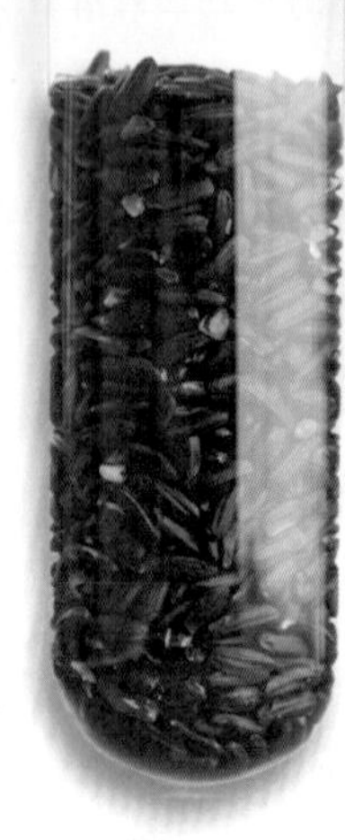

黑米

熱量(千卡)	333
碳水化合物(克)	72.2
蛋白質(克)	9.4
脂肪(克)	2.5
膳食纖維(克)	3.9
維生素 B_1(毫克)	0.33
維生素 B_2(毫克)	0.13
磷(毫克)	356
鉀(毫克)	256
鎂(毫克)	147

別名 烏米

性味 味甘，性溫

功效 可滋陰補腎，健身暖胃，明目活血，清肝潤腸，可入藥，適用於頭昏目眩、貧血白髮、腰膝酸軟、夜盲耳鳴等症

營養價值

黑米營養比普通白米高很多，它所含的維生素C、花青素、葉綠素、胡蘿蔔素，以及銅、錳、鋅等礦物質皆高於普通白米，有健脾暖肝，開胃益中的作用，尤其適合虛弱體質。黑米有糯米、粳米之分，黑糯米磨粉食用能暖胃健脾，對脾胃不好者有益。

此外，黑米中含有豐富的花青素，有強抗氧化作用，常食可益壽延年，延緩衰老。

保健作用

①預防心血管疾病：黑米所含的黃酮類物質是普通白米的5倍，這對預防心血管疾病有益。

②降壓降脂：黑米中含有豐富的維生素E，可防止體內膽固醇的沉積；所含的硒、鉀、鎂等元素，可預防脂肪在血管壁上的沉積，有利於控制血壓、血脂。

③益腎抗衰：黑米中大量的花青素，可抗衰老，能清除血液中的自由基，有益腎健脾、養肝明目的作用。

④補虛養血：黑米中的蛋白質、脂肪以及維生素B群含量較為均衡，易被人體吸收，能增強氣力，促進血液循環，達到補虛養血的效果。

食用方法

黑米常被用來煮粥、蒸飯食用。由於黑米有堅韌的種皮包裹，不易煮爛，因此在烹飪前，最好浸泡2小時再煮。食用時，也一定要煮爛再食用。因黑米口感粗硬，與白米搭配可緩解這種情況。

此外，黑米與豆類、花生一起烹煮，有利於黑米中的脂溶性維生素E更好地被消化吸收。

不宜這樣吃

①脾胃虛弱的人，以及老年人和兒童不宜多食。黑米外皮堅韌，不易煮爛，且口感粗硬，脾胃虛弱的人，以及老年人、兒童多食易引起腹脹、消化不良。

②黑米不宜精加工食用。黑米的多種營養成分都存在於外皮中，深加工後，外皮脫落，營養成分也流失掉了。

③不要吃未煮爛的黑米。黑米外皮原本粗硬，不易被消化，而且黑米中優質營養大多存在於外皮中，未煮爛的黑米，其營養成分不能溶出。

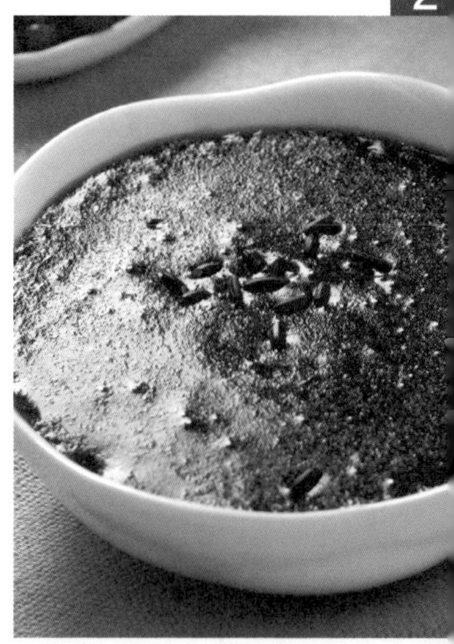

紅豆栗子黑米糊

原料：黑米、紅豆各 50 克，栗子 80 克，白糖適量。

做法：

1. 黑米、紅豆分別洗淨，浸泡 2 小時；紅豆放入鍋中，加水，煮熟。
2. 栗子洗淨，放入鍋中煮熟，撈出，去殼，剝出栗子肉，切碎。
3. 把黑米、栗子以及紅豆連同煮紅豆的水一起放入豆漿機中，按下「米糊」鍵。
4. 食用前，調入適量白糖即可。

黑米有開胃益中，健脾暖肝的作用；紅豆有化濕補脾，消暑解熱的功效；栗子有補腎健脾、強身壯骨的功效，三者搭配可健脾暖胃，強身健骨。

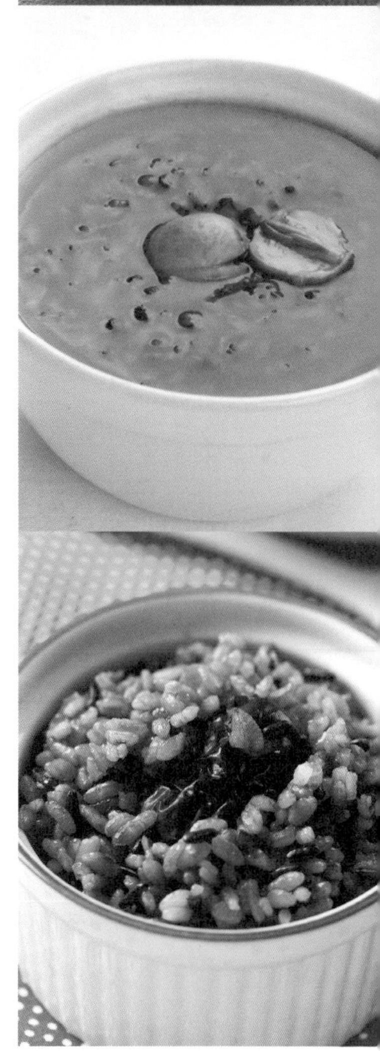

蓮子黑米粥

原料：黑米 50 克，糯米 30 克，蓮子 15 克，冰糖適量。

做法：

1. 黑米、糯米、蓮子分別洗淨；黑米放入清水中浸泡 2 小時。
2. 將黑米、糯米、蓮子一起放入鍋中，加適量清水，大火煮開後，調入適量冰糖。
3. 轉小火熬煮至米熟即可。

黑米、糯米都有健脾暖胃的功效；蓮子有鎮靜、強心、抗衰老等作用，三者搭配可補中益氣，安神益智。

黑米大棗飯

原料：黑米 30 克，白米 50 克，大棗 3~5 個。

做法：

1. 黑米、白米、大棗分別洗淨；黑米用水浸泡 2 小時。
2. 黑米連同泡黑米的水，加白米、大棗一起放入電鍋中，煮飯。
3. 開關跳起後，繼續燜 15 分鐘，然後取出食用即可。

黑米有滋陰補腎、清肝潤腸的功效；大棗可補血、補氣，兩者搭配可益氣活血，緩解貧血及腰膝酸軟。

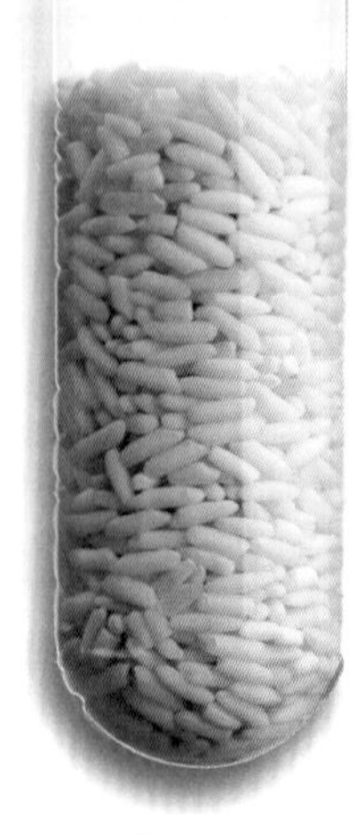

糯米

熱量（千卡）	347
碳水化合物（克）	78.3
蛋白質（克）	7.3
脂肪（克）	1
膳食纖維（克）	0.8
維生素 B_1（毫克）	0.11
維生素 B_2（毫克）	0.04
維生素 E（毫克）	1.29
磷（毫克）	113
鉀（毫克）	137

別名 秫米、江米

性味 味甘，性溫

功效 有健脾暖胃、固表止汗的功能，對脾胃虛寒、食欲不佳、腹脹、腹瀉有一定緩解作用

營養價值

糯米口感香糯黏滑，含有碳水化合物，以及蛋白質、脂肪、鈣、磷、鉀、維生素 B 群等營養素，有健脾暖胃、補血補虛的作用，是溫補佳品，對因中氣虛所致的脾胃弱有很好的補益作用，被譽為「脾之果」。

保健作用

①補肺暖胃：糯米性溫，能補養人體正氣，起到滋補、禦寒的作用，有暖胃的功效。

②固斂收澀：糯米有收澀作用，對頻尿、盜汗、腹瀉有一定的食療效果。

③預防心血管疾病：糯米中含有豐富的磷、鉀等營養素，可預防膽固醇、脂肪等在體內沉積，進而預防心血管疾病。

④提神益壽：糯米含有豐富的碳水化合物，進入人體後可快速轉化為葡萄糖，可補益中氣，有壯氣提神、延年益壽的作用。

食用方法

糯米可煮粥、蒸飯，也可磨成粉，製作成多種麵點，由於大量食用糯米易導致消化不良，最好將其與其他食物搭配食用，如搭配白米和豆類煮粥、蒸飯，磨成粉製作糯米餅，或與鴨肉、排骨等蒸製米粉肉等。

糯米宜加熱後食用。

不宜這樣吃

①糯米中糊精含量豐富，吸水性和膨脹性小，黏性大，不易被消化，因此老年人、兒童、病人等消化功能不良者不宜食用。

②糯米中碳水化合物含量高，肥胖者、糖尿病患者、高血脂患者要控制攝入量。

③糯米口感黏糯，不宜冷食、多食。

④糯米性溫，濕熱痰火偏盛、發熱、咳嗽痰黃等有熱證之表現者不宜多食。

年糕的熱量較高，一次不宜吃過多，以200克為宜。

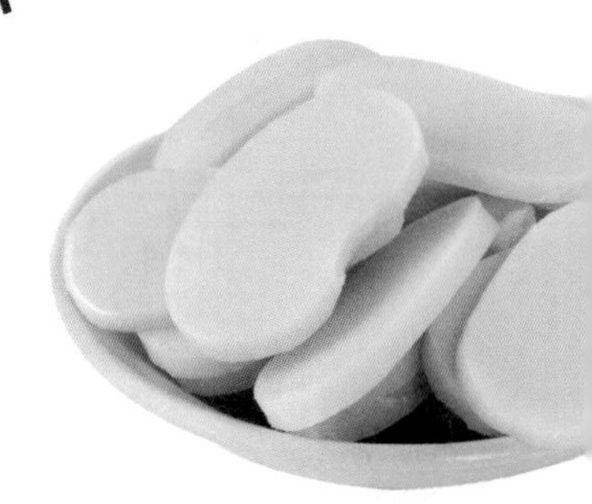

糯米南瓜餅

原料：糯米粉 300 克，南瓜半個，豆沙餡、蜂蜜、油各適量。

做法：

1. 南瓜去皮，洗淨，切塊，蒸熟，搗成泥。
2. 將糯米粉、蜂蜜分次加入南瓜泥中，不用加水，和成麵團。
3. 麵團放置溫暖處醒 20~30 分鐘，揉勻，分成大小合適的團。
4. 擀成麵皮，包入豆沙餡，做成餅形。
5. 鍋中倒油燒熱，放入南瓜餅，烤熟即可。

糯米有滋補脾胃，提神益氣的作用；南瓜有提高機體免疫力的效果，兩者搭配可補肺暖胃，溫中益氣。

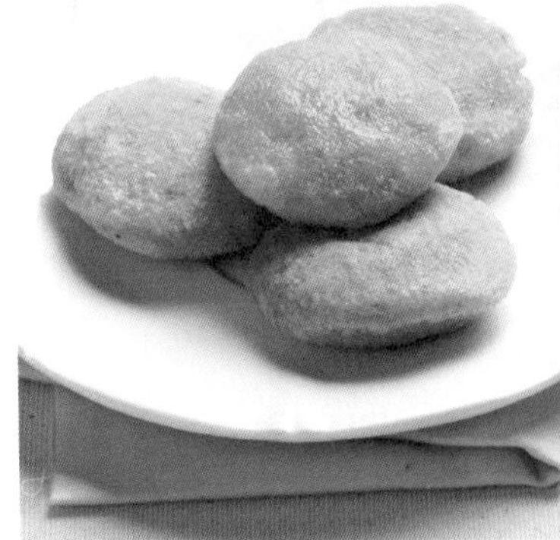

桂花糯米糖藕

原料：糯米 100 克，老藕 300 克，糖桂花、冰糖各適量。

做法：

1. 糯米洗淨，浸泡 2 小時，撈出；老藕洗淨，去皮，切去頂。
2. 將糯米灌入藕孔中，蓋好頂，插上牙籤，以防糯米漏出。將做好的藕片放入壓力鍋中，並加清水至淹過藕，加冰糖、桂花，蓋好鍋蓋，大火燒開。
3. 鍋上汽後，改中火燒 40 分鐘左右，取出，拔去牙籤，切成片，澆上煮藕的糖汁中即可食用。

糯米性溫，可補中益氣，健脾養胃，為溫補強壯食品；老藕性寒，有清熱涼血作用，兩者搭配可溫和地清熱解毒，緩解熱證。

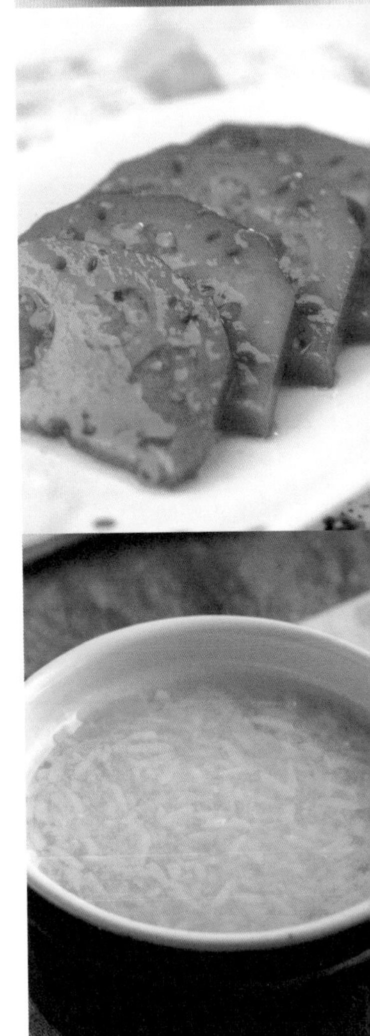

酒釀雞蛋湯

原料：酒釀或米酒 1 小碗，雞蛋 1 個。

（酒釀作法可參閱本書〈在家做酒釀〉，頁 186）

做法：

1. 酒釀加水適量，放入鍋中煮開；雞蛋液打散。
2. 將雞蛋液滑入酒釀湯中，立即關火。
3. 盛出，趁熱飲用。

酒釀有益氣活血，散寒消積，殺蟲，生津液的功效；雞蛋能補陰益血，除煩安神，補脾和胃，兩者搭配補益效果明顯，特別適合女性飲用。

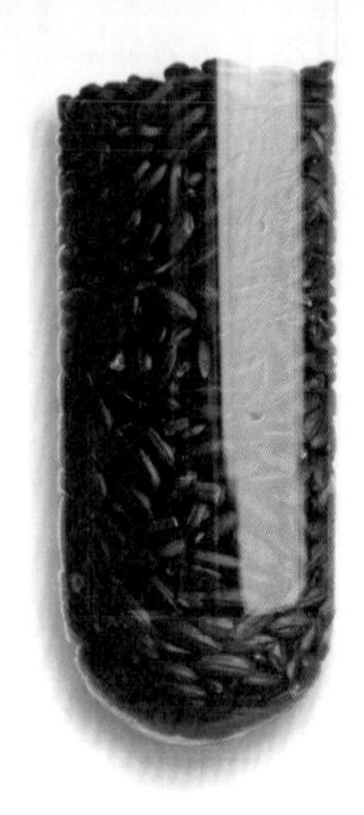

紫米

別名 紫糯米、黑糯米、紫珍珠

性味 味甘，性溫

功效 有補血益氣、暖脾胃的功能，對胃寒痛、消渴、夜尿頻繁等症有一定療效

熱量（千卡）	346
碳水化合物（克）	75.1
蛋白質（克）	8.3
脂肪（克）	1.7
膳食纖維（克）	1.4
維生素 B_1（毫克）	0.31
維生素 B_2（毫克）	0.12
維生素 E（毫克）	1.36
鈣（毫克）	13
磷（毫克）	183
鉀（毫克）	219
鎂（毫克）	16

營養價值

紫米與黑米看似相同，實際上卻是兩種米，黑米為粳米，而紫米為糯米，二者皆為稻米珍品。紫米有較強黏性，營養價值和藥用價值都比較高，有補血、健脾、暖胃的功效，中醫認為其有接骨功效，常被用來使斷骨複續。

紫米所含胺基酸種類齊全，且紫色外皮中含有豐富的花青素，有較強的抗氧化作用。

保健作用

①預防心血管疾病：紫米含花青素及豐富的維生素 C，可抗氧化，保護血管，能預防心血管疾病。

②補中益氣：紫米含豐富的碳水化合物，有補中益氣，提升氣力的作用。

③健脾暖胃：紫米性黏可暖胃、健脾，適量食用能強健腸胃功能。

食用方法

紫米的食用方法與糯米相同，但因其較難煮透，宜先浸泡 1~2 小時，並與白米等搭配烹煮更好。紫米與白米按照 1:3 的比例煮飯，口感更好，紫米與糯米按照 2:1 的比例煮粥，風味更佳。

此外，紫米還可以包粽子，燉排骨，製作湯圓、麵包、紫米酒等。

不宜這樣吃

①紫米不宜單獨食用。紫米口感粗硬，且不易煮透，與其他穀物搭配食用口感更佳。

②紫米烹製前不宜用力搓洗。紫米清洗時會出現掉色現象，流失營養色素和色胺酸成分，所以不宜用力搓洗。

③老年人及腸胃消化功能弱的人不宜多吃紫米，易加重腸胃消化負擔。

紫米尤其適合病後體虛、貧血、腎虛以及產後虛弱者食用。

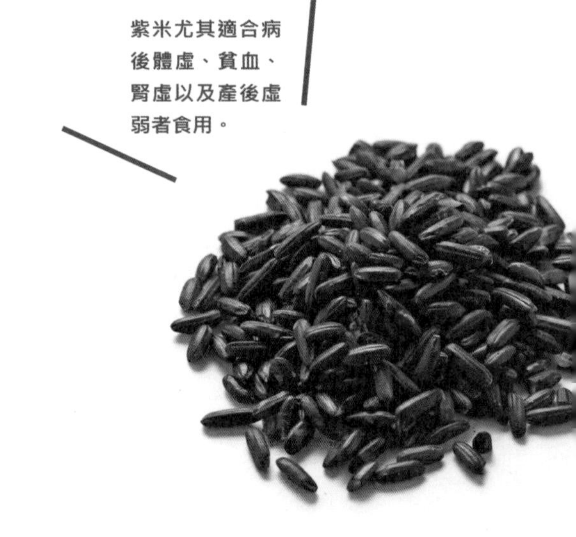

五穀瘦肉粥

原料：紫米、白米、小米、糯米、高粱米各 10 克，豬瘦肉 20 克，乾香菇 1 朵，鹽適量。

做法：

1. 紫米、白米、小米、糯米、高粱米分別淘洗乾淨。
2. 豬瘦肉洗淨，切絲，入鹽開水中燙 2~3 分鐘；乾香菇泡開，洗淨，切片。
3. 高粱米、紫米加足量水，大火煮開。後改小火煮至高粱米開花，放入白米、小米、糯米。
4. 待粥將成時，放入肉絲及香菇片，調入鹽，煮 5~10 分鐘即可。

五穀搭配營養更為均衡，能補中益氣，提升體力。

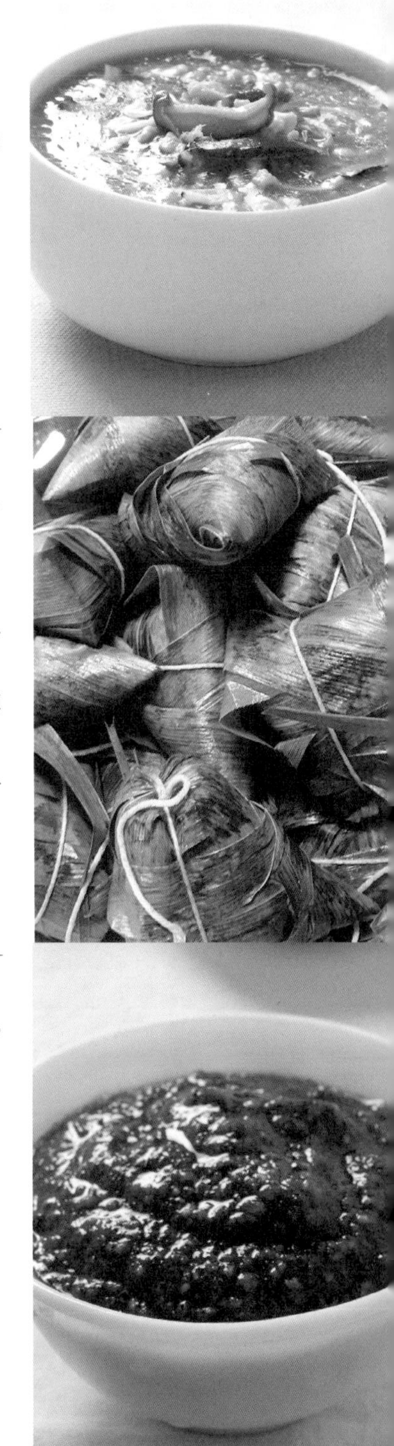

紫米肉粽

原料：紫米 100 克，糯米 400 克，五花肉 200 克，新鮮粽葉數片，鹽、醬油、白糖各適量。

做法：

1. 紫米、糯米分別洗淨後，浸泡 2 小時，撈出；五花肉切塊，調入鹽、醬油、白糖醃 2 小時。新鮮粽葉洗淨，煮軟。
2. 取 2 片粽葉繞成三角形，放一勺米，放入一塊醃好的五花肉，再次放米，填滿整個三角形，順勢繞成三角形，包成粽子。
3. 放入壓力鍋大火煮開，加熱至鍋內壓力達上限時後轉小火煮 30 分鐘，自然排氣後取出即可。

紫米與糯米搭配，健脾暖胃效果更好。

黃豆紫米糊

原料：紫米 20 克，白米 50 克，黃豆 30 克，水 800 毫升，白糖適量。

做法：

1. 紫米、白米、黃豆分別洗淨。
2. 將紫米、白米、黃豆、水放入豆漿機中，啟動「米糊」程式。
3. 程式結束後，倒出米糊，調入適量白糖即可。

紫米與白米、黃豆搭配，有滋陰補腎、健脾暖胃、明目活血的功效。

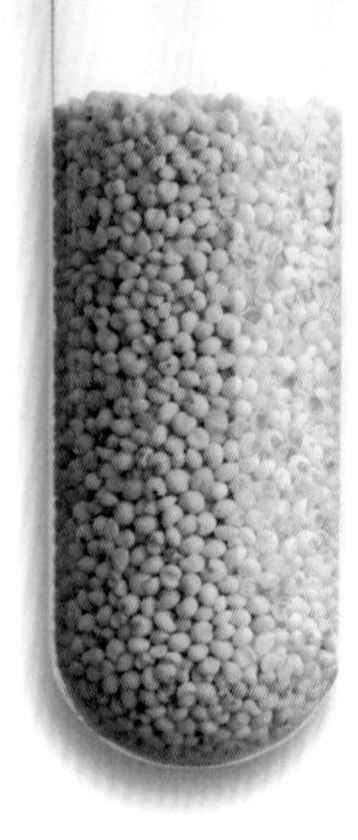

黃米

熱量(千卡)	351
碳水化合物(克)	76.9
蛋白質(克)	9.7
脂肪(克)	1.5
膳食纖維(克)	4.4
維生素 B_1 (毫克)	0.09
維生素 B_2 (毫克)	0.13
維生素 E (毫克)	4.61

別名 黍米、夏小米

性味 味甘，性微寒

功效 有益陰，利肺，利大腸的功能，可用於陽盛陰虛，夜不得眠，久泄胃弱等症

營養價值

黃米長得像小米，卻比小米大，有糯和非糯之分。黃米中含有豐富的碳水化合物、維生素 B 群、維生素 E 和膳食纖維，有益陰、利肺、利大腸的作用，對陽盛陰虛、夜不得眠、久泄胃弱等症有食療作用。

保健作用

①補中益氣：黃米中豐富的碳水化合物進入人體後，快速轉化為葡萄糖，為人體提供熱量，增長氣力。

②促進消化：非糯黃米所含膳食纖維進入人體後，可刺激腸胃蠕動，緩解便祕，而糯黃米因具有糯米的性質，可暖胃，但多食不易被消化。

食用方法

黃米可用於煮粥、做糕、做米飯和釀酒，但由於其營養特點，每餐食用 100 克左右為宜，且應與白米、麵粉，以及豆類等食物搭配食用。在五穀雜糧中，宜與白米、南瓜、玉米、大棗、紅豆等搭配。

不宜這樣吃

①糯黃米具有糯米性質，老年人、兒童及腸胃不好的人不宜多食。

②糯黃米不宜冷食，否則可能會引起消化不良。

③黃米中碳水化合物和維生素 E 含量豐富，在礦物質含量方面略顯不足，不宜長期單獨食用。

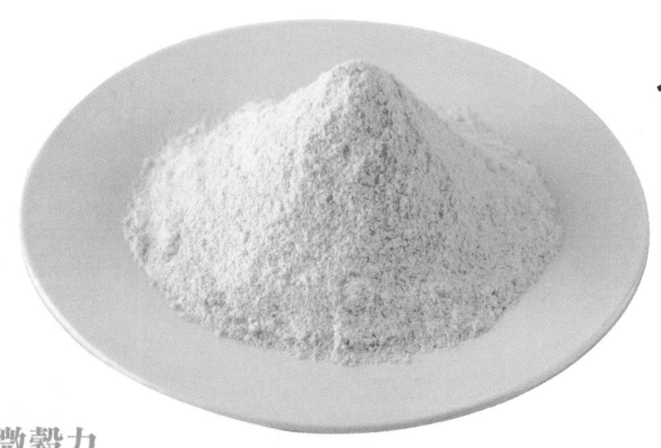

黃米麵常被用來製作年糕和炸糕，口味甜糯，但熱量較高，一次不宜吃太多。

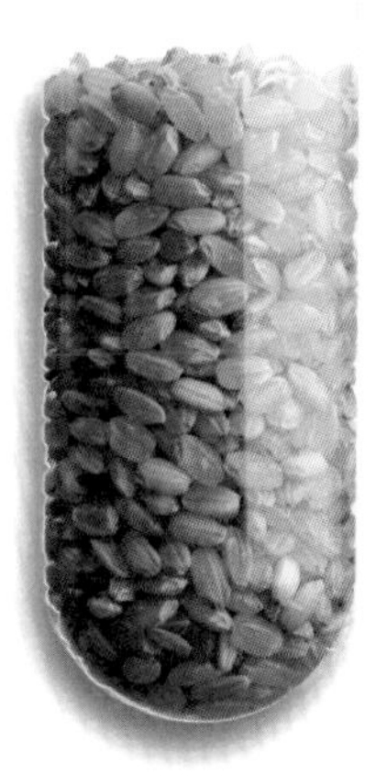

糙米

熱量（千卡）	347
碳水化合物（克）	77.9
蛋白質（克）	7.4
脂肪（克）	0.8
膳食纖維（克）	0.7
維生素 B_1（毫克）	0.11
維生素 B_2（毫克）	0.05
維生素 E（毫克）	0.46
鈣（毫克）	13
磷（毫克）	110
鉀（毫克）	103
鎂（毫克）	34

別名 玄米

性味 味甘，性溫

功效 有健脾養胃、補中益氣、調和五臟、鎮靜神經、促進消化吸收的效力

營養價值

糙米為稻穀脫去稻殼後得到的全穀粒稻米，外殼仍保留著少許外層組織，因而最大程度地保留了維生素 B 群，可促進碳水化合物、蛋白質、脂肪的代謝，有健脾益胃、減肥的功效。同普通精製白米相比，糙米中含更多的礦物質和膳食纖維，更符合蛋白質攝入過多的人的營養需求。

此外，糙米蛋白質含量雖然不多，但多為品質較好的米精蛋白，且胺基酸的組成較為完全，非常利於人體消化吸收。

保健作用

①緩解便祕：糙米保留的膳食纖維，可促進胃腸道蠕動，緩解便祕。

②抗癌防癌：糙米保留了白米的胚芽，胚芽內含有防癌物質，可抗癌防癌。

③降糖降脂：糙米中微量元素含量較為豐富，能與膽汁內膽固醇結合，促進血液中膽固醇的排出，有利於降糖降脂。

④美白肌膚：糙米中大量的植酸，進入人體內能減少紫外線對肌膚的傷害，抑制肌膚中黑色素的產生。

食用方法

糙米質地緊密，口感較粗，因此宜與其他穀類食物搭配食用，如按照 1:1 的比例搭配白米、糯米等煮粥、蒸飯，口感更佳。由於糙米煮起來費力，煮前宜洗淨，用冷水浸泡 2~6 小時，然後連浸泡的水一起放入壓力鍋中，煮 30 分鐘以上即可熟爛。每餐食用以不超過 50 克為宜。

糙米宜與枸杞子、地瓜、薺菜、辣椒等食物搭配食用，能使食物營養更加充分，對身體健康更加有利。

不宜這樣吃

①脾胃不適及消化功能較弱的人不宜食用，有可能會加重腸胃不適症狀。

②不宜單獨大量食用。

③糙米沒有煮爛，不宜食用，可能會加重消化不良症狀。

④不宜將泡糙米的水扔掉。浸泡糙米時，糙米中的維生素會溶解於水中，扔掉泡米的水，易導致營養流失。

⑤牛奶不宜與糙米同食，易導致維生素 A 大量流失。

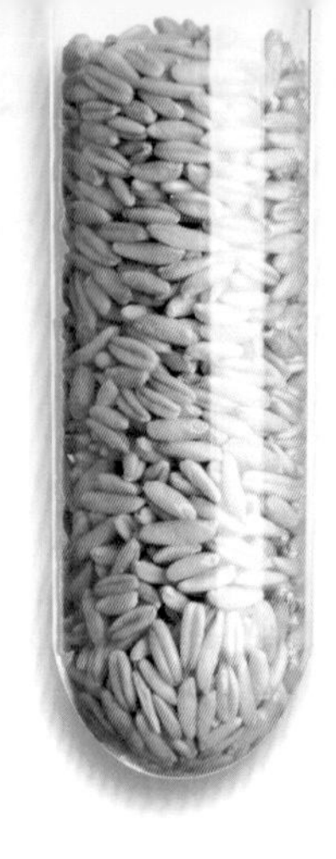

裸燕麥

別名 油麥、玉麥、鈴鐺麥
性味 味甘，性寒
功效 有收斂止血，固表止汗的作用

熱量（千卡）	376
碳水化合物（克）	67.8
蛋白質（克）	12.2
脂肪（克）	7.2
膳食纖維（克）	4.6
維生素 B_1（毫克）	0.39
維生素 B_2（毫克）	0.04
維生素 E（毫克）	7.96
磷（毫克）	35
鉀（毫克）	319
鎂（毫克）	146

營養價值

裸燕麥是營養豐富的糧食作物，在穀類作物中其蛋白質含量最高，且所含胺基酸種類較為豐富、平衡，是穀類作物中最好的蛋白質補充食物。裸燕麥營養豐富，含醣量少，有助於糖尿病患者控制血糖。

裸燕麥中維生素、磷、鐵等含量也較為豐富，可改善血液循環，促進新陳代謝，降低膽固醇等物質在血管內的沉積。

保健作用

①降糖降壓：裸燕麥含有人體必需的 8 種胺基酸，且含醣量較少，是降糖、降壓的佳品；裸燕麥含有豐富的亞油酸，有降低血液膽固醇，預防動脈粥樣硬化的作用。

②減肥：裸燕麥中碳水化合物、蛋白質、脂肪的比例較為均衡，屬低熱食品，食後易引起飽腹感，長期食用具有減肥功效。

③改善血液循環，緩解壓力：裸燕麥麵中含有豐富的維生素 B_1、維生素 B_2，以及維生素 E 和葉酸，可改善血液循環，緩解生活中的壓力。

食用方法

裸燕麥通常磨成粉，製作成多種麵食食用。在烹製裸燕麥麵時，需要注意的是，用開水燙熟後，再和成麵團，這樣做可以抵消裸燕麥中的寒性，改善其對脾胃的傷害，更利於「三高」人群。

裸燕麥宜與雞肉、小米同食。裸燕麥與雞肉同食，可抗疲勞，與小米搭配，可補充維生素、礦物質，有益於減肥。

不宜這樣吃

①裸燕麥性寒，一次不宜吃太多，也不宜長期單獨食用，否則會導致胃痙攣或腹脹。

②孕婦不宜吃裸燕麥。裸燕麥性寒，多食易導致滑腸、催產。

裸燕麥麵不易消化，吃裸燕麥麵時，感覺半飽最好。

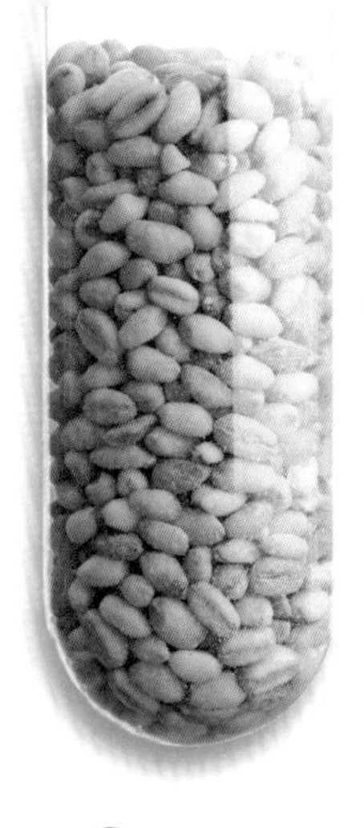

大麥

別名 保麥、牟麥、飯麥
性味 味甘、鹹，性涼
功效 能和胃、寬腸、利水，可輔助治療食滯泄瀉、小便淋痛、水腫、燒燙傷

熱量（千卡）	327
碳水化合物（克）	73.3
蛋白質（克）	10.2
脂肪（克）	1.4
膳食纖維（克）	9.9
維生素 B_1（毫克）	0.43
維生素 B_2（毫克）	0.14
維生素 E（毫克）	1.23
鈣（毫克）	66
磷（毫克）	381
鉀（毫克）	49
鎂（毫克）	158

營養價值

大麥含豐富的膳食纖維，可刺激胃腸蠕動，有較好的潤腸通便功效。大麥中的 β-葡聚糖和可溶性纖維含量均高於小麥，是良好的保健品原料，常被用來製作保健品，如大麥茶，此外啤酒也多是大麥發酵而成。大麥中含有豐富的維生素 B 群，不僅能抗氧化，還能促進體內蛋白質、脂肪的代謝，有一定的減肥功效。

保健作用

①潤腸通便：大麥中豐富的膳食纖維，可刺激胃腸蠕動，起到潤腸通便、減肥的功效。

②降低膽固醇：大麥是可溶性膳食纖維的最佳來源，能降低血液中膽固醇含量及低密度脂蛋白的含量，可降脂，緩解高血脂。

③延緩衰老，滋養五臟：大麥具有解除五臟之熱、暖胃生津、養精血、抗乏力、防衰老的功效。

④平胃止渴：大麥有堅果香味，常被用來製作大麥茶飲用，有消渴除熱、增強體力的作用。

食用方法

大麥可用來煮粥，製作糌粑，或者製成啤酒。大麥用來煮粥時，需要加足量的水，一杯大麥需要 3、4 杯水才能煮熟，而且在煮前最好浸泡 1~2 小時。大麥還可以與其他食物搭配煮湯或製作菜餚，但在烹製前最好經過煮、烘焙等加工。大麥可以單獨烹製食用，也可以煮熟後與新鮮蔬菜搭配，製作沙拉。因為大麥略帶橡膠特質，加入沙拉中別有一番風味。

此外，大麥也可以洗淨、烘乾後，製作成大麥茶飲用，能健脾和胃，有潤腸通便、降低膽固醇的作用。大麥發芽後，經過烘焙，製成中藥，煮湯飲用，可以幫助回乳。

不宜這樣吃

①空腹時不宜直接食用大麥，尤其是全麥粥等以大麥粒為主要原料的食物，可能會導致胃腸不適。

②大麥芽有回乳的作用，但未發出芽的大麥不適宜回乳期女性食用。因為未發出芽的大麥，服後不但無回乳功效，反而可增加乳汁分泌。

③用大麥製作的大麥茶，久置後不宜飲用，易致胃腸不適。

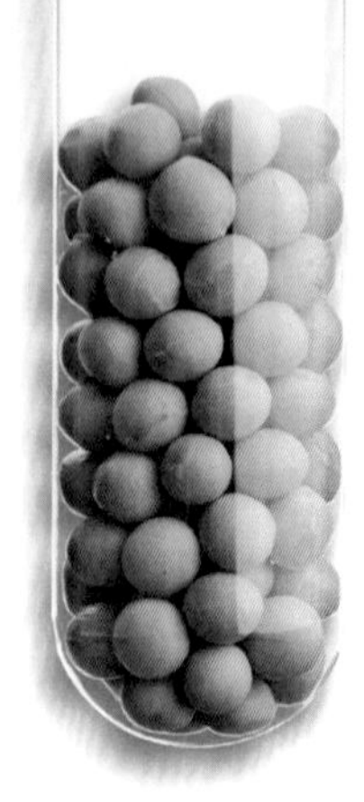

黃豆

別名 大豆

性味 味甘，性偏寒

功效 益氣養血，健脾寬中，潤燥消水，消食除脹，利大腸，解毒

熱量（千卡）	390
碳水化合物（克）	34.2
蛋白質（克）	35
脂肪（克）	16
膳食纖維（克）	15.5
維生素A（微克）	37
維生素B_1（毫克）	0.41
維生素B_2（毫克）	0.20
維生素E（毫克）	18.9
鈣（毫克）	191
磷（毫克）	465
鉀（毫克）	1503
鎂（毫克）	199

營養價值

俗語有「要長壽，吃黃豆」的說法。確實，黃豆含有豐富的營養物質，具有高蛋白、高膳食纖維、高鈣、高鉀等特點，對人體健康非常有益。

500克黃豆的蛋白質含量相當於1,500克雞蛋、6,000克牛奶，或1,000克瘦豬肉。此外，黃豆中脂肪含量在豆類中居首位，出油率高達20%，並且富含多種維生素及礦物質。所以，黃豆被人們譽為「豆中之王」。

保健作用

①黃豆不含膽固醇，並可以降低人體膽固醇，減少動脈硬化的發生，預防心臟病。被營養學家推薦為防治冠心病、高血壓、動脈粥樣硬化等疾病的理想保健品。

②黃豆中還含有一種抑制胰酶的物質，對糖尿病有一定的療效。

③提升免疫力：黃豆含植物性蛋白質，有「植物肉」的美稱。人體如果缺少蛋白質，會出現免疫力下降、容易疲勞的症狀。吃黃豆補蛋白質，可避免吃肉引發膽固醇升高的問題。

④讓頭腦聰明：黃豆富含黃豆卵磷脂，是大腦的重要組成分之一。多吃黃豆有助預防老年癡呆症，增加神經功能和活力。

食用方法

用黃豆製作的食品種類繁多，可用來製作主食、糕點、小吃等。將黃豆磨成粉，與米粉摻和後可製作團子及糕餅等，也可作為各種豆製品的原料，如豆漿、豆腐皮、豆腐、豆干、豆芽等，既可以食用，又可以榨油。

不宜這樣吃

①黃豆性偏寒，胃寒者，易腹瀉、腹脹、脾虛者以及常出現遺精的腎虧者不宜多食。

②每1,000克黃豆中含有1,970毫克的嘌呤（Purine），是嘌呤含量最高的幾種食物之一，食用過量的黃豆或經常食用黃豆，會使人體內的嘌呤含量升高。嘌呤在人體內氧化後就會變成尿酸，人體尿酸過高就會引起痛風。所以食用黃豆要適量。

③患有嚴重肝病、腎病、痛風、消化性潰瘍、低碘者不宜食用。

黃豆大棗豆漿

原料：乾黃豆 2/3 杯，乾白米 1/3 杯，大棗 5 個。

（原料中計量單位為「杯」的，皆是 1L 豆漿機所搭配的杯，具體用量可根據各自需求選取）

做法：

1. 將乾黃豆用清水浸泡 4 小時以上或將浸泡的黃豆放在冰箱冷藏室 12 小時；將白米淘洗乾淨；大棗洗淨，去核。
2. 將黃豆與白米、大棗混合放入杯體中，加水至上下水位線之間。
3. 按「五穀豆漿」鍵，約過 25 分鐘即可。

黃豆有健脾養胃、補虛潤燥、清肺化痰、通淋利尿、潤膚美容的功效；大棗有補血養顏的作用，這款五穀豆漿具有很好的秋季潤燥養顏功效。

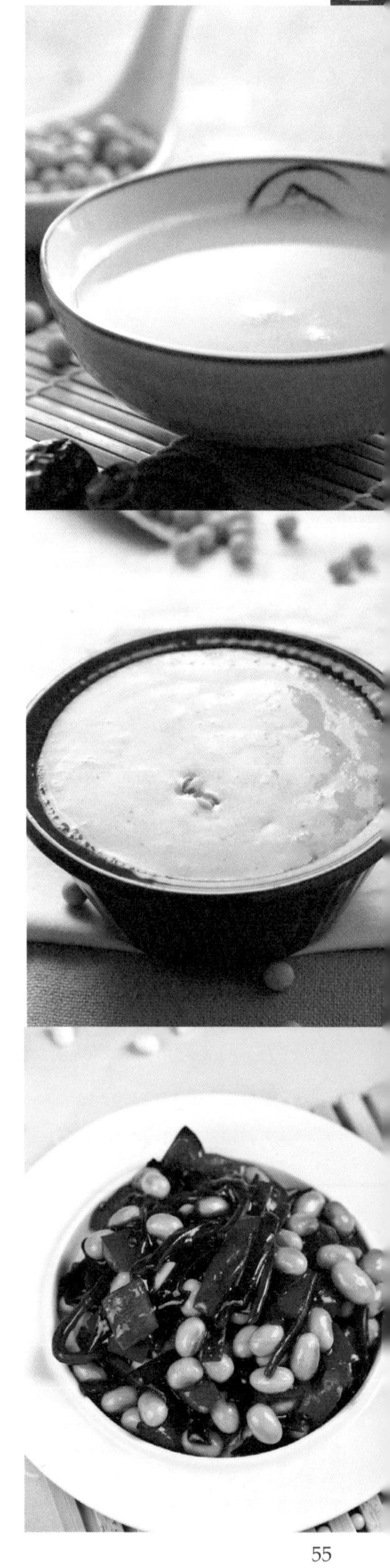

黃豆燕麥米糊

原料：糯米、黃豆、燕麥、玉米、花生各 1/3 杯。

做法：

1. 將所有材料淘洗乾淨，並一起泡 6 小時。
2. 將所有材料倒入豆漿機裡，加水至豆漿機的最高水位線。
3. 接通豆漿機電源，選擇乾豆程式。
4. 按下開關，20 分鐘後香噴噴的黃豆米糊就做好了，如果喜歡偏甜口味的話，可以在裡面添加大棗或者冰糖。

女性每週吃 3 次，既養顏又可排毒，還可以改善疲勞。

海帶燜黃豆

原料：鮮海帶 100 克，黃豆 50 克，蔥、薑、鹽、淡醬油、紅彩椒丁各適量。

做法：

1. 海帶洗淨切條；黃豆洗淨後泡 12 小時；蔥切蔥花；薑切片。
2. 鍋內熱油爆香蔥花和薑片，放入黃豆快速翻炒，再放入海帶條炒一會，淋點淡醬油後，放紅彩椒丁，加水淹過黃豆。
3. 蓋鍋蓋煮，燜至湯汁剩 1/3 時，加鹽調味，即可出鍋。

黃豆含有的可溶性纖維，既可通便，又能降低膽固醇；皂素有明顯的降血脂作用，還可抑制體重增加；再配上抗輻射的海帶，推薦給想減肥又常以電腦、手機相伴的人士。

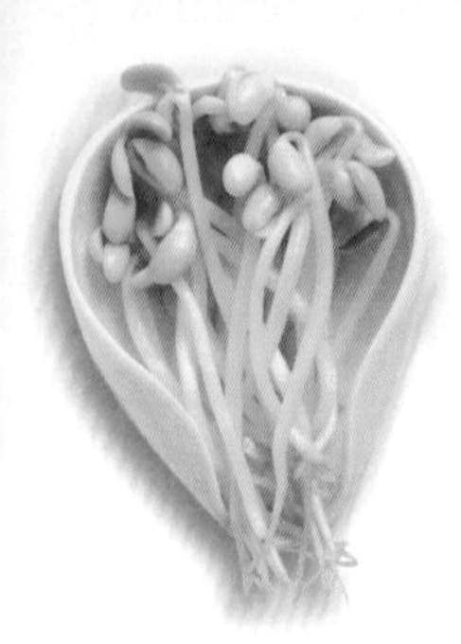

黃豆芽

別名 大豆芽

性味 味甘，性平

功效 可清熱利濕，消腫除痺，適用於脾胃濕熱，困倦少食，腳氣，水腫，濕痺拘攣等症

熱量（千卡）	47
碳水化合物（克）	4.5
蛋白質（克）	4.5
脂肪（克）	1.6
膳食纖維（克）	1.5
維生素 A（微克）	5
維生素 B_1（毫克）	0.04
維生素 B_2（毫克）	0.07
鈣（毫克）	21
磷（毫克）	74
鉀（毫克）	160

營養價值

黃豆芽是由黃豆生出的豆芽，它既保存了黃豆所含的蛋白質、脂肪、碳水化合物、鈣、磷、鐵等原有營養成分，又增加了維生素 C、胡蘿蔔素、維生素 B_2、維生素 B_{12} 等營養素，非常易於人體消化吸收，能有效預防某些維生素缺乏。

保健作用

①預防口角發炎：黃豆芽中維生素 B_2 含量豐富，有健脾養肝的作用，春季適當食用可預防口角發炎。

②輔助治療癲癇：黃豆芽含一種叫硝基磷酸酶的物質，能補充癲癇病人大腦中所缺乏的這種酶，從而輔助治療癲癇。

③防癌抗癌：黃豆芽含有豐富的胡蘿蔔素、維生素 C 和葉綠素，能有效預防直腸癌和其他癌症，並抑制體內致癌物質的沉積。

④清熱利濕，消腫除痺：黃豆芽中維生素含量豐富，且含有大量水分，常食有助於排出脾胃濕熱，緩解水腫、濕痺拘攣等症。

食用方法

黃豆芽宜燒、煮、燉、燴，最宜配素菜，如豆腐皮、豆腐乾、豆腐或雪裡紅、梅乾菜、冬菜等，也可配一些肉類如豬蹄燉湯，其味鮮美，清淡不膩，而且不含膽固醇，是減肥、保持身材的最佳選擇之一。

不宜這樣吃

①不宜久煮，久烹。黃豆芽所含維生素多為水溶性維生素，怕熱，久煮、久烹易導致營養素流失。

②不宜吃生黃豆芽。生黃豆芽中含有毒物質，易導致嘔吐、噁心、腹瀉等症狀。

Tips 簡單發豆芽方法，可參閱本書〈在家發豆芽〉，頁 182。

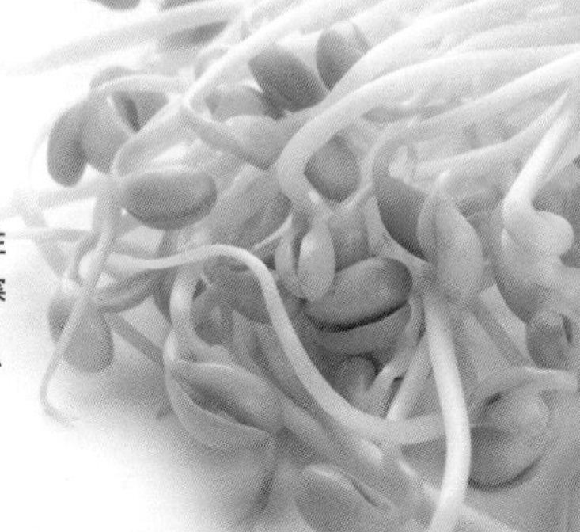

黃豆芽性寒，慢性腹瀉及脾胃虛寒者不宜食用。

清炒黃豆芽

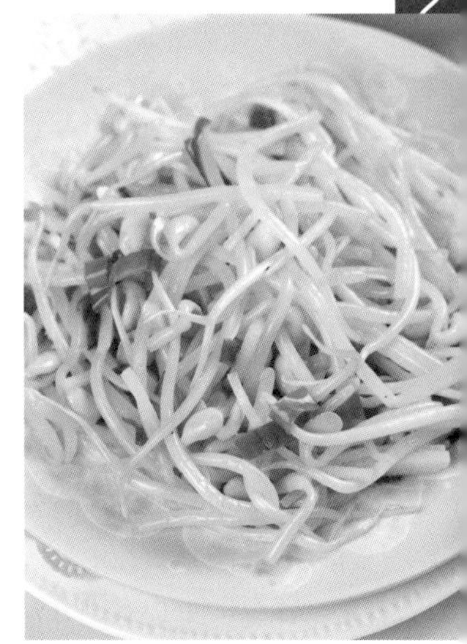

原料：黃豆芽 300 克，油、鹽、蔥花各適量。

做法：

1. 黃豆芽洗淨。
2. 鍋置火上，倒油燒熱，倒入黃豆芽快速翻炒。
3. 調入鹽，炒至黃豆芽變軟，撒上蔥花，盛出。

清炒黃豆芽基本保留了黃豆芽的全部營養，口味清淡、鮮美，有清熱利濕、消腫除痺的功效。

黃豆芽拌油菜

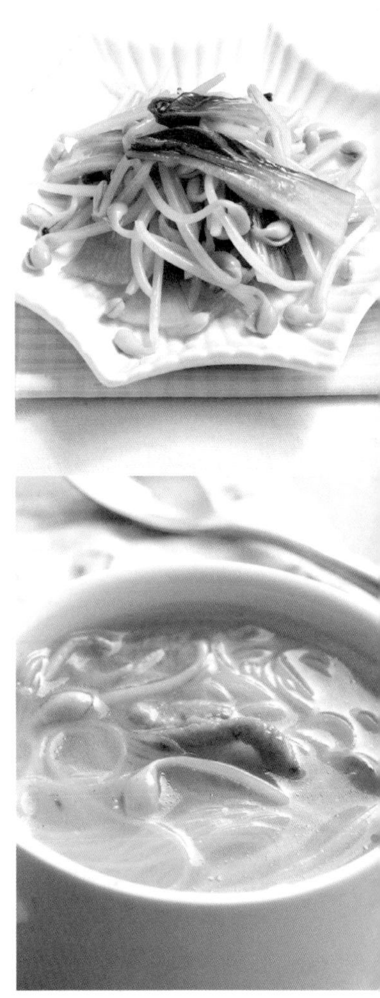

原料：黃豆芽、油菜各 150 克，香油、鹽各適量。

做法：

1. 黃豆芽洗淨，放入加了鹽的沸水中燙 2 分鐘；油菜一葉一葉掰好，洗淨，也放入加了鹽的沸水中燙 2 分鐘。
2. 黃豆芽、油菜分別瀝乾水分，放入盤中，撒上香油，拌勻即可。

黃豆芽與油菜都富含膳食纖維和維生素，是經典的降脂減肥菜。

肉絲豆芽湯

原料：黃豆芽 200 克，豬瘦肉 100 克，冬粉 50 克，油、鹽、花椒粉、醋、薑末各適量。

做法：

1. 黃豆芽洗淨；豬瘦肉洗淨，切絲；冬粉洗淨，浸泡 3~5 分鐘。
2. 鍋置火上，倒油燒熱，放入瘦肉絲、薑末炒至肉變色，下黃豆芽快速翻炒，加適量水。
3. 下冬粉，調入鹽、醋、花椒粉，煮至肉絲、黃豆芽熟，盛出即可。

黃豆芽有清熱明目，補氣養血的功效；豬瘦肉有補腎養血，滋陰潤燥的作用，兩者搭配，可滋肝陰，潤肌膚，利二便。

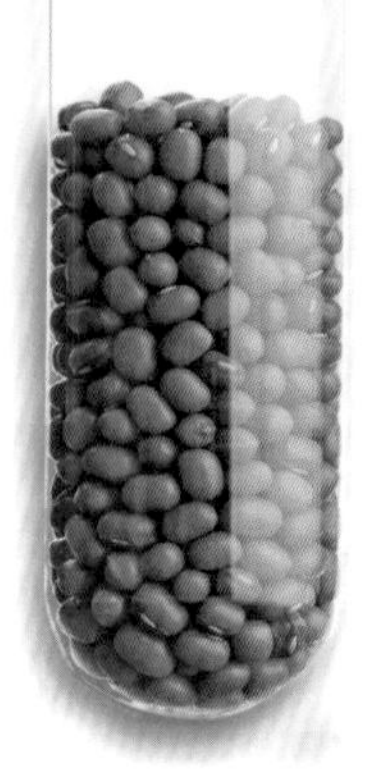

綠豆

別名 青小豆
性味 味甘，性涼
功效 可消腫通氣，清熱解毒

熱量（千卡）	316
碳水化合物（克）	62
蛋白質（克）	21.6
脂肪（克）	0.8
膳食纖維（克）	6.4
維生素 A（微克）	22
維生素 B_1（毫克）	0.25
維生素 B_2（毫克）	0.11
維生素 E（毫克）	10.95
鈣（毫克）	81
磷（毫克）	337
鉀（毫克）	787
鎂（毫克）	125

營養價值

綠豆的蛋白質含量雖略遜於黃豆，但因其具有解毒、清熱作用，而深受人們的喜愛。綠豆中鉀、磷以及維生素、蛋白質含量較高，有助於碳水化合物的正常代謝，維持消化功能。綠豆中的礦物質，可降低血壓、血膽固醇，預防心血管疾病。

中醫認為，綠豆入心、胃經，有清熱解暑，利水消腫，潤喉止渴，補益元氣，調和五臟，安精神，潤肌膚的作用。

保健作用

①清熱解毒：綠豆性涼，煮湯飲用，可清暑熱，靜煩躁，潤燥熱，解毒熱。

②預防心血管疾病：綠豆中的多醣成分，能促進體內膽固醇的分解，降低小腸對膽固醇的吸收，有助於預防心血管疾病。

③殺菌：綠豆對葡萄球菌和某些病毒有抑制作用。

④抗過敏：可緩解蕁麻疹。

食用方法

綠豆可以與白米搭配煮飯，作為主食，也可煮湯，還可以與其他穀類搭配煮粥食用，亦可磨成粉，製作成糕點，或製成冬粉，用於菜餚。綠豆宜與薏仁、南瓜、槐花、荷葉搭配食用，有祛脂降壓、清暑解毒、清熱平肝的功效。

煮綠豆湯的時間勿太長，生豆加涼水煮開，大火再煮 5、6 分鐘即可。喝綠豆湯消暑時，不一定非要吃豆子，只要喝湯就可以達到效果。

不宜這樣吃

①未煮熟的綠豆不宜吃。豆類中含有的胰蛋白酶抑制物質，必須受熱才能被破壞，否則易導致噁心、嘔吐。

②服用溫補藥時，一般不宜飲服綠豆，以免影響溫補藥的功效。

③煮綠豆湯時不應加鹼，鹼會破壞綠豆中的維生素 B 群。

④因綠豆中含有大量鉀，有腎臟功能損害的「三高」人群，需慎食。

綠豆中含有單寧，遇鐵易變黑，所以綠豆忌用鐵鍋煮。

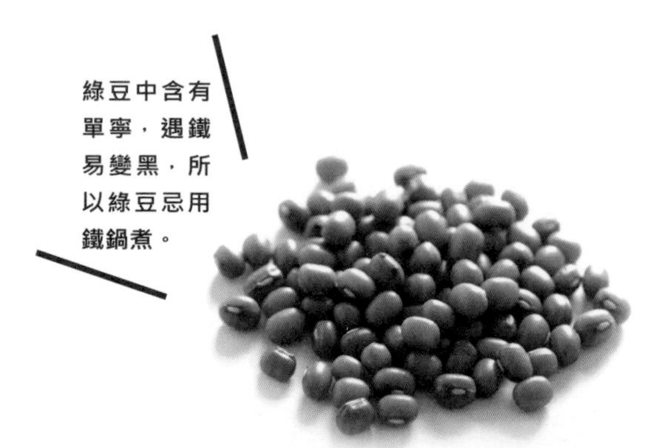

綠豆湯

原料：綠豆 80 克，冰糖少許。

做法：

1. 綠豆洗淨，與足量清水一同放入鍋中。
2. 大火煮開後，改小火繼續熬煮 5、6 分鐘，至豆皮裂開。
3. 調入適量冰糖，待糖溶化即可。
4. 在煮綠豆湯的過程中，忌總是打開鍋蓋翻攪，以及半路加水，這樣做很容易使綠豆湯變紅。

綠豆可清熱、降火，還能降壓、降膽固醇，預防動脈硬化。高血壓、高血脂患者群可常食。

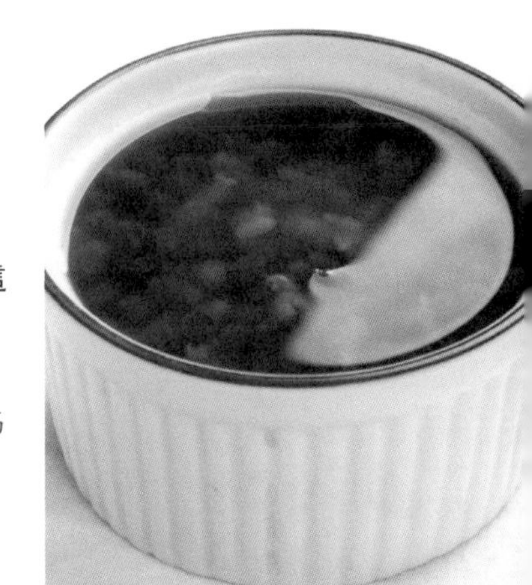

綠豆粥

原料：綠豆、白米各 50 克。

做法：

1. 綠豆、白米分別洗淨。
2. 鍋中加足量水，放入綠豆，大火煮開，改小火熬煮至綠豆開花。
3. 放入白米，注意此時盡量不要加水，以免綠豆粥變紅。
4. 繼續熬煮至米熟豆爛，即可食用。

綠豆有清熱利暑，靜煩熱的功效；白米有補中益氣、健脾養胃的功效，兩者搭配煮粥，可清熱、補中，適合夏季食用。

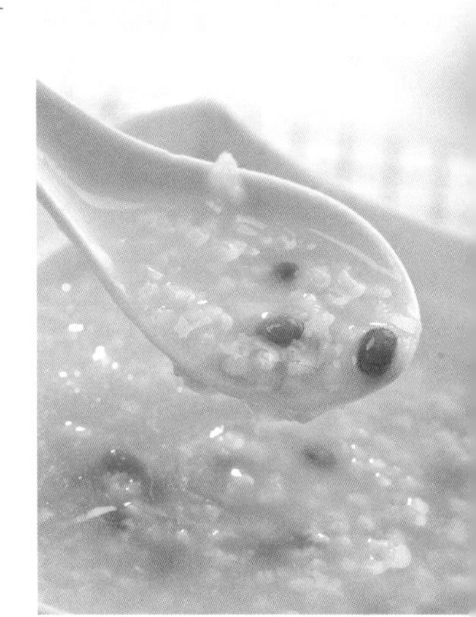

綠豆雞蛋煎餅

原料：綠豆粉 50 克，小米粉 30 克，雞蛋 1 個，油、香辣醬、豆腐乳、蔥花、薄脆、黑芝麻各適量。

做法：

1. 綠豆粉、小米粉加水和成麵糊；香辣醬加少許涼開水稀釋；豆腐乳搗碎加水攪成腐乳醬。
2. 平底鍋表面擦上油，舀一勺麵糊倒於鍋上，用刮板攤平，待薄餅成形，打上一個雞蛋，再用刮板攤平，撒少許黑芝麻。將餅翻面，用刷子先刷一層香辣醬，再刷少許腐乳醬，撒上蔥花，放上薄脆，卷起來即可。

綠豆粉基本保留了綠豆的營養，與雞蛋搭配，營養更為均衡。

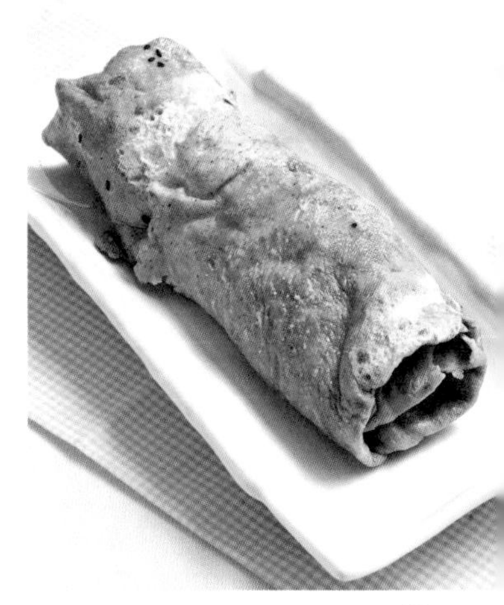

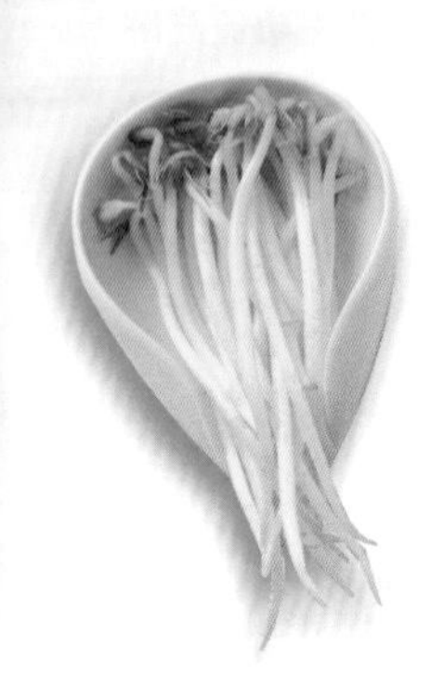

綠豆芽

別名 豆芽菜、銀芽
性味 味甘，性涼
功效 能解暑熱、調五臟、利尿除濕，可解酒

熱量（千卡）	19
碳水化合物（克）	2.9
蛋白質（克）	2.1
脂肪（克）	0.1
膳食纖維（克）	0.8
維生素 B_1（毫克）	0.05
維生素 B_2（毫克）	0.06
鈣（毫克）	9
磷（毫克）	37
鉀（毫克）	68

營養價值

綠豆芽是由綠豆生出的豆芽菜，餐桌上常見。相比綠豆，綠豆芽新增了6%的維生素C，而且在發豆芽的過程中，蛋白質分解成為胺基酸，比綠豆更容易吸收。中醫也認為，綠豆芽能清暑熱、調五臟、通經脈、解諸毒、利尿除濕，尤其適合夏季食用，堪稱「蔬中佳品」。

保健作用

①緩解便祕：綠豆芽含有豐富的膳食纖維，可刺激胃腸蠕動，緩解便祕。

②清暑熱，調五臟：綠豆芽味甘，性涼，含水量高，可清暑熱、解諸毒。

③美肌膚：綠豆芽中維生素C含量豐富，常食可起到美白肌膚的作用。

④防癌抗癌：綠豆芽中含有豐富的維生素 B_2 和膳食纖維，可以緩解口腔潰瘍症狀和便祕，對消化道癌細胞也有一定抑制作用。

⑤減肥瘦身：綠豆芽含有的蛋白質能分解成易被人體吸收的遊離胺基酸，並且能補充更多的礦物質，可促進新陳代謝，有助於減肥瘦身。

⑥緩解舌瘡口炎：綠豆芽中含有豐富的維生素 B_2 和維生素C，能促進皮膚代謝，修護上皮細胞，輔助治療舌瘡口炎。

食用方法

綠豆芽宜大火快炒，以防營養素流失。由於綠豆芽性涼，夏季可常食，尤其適合濕熱瘀滯體質的人。平常食用時，宜搭配性溫熱的蔬菜，如韭菜、豆腐絲、胡蘿蔔等，可調節綠豆芽性涼給身體帶來的影響。

不宜這樣吃

①綠豆芽不宜久煮食用。綠豆芽所含維生素等營養極易溶於水，怕熱，久煮易導致營養成分流失。

②脾胃虛弱和寒涼體質的人不宜多吃。綠豆芽性涼，多食會加重脾胃虛弱，使寒涼體質的人更怕冷。

③綠豆芽不宜生食。豆類及豆製品中都含有一種叫胰蛋白酶抑制物的物質，生食後，易引起噁心、嘔吐等不良反應。

簡單發豆芽方法，可參閱本書〈在家發豆芽〉，頁182。

韭菜炒綠豆芽

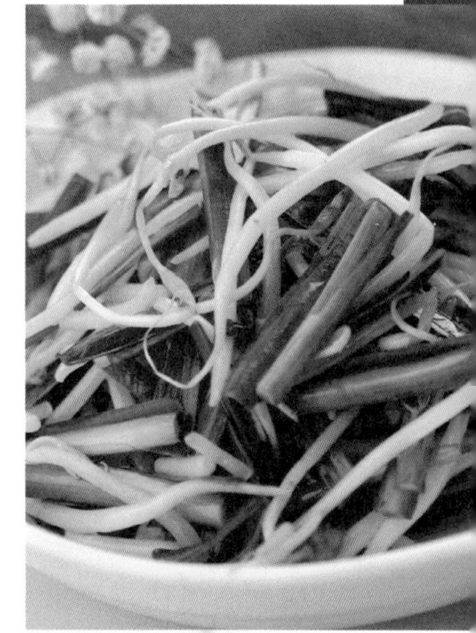

原料：綠豆芽 300 克，韭菜 100 克，油、鹽、雞精各適量。

做法：

1. 綠豆芽洗淨；韭菜擇洗乾淨，切段。
2. 鍋置火上，倒油燒熱，放入綠豆芽、韭菜快速翻炒。
3. 調入鹽、雞精，待韭菜變軟，綠豆芽變色，即可食用。

綠豆芽味甘，性涼，有清熱解毒、利濕通淋的作用；韭菜味甘、辛，性溫，有補腎助陽，溫中開胃的效果，兩者搭配對緩解便祕症狀有良好效果。

三色銀芽

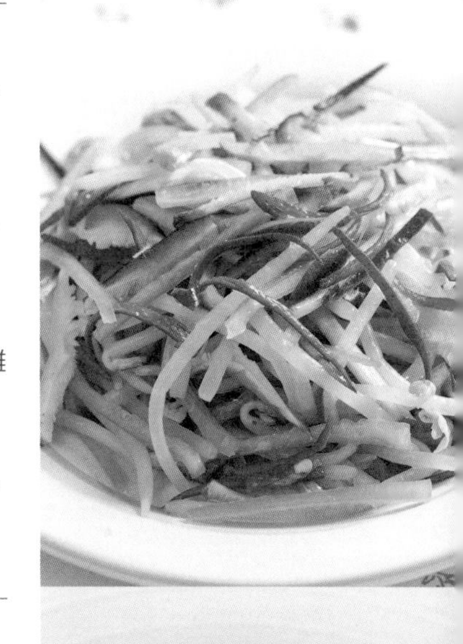

原料：綠豆芽 200 克，紅、綠彩椒各 50 克，香菇 100 克，油、鹽、雞精、薑絲各適量。

做法：

1. 綠豆芽洗淨；紅、綠彩椒去蒂，去子，洗淨，切絲；香菇去蒂，洗淨，切絲。
2. 鍋中加水燒開，放入綠豆芽燙 2 分鐘，撈出。
3. 鍋中倒油燒熱，放薑絲、彩椒絲和香菇絲快速翻炒，調入鹽、雞精翻炒熟後，盛出。將彩椒絲、香菇絲與豆芽拌在一起。

綠豆芽、香菇、彩椒中都含有豐富的膳食纖維，可促進體內脂肪代謝、排出，有利於減肥。

金鉤掛銀芽

原料：綠豆芽 300 克，鮮蝦 200 克，油、鹽、薑末、蒜末、胡椒粉、太白粉各適量。

做法：

1. 綠豆芽洗淨；鮮蝦去殼，去背線，洗淨，入沸水鍋中燙 2 分鐘，撈出，瀝乾水分。
2. 燙好的蝦中放入鹽、薑末、蒜末、胡椒粉以及太白粉，醃 10~20 分鐘。
3. 鍋中倒油燒熱，放入蝦與豆芽快速翻炒，炒至豆芽熟，盛出即可。

綠豆芽含豐富的維生素 C 和膳食纖維，有清熱利暑作用；蝦仁中含有豐富的蛋白質和礦物質，兩者搭配，營養更為均衡，有補氣養血功效。

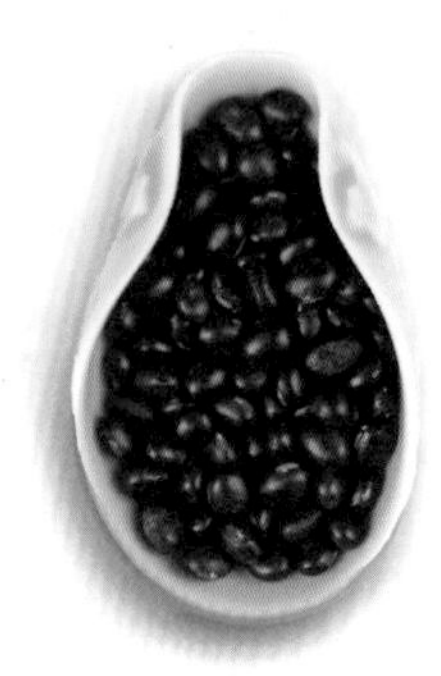

黑豆

別名 烏豆

性味 味甘，性平

功效 有補脾腎，行水活血，調營，祛風邪，解毒的功能

熱量（千卡）	401
碳水化合物（克）	33.6
蛋白質（克）	36
脂肪（克）	15.9
膳食纖維（克）	10.2
維生素 A（微克）	5
維生素 B_1（毫克）	0.2
維生素 B_2（毫克）	0.33
維生素 E（毫克）	17.36
鈣（毫克）	224
磷（毫克）	500
鉀（毫克）	1377
鎂（毫克）	243

營養價值

黑豆有蛋白質含量高、品質好，易於消化吸收的特點，常被人當作鈣、蛋白質的補充劑。臨床實驗也證明，黑豆有補腎陰之長的作用，可治療腎虛陰虧、腎氣不足，對糖尿病、小便頻繁、頭暈目眩、鬚髮早白，以及腰疼、貧血等症均有較好的療效。

黑豆中所含的皂素、染料木苷等物質，還有解表清熱，滋養止汗的 作用。

保健作用

①控制血糖：黑豆含有豐富的鉻，可調節人體血糖，有利於糖尿病患者控制血糖。

②緩解高血壓、高血脂：黑豆所含的鉀、磷，以及花青素等元素，有助於排出體內多餘的鈉，它含有的大量皂素，有清潔血管，促進血液流通的作用，對高血壓、高血脂人群非常有益。

③潤腸通便：黑豆富含膳食纖維和寡糖，可刺激腸胃蠕動，有潤腸通便功效。

④預防白斑：黑豆含有煙酸，可擴張微血管，增強微循環，使氣血暢通，有利於黑色素原轉變為黑色素。

食用方法

黑豆可與其他糧食搭配煮粥，也可單獨加工成豆卷、豆豉、黑豆皮等，還可以煮汁，製成豆漿飲用。黑豆宜與白米、小米等穀物搭配，不但味道好，還可彌補穀類食物蛋白質不足的缺點，使營養更加均衡。黑豆與核桃、花生、黃豆、白米一起熬粥，具有補脾養胃、養血安神的功效，對糖尿病、高血壓、心臟病患者有很好的食療作用。

不宜這樣吃

①黑豆不宜炒食。黑豆性平，經火炒之後，易傷脾，致壅熱，虛弱之人不可食用。

②痞滿者（脾胃功能失調）應少食或不食。因為黑豆質地較硬，不易消化。

③消化不良者不宜多吃黑豆，會加重其消化不良症狀。

④不宜不經細細咀嚼就整粒吞食。

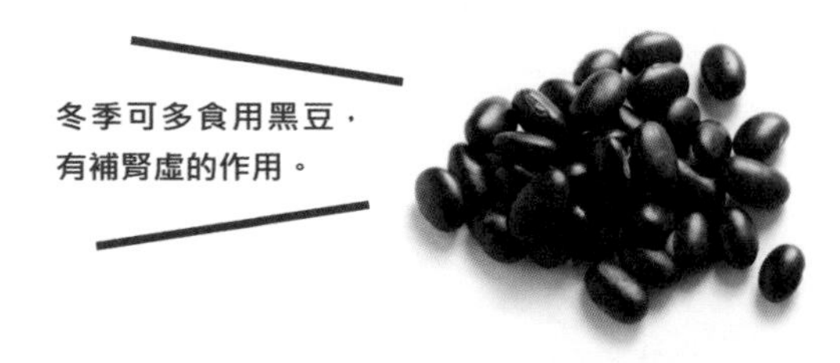

冬季可多食用黑豆，有補腎虛的作用。

黑豆小麥合歡飲

原料：黑豆 15 克，小麥 18 克（去殼），合歡花 30 克。

做法：

1. 黑豆、小麥、合歡花分別洗淨。
2. 以上材料加清水 6 碗，放入砂鍋中，大火煮開後，改小火煮成 1 碗。
3. 臨睡前飲用。

黑豆有補脾腎、行水活血的作用；小麥有補心除熱的功效，兩者搭配，能寧心安神，輔助治療失眠。

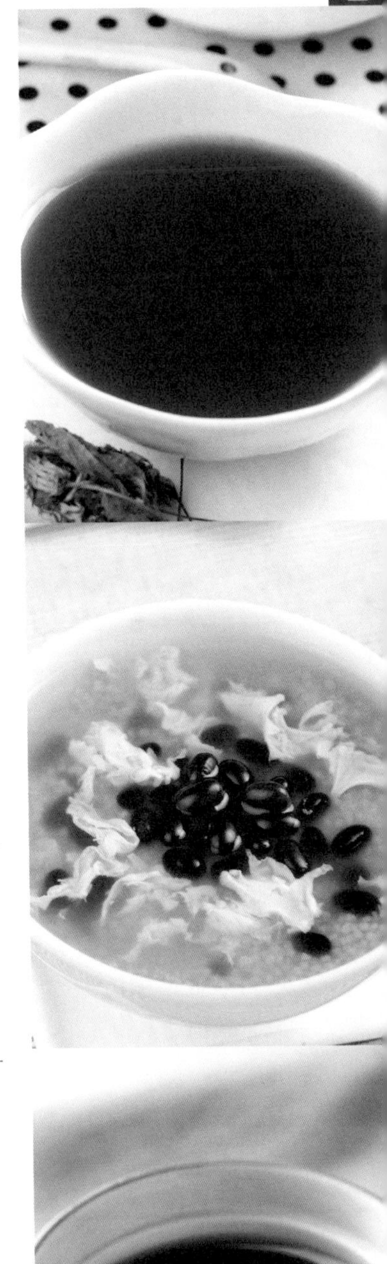

三豆飲

原料：紅豆、綠豆、黑豆各 30 克，白糖適量。

做法：

1. 三種豆類洗淨，分別放於冷水中浸泡 6~8 小時。
2. 泡好的豆加適量清水，一起放入豆漿機中，製成豆漿即可。
3. 食用前加入少許白糖調勻，口味更佳。

紅豆能利濕消腫；綠豆可解暑去熱；黑豆能補腎養陰，三者搭配，營養更為豐富。

黑豆小米雞蛋湯

原料：黑豆、小米各 50 克，雞蛋 1 個。

做法：

1. 黑豆、小米分別洗淨；雞蛋打散。
2. 黑豆加足量水，大火燒開，改小火煮至豆體胖大，放入小米。
3. 繼續熬煮，煮至米熟豆爛，滑入雞蛋液即可。

黑豆、小米含有豐富的維生素；雞蛋與黑豆中優質蛋白含量豐富，三者搭配能緩解維生素缺乏，輔助治療口腔潰瘍。

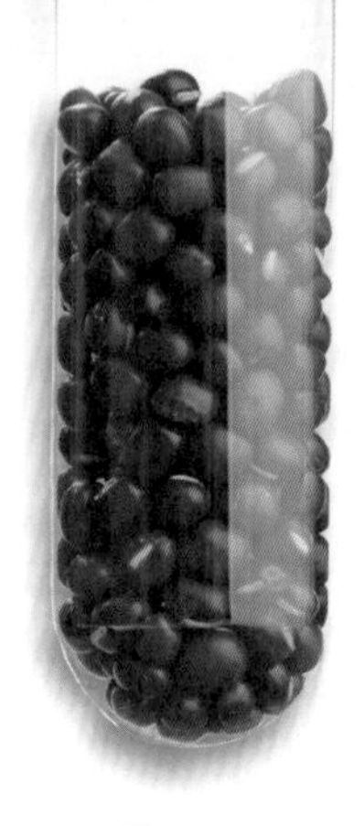

紅豆

別名 赤豆、小豆、相思豆

性味 味甘，性平

功效 有補血、排膿、消腫、解毒之效力，適用於小腹脹滿、小便不利、煩熱口渴等症

熱量（千卡）	324
碳水化合物（克）	63.4
蛋白質（克）	20.2
脂肪（克）	0.6
膳食纖維（克）	7.7
維生素 A（微克）	13
維生素 B_1（毫克）	0.16
維生素 B_2（毫克）	0.11
維生素 E（毫克）	14.36
鈣（毫克）	74
磷（毫克）	305
鉀（毫克）	860
鎂（毫克）	138

營養價值

紅豆中含有豐富的蛋白質、碳水化合物、膳食纖維，能為人體提供營養和能量，有改善便祕、利尿的作用，特別適合水腫病人食用，可用於心臟性和腎臟性水腫、肝硬化腹水、腳氣病及水腫型肥胖的輔助食療。紅豆還能解酒醒酒，可用於跌打損傷、血瘀腫痛的消炎解毒。

紅豆可入中藥，有清熱止渴、除煩滿、解酒病、健脾止瀉的作用。

保健作用

①降糖：紅豆中含有豐富的膳食纖維，可有效促進體內膽固醇排出，緩解餐後血糖快速升高。

②降壓，降脂：紅豆中含亞油酸、豆固醇成分，可有效降低血清膽固醇。

③緩解水腫：紅豆含有皂素，有解毒、利尿作用，對因「三高」引起的腎臟功能下降、水腫等有良好效果。

④減肥：紅豆中豐富的維生素 B 群，有維持細胞活力，緩解疲勞的作用，還能使糖分更容易分解燃燒，預防肥胖。

⑤通便利尿，解毒：紅豆含有皂草黃素成分，有通便利尿，解酒消毒的功效，對腎臟病和心臟病有一定療效。

食用方法

紅豆可煲湯、煮粥，也可燉菜，還可做成紅豆沙，做餡，或磨成粉製成糕點食用。紅豆宜與白米、燕麥片、蓮子、百合搭配煮粥，有祛脂降壓、健脾和胃的功效。由於紅豆有利水作用，常與鯽魚或鯉魚一起煮湯，可利尿祛濕。

不宜這樣吃

①體瘦者不宜多食。紅豆其性下行，多食令人瘦，因此體瘦者不宜多食。

②不適合於有頻尿症狀的人食用。紅豆有利尿、消脹滿的功效，多食會加重頻尿症狀。

③紅豆不宜與羊肉同食，紅豆性涼，可降低羊肉溫補效果。

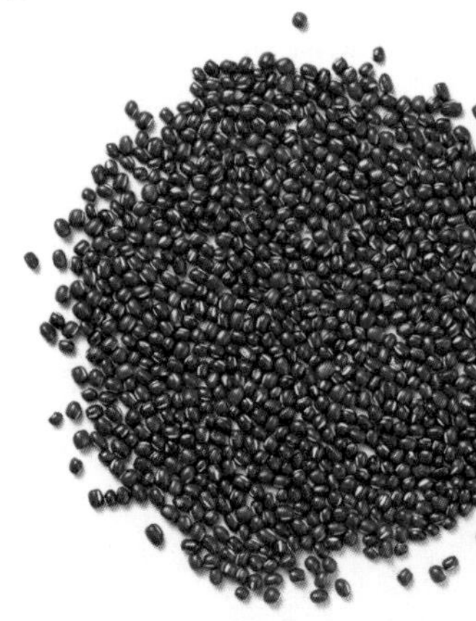

紅豆玉米鬚湯

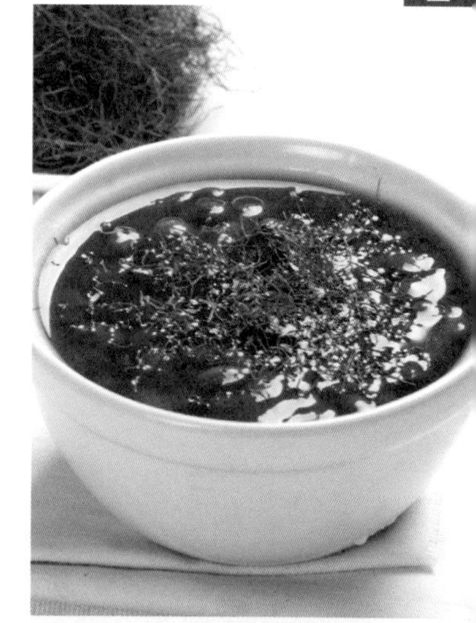

原料：玉米鬚 20 克，紅豆 50 克，生地黃 3 克。

做法：

1. 將玉米鬚、生地黃洗淨，足量冷水入鍋煮水，取汁。
2. 紅豆洗淨，浸泡 2 小時左右，入玉米鬚、生地黃水中，熬煮成湯。
3. 吃豆，飲湯，分兩次飲服。

玉米鬚、紅豆利尿消腫，生地黃涼血滋陰。三者搭配，利水功效明顯，對糖尿病引起的水腫有輔助治療作用，但虛寒體質病人不宜食用。

紅豆麥片粥

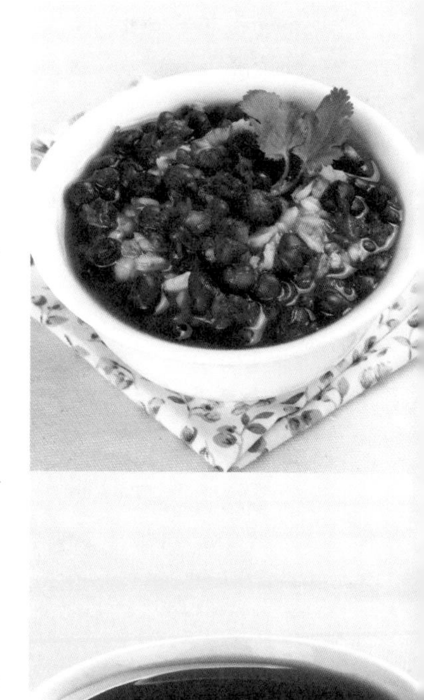

原料：紅豆 30 克，燕麥片 33 克，麥芽糖 1 匙。

做法：

1. 紅豆洗淨，加足量水，大火煮開，改小火熬煮。
2. 煮至紅豆開花時，放入麥片，同煮成粥。
3. 食用前調入麥芽糖，攪勻即可。

紅豆有利水消腫、消脹滿的作用；燕麥有補益脾胃、滑腸的功效，兩者搭配適合有水腫症狀的人食用。

紅豆桂花湯

原料：紅豆、花生米各 50 克，乾桂花、冰糖適量。

做法：

1. 紅豆、花生米、乾桂花分別洗淨。
2. 紅豆、花生米加足量水，放入鍋中，大火燒開，轉小火煮至紅豆開花。
3. 放入冰糖、乾桂花，煮 5~10 分鐘，取湯飲用。

紅豆有消腫、利尿、通乳的作用；花生可利腎去水、理氣通乳；桂花有散寒破結的作用，三者搭配可減肥、通乳。

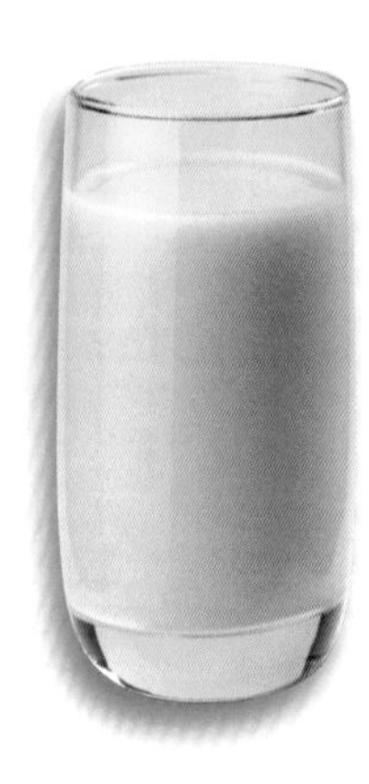

豆漿

別名 豆奶、豆乳

性味 味甘，性平

功效 有解毒，利氣下水，治諸風熱的作用

熱量（千卡）	16
碳水化合物（克）	1.1
蛋白質（克）	1.8
脂肪（克）	0.7
膳食纖維（克）	1.1
維生素 A（微克）	15
維生素 B_1（毫克）	0.02
維生素 B_2（毫克）	0.02
維生素 E（毫克）	0.8
鈣（毫克）	10
磷（毫克）	30
鉀（毫克）	48

營養價值

豆漿是黃豆、綠豆、黑豆等豆類，經過浸泡、磨碎、過濾、煮沸等工序加工而獲得的，營養非常豐富，且易於消化吸收，有「植物奶」的美譽。豆漿含有豐富的植物蛋白、磷脂、維生素B群，以及礦物質等，可滋養身體，調節身體平衡，是缺鐵性貧血患者的理想食品。

保健作用

①補鈣：豆漿含有豐富的鈣質，是愛好素食的人最佳補鈣食物來源。

②補充蛋白質：豆漿中的蛋白質利用率可達80%以上，是一種價廉物美的滋補飲料。

③美容護膚：豆漿含有豐富的膳食纖維，可減少食物殘渣中的毒素在人體內的停留時間，對青春痘、粉刺的發生有一定緩解作用。

④預防心血管疾病：豆漿中的脂肪多是不飽和脂肪酸，可改善血液黏稠度，軟化血管，促進脂質代謝。

⑤延緩衰老：黃豆含有一種叫豆皂素的物質，可抗菌，抑制體內脂肪發生過氧化現象，延緩衰老。

⑥防癌抗癌：豆漿含有豐富的異黃酮類化合物和植物激素，可協調人體的內分泌功能，有助於降低乳腺癌、結腸癌和前列腺癌的患病率。

食用方法

豆漿營養豐富，且易吸收，一般人均可食用，尤其是氣喘患者、貧血患者，中老年女性以及青春期女性。但需要注意的是，豆漿一定要煮透後才能飲用，若能與堅果、米漿等搭配飲用，營養價值更高。

不宜這樣吃

①不宜飲用未煮熟的豆漿。生豆漿含有胰蛋白酶抑制物，飲用生豆漿，易引發嘔吐、噁心、腹瀉等症狀。

②不宜在豆漿中加紅糖。豆漿中的蛋白質易與紅糖中的有機酸結合，產生變性沉澱，不利於人體吸收、利用。

③豆漿不宜與牛奶同煮。生豆漿中的胰蛋白酶抑制因數，需要在100℃的高溫中，經數分鐘才會被破壞，豆漿與牛奶同煮，其胰蛋白酶抑制因數會與牛奶中的蛋白質結合，使其失去營養價值。

④豆漿忌一次飲用過多。過多可能會引起飲食性蛋白質消化不良，出現脹滿、腹瀉等不適症狀。

白木耳豆漿

原料：黃豆 3/4 杯，白木耳 10 克，冰糖適量。

做法：

1. 黃豆洗淨，浸泡；白木耳泡發，洗淨，去蒂，撕成小朵。
2. 將泡好的黃豆、白木耳，以及適量水和冰糖一同放入豆漿機中。
3. 啟動「豆漿」模式，等待豆漿成後，倒出即可。

豆漿含有豐富的植物蛋白，可補鈣，補充蛋白質；白木耳有潤肺、潤腸、補胃的作用，兩者搭配補充氣力，緩解便祕。

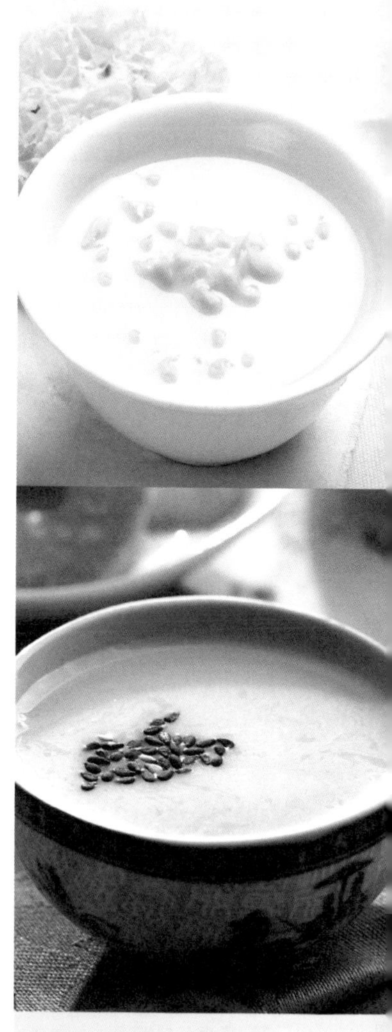

糯米芝麻松子豆漿

原料：黃豆、糯米各 1/2 杯，黑芝麻、松子各 1/5 杯，白糖適量。

做法：

1. 黃豆洗淨，浸泡 6~8 小時；糯米、黑芝麻洗淨，控淨水；松子去殼，取子。
2. 將黃豆、糯米、黑芝麻、松子加適量水一同放入豆漿機中，開啟「五穀豆漿」模式。
3. 待豆漿成後，倒出，調入適量白糖，即可食用。

黃豆有滋養身體，調節身體平衡的作用；糯米可補脾暖胃、補中益氣；芝麻、松子含有豐富的維生素 E，可抗氧化，四者搭配，能調中下氣、活血、解毒、滋養肝腎。

豆漿海鮮湯

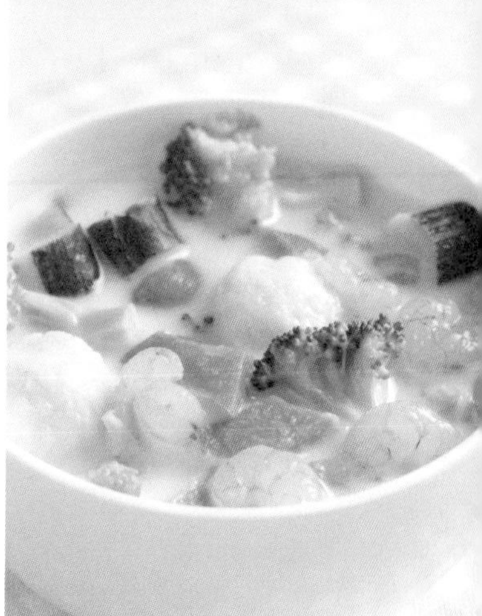

原料：豆漿 500 毫升，蝦 4 隻，綠花椰、胡蘿蔔塊各 50 克，蟹柳條、鹽、蔥花、薑片各適量。

做法：

1. 蝦去殼、去背線，洗淨；綠花椰洗淨，掰成朵。
2. 豆漿倒入鍋內，放入薑片、蔥花，中火煮開後，調入鹽，放入綠花椰、胡蘿蔔，煮 2 分鐘。
3. 放入蝦、蟹柳條，煮熟，即可盛出。在烹製過程中，要經常攪動，以免糊鍋。

豆漿富含植物蛋白和卵磷脂；蝦含有大量礦物質，兩者搭配營養均衡，膳食纖維豐富，是減肥佳品。

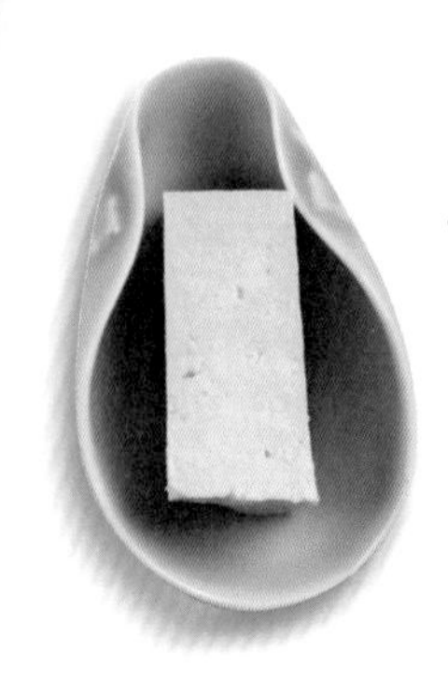

豆腐

別名 無

性味 味甘，性微涼

功效 有寬中益氣，清熱散血，調和脾胃，消除脹滿，通大腸濁氣的作用，適用於消渴、瘡疔、慢性支氣管炎等

熱量(千卡)	99
碳水化合物(克)	2.0
蛋白質(克)	12.2
脂肪(克)	4.8
膳食纖維(克)	0.5
維生素A(微克)	5
維生素 B_1(毫克)	0.05
維生素 B_2(毫克)	0.03
鈣(毫克)	164
磷(毫克)	119
鉀(毫克)	125

營養價值

豆腐的品種有很多，板豆腐、嫩豆腐、凍豆腐、雞蛋豆腐等，但這些豆腐都含有大量的蛋白質、鈣、鐵、磷、鎂和其他人體必需元素，易消化吸收，可增加營養，促進消化，增進食欲，對牙齒、骨骼的生長發育非常有益。豆腐有高蛋白、低脂肪的特點，可補虛益氣，生津潤燥，清熱解毒，保護血管。

此外，豆腐中還含有豐富的植物雌激素，可調節體內激素指數，是女性護膚、防衰老的佳品。

保健作用

①預防心血管疾病：豆腐中含有豆固醇，而不含膽固醇，豆固醇具有抑制人體吸收膽固醇作用，有助於預防心血管疾病。

②解酒護肝：豆腐含有半胱胺酸，能加速酒精在體內的代謝，可減少酒精對肝臟的毒害作用。

③補鈣：豆腐含有豐富的鈣和鎂，可補鈣。

④抑癌，抗癌：豆腐含有抑制癌細胞生長的物質，每日食用，能大大降低患胃癌的風險。

食用方法

豆腐可涼拌，可直接食用，也可與其他食物一起燉煮。由於豆腐種類繁多，有嫩豆腐、凍豆腐、百頁豆腐等，不同的豆腐口感不同，適宜的吃法也不同。豆腐適合與魚、海帶、青菜、雞蛋、豬肉同吃。因為豆腐營養素中缺少蛋胺酸，與魚、海帶等搭配，可以補充飲食中蛋胺酸，使整個胺基酸的比例趨於平衡。

不宜這樣吃

①嘌呤代謝失常的痛風患者，血尿酸濃度增高的患者不宜吃。因為豆腐含嘌呤較多。

②一次不宜食用過多。豆腐中含有豐富的蛋白質，一次食用過多影響人體對鐵的吸收，而且也易引起消化不良，導致腹脹。

③有腎臟疾病的人不宜過多食用。豆腐中的植物蛋白質進入人體後，經過代謝，會生成含氮的廢物，大量食用豆腐後，腎臟代謝負擔加重，不利於身體健康。

簡單做豆腐方法，可參閱本書〈在家做豆腐〉，頁 180-181。

芹菜煮豆腐

原料：芹菜 100 克，豆腐 150 克，油、鹽、雞精、香油各適量。

做法：

1. 芹菜去老葉，洗淨，切碎；豆腐切成塊。
2. 鍋置火上，倒少許油燒熱，放入豆腐，小火微煎，放少許清水，加芹菜碎，調入鹽、香油適量。
3. 煮 10 分鐘後，放少許雞精即可。

豆腐可補虛損，增力氣，而芹菜含酸性的降壓成分，有降壓、降脂功效，兩者搭配可緩解因「三高」引起的記憶力下降、失眠等症狀。

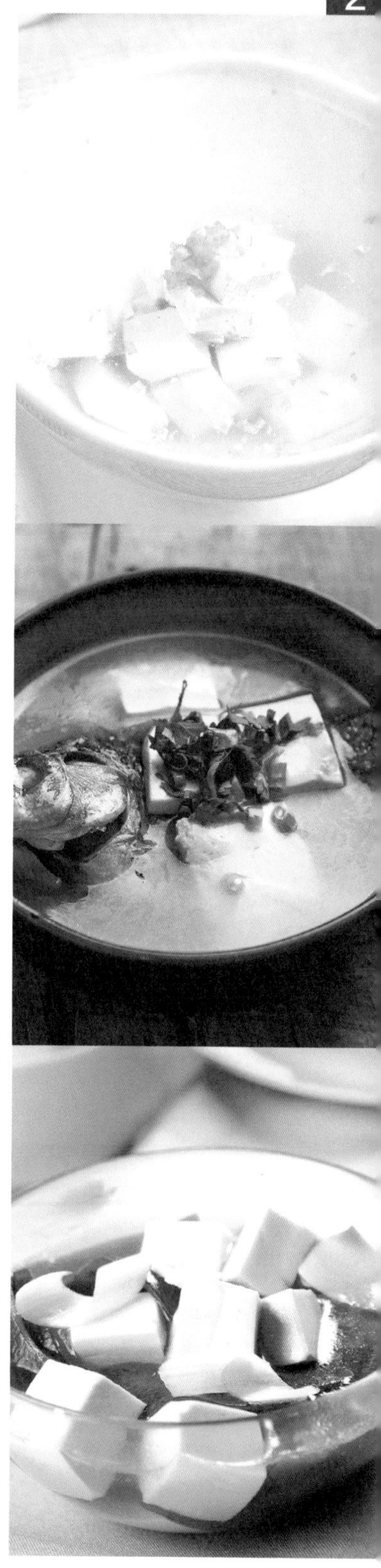

鯽魚豆腐湯

原料：鯽魚 1 條，板豆腐 150 克，油、鹽、薑片、蔥花、香菜末各適量。

做法：

1. 鯽魚去內臟，洗淨；板豆腐切大小適宜的片。
2. 鍋置火上，倒油燒熱，放入鯽魚，小火慢煎至兩面金黃，放姜片和清水。
3. 下豆腐片，大火燒開後，改小火煲 15~20 分鐘。
4. 用鹽調味，撒上蔥花、香菜末即可。

豆腐富含蛋白質，但蛋胺酸和離胺酸含量較少，而魚類中胺基酸含量豐富，苯丙胺酸卻很少，豆腐中則含量較高，兩者搭配，可相輔相成，提高營養價值。

海帶豆腐湯

原料：板豆腐 150 克，海帶 50 克，油、鹽、蔥段、薑片各適量。

做法：

1. 板豆腐切成塊；海帶洗淨，切絲或片。
2. 鍋置火上，倒油燒至六分熱，放入切好的豆腐塊，略煎成金黃色。
3. 加清水，放入薑片、蔥段、海帶片，大火煮開，轉小火煮 30 分鐘。
4. 調入鹽，攪拌均勻即可。

豆腐含有皂素，能抑制脂肪吸收，促進脂肪分解，以及體內碘的排出，而海帶富含碘，能彌補皂素所排出的碘，兩者搭配常食，可延年益壽，保持頭腦清醒。

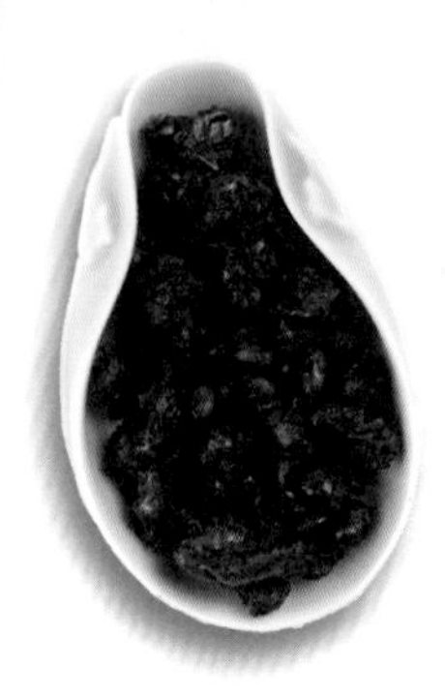

豆豉

別名 香豉、麵豉、淡豆豉

性味 味鹹，性平

功效 有和胃，除煩，解腥毒，去寒熱的作用

營養成分	含量
熱量（千卡）	270
碳水化合物（克）	39.7
蛋白質（克）	24.1
脂肪（克）	3.0
膳食纖維（克）	5.9
維生素 B_1（毫克）	0.02
維生素 B_2（毫克）	0.09
維生素 E（毫克）	40.69
鈣（毫克）	29
磷（毫克）	43
鉀（毫克）	715
鈉（毫克）	263.8
鎂（毫克）	202

營養價值

豆豉是用黃豆或黑豆為原料，利用毛黴、麴黴或細菌蛋白酶的作用，發酵分解製成的，常被用來調味和食用，也可用於中藥，有助消化，療疾病，減慢老化，增強腦力，提高肝臟解毒的功能，對降壓、消除疲勞、預防癌症、解酒、鎮痛有較好的療效。

豆豉種類很多，有黑豆豉、黃豆豉、鹹豆豉、淡豆豉，但所有的優質豆豉都應有鮮美可口、鹹淡適中、有豆豉的獨特香氣的特點。豆豉中含有豐富的蛋白質、胺基酸以及豆激酶等營養物質，能調理腸胃、延緩衰老。

保健作用

①增加食欲：豆豉因是發酵而成，含有多種可改善胃腸道的菌群，常食可增進食欲，延緩衰老。

②防癌，保護肝臟：黃豆或黑豆中的營養素經過發酵，發生了變化，並產生大量菌群，常食可預防癌症，並能提高肝臟解毒功能，有利健康。

③預防心血管疾病：豆豉含有大量豆激酶，有溶栓作用，可預防心血管疾病。

④下氣調中，清熱除煩：黑豆性平，發酵後性溫，具有能升能散的功效，可用於傷寒引起的頭痛、心煩。

⑤解毒：豆豉用水浸泡絞汁食用，能緩解食物中毒。

食用方法

豆豉可做調料食用，也可入藥，常與各種蔬菜、肉類搭配食用。作藥用時，可單獨煮汁飲用，對傷寒不解、胸中煩惡有較好的緩解作用。

豆豉可以與辣椒、薑、蒜等其他調味料搭配，製成口味獨特的調味料，成為佐餐拌菜的佳品。

不宜這樣吃

不宜單獨大量食用。豆豉含有豐富鈉鹽，單獨大量食用，易增加患「三高」的危險。

豆豉煸炒扁豆

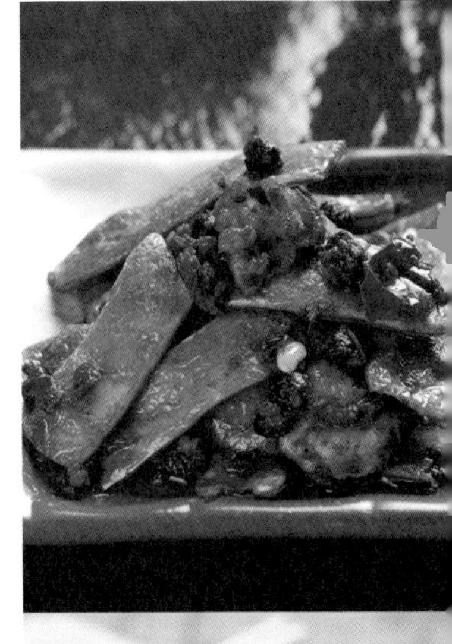

原料：扁豆 200 克，五花肉 100 克，油、豆豉、大蒜、料酒各適量。

做法：

1. 扁豆擇洗乾淨，入沸水鍋燙 3 分鐘左右，撈出；五花肉切片；大蒜切粒。
2. 鍋中放油燒熱，下五花肉小火炒至微黃出油，放入蒜粒炒香。
3. 放入扁豆快速翻炒，調入料酒，繼續炒 2~3 分鐘。
4. 放入豆豉，繼續翻炒 3~5 分鐘，出鍋食用。

扁豆含有的豐富膳食纖維，有補養五臟、止嘔吐的功效，與豆豉搭配，能達到健脾和中、消暑化濕的效果。

豉香鱸魚

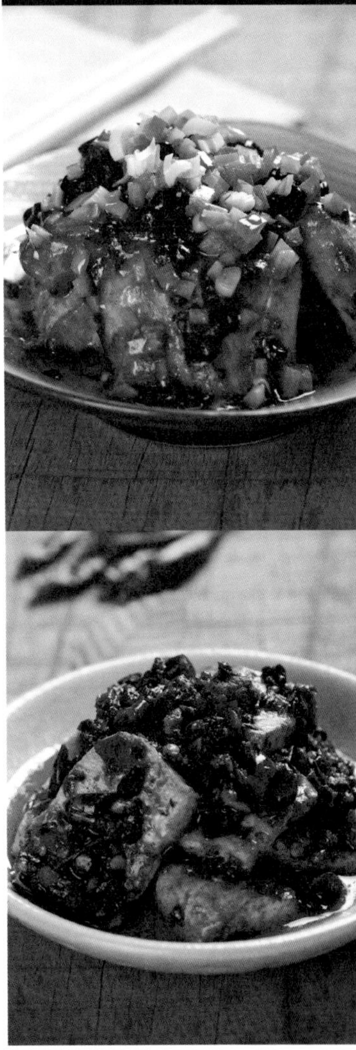

原料：鱸魚 1 條，油、豆豉、料酒、薑片、紅彩椒、香菜各適量。

做法：

1. 鱸魚去內臟，洗淨，切塊，用料酒、薑片醃製 10 分鐘。
2. 紅彩椒、香菜分別洗淨，切丁。
3. 鍋中倒油燒至五分熱，放魚塊，小火煎至兩面金黃，烹入料酒，繼續煎。
4. 魚將熟時，放入豆豉、紅彩椒，輕輕翻動。
5. 待魚熟後，盛出，撒上香菜末即可。

鱸魚含有豐富的優質蛋白，而豆豉含有多種有益菌，兩者搭配，更易被消化吸收。

豆豉辣豆腐

原料：板豆腐 250 克，油、辣豆豉各適量。

做法：

1. 板豆腐切成長為 3 公分的長方形塊。
2. 鍋內倒油燒熱，輕輕放入板豆腐，小火慢煎至兩面金黃。
3. 倒入辣豆豉，緩緩翻炒，加少許清水，燉 3~5 分鐘即可。

豆腐與豆豉原本都源於黃豆，但所含營養素都發生了改變，更容易被人體吸收。

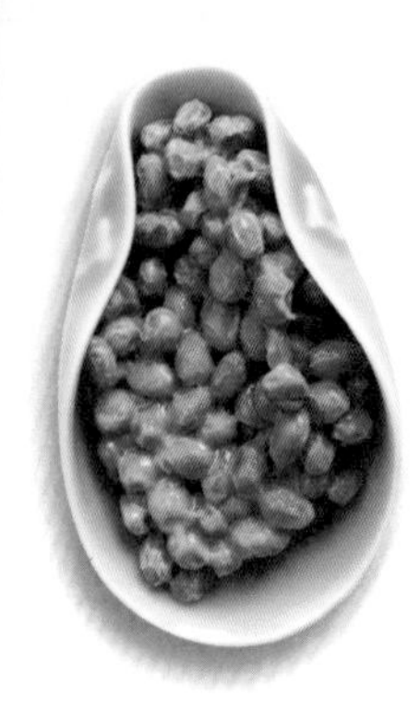

納豆

熱量(千卡)	189
碳水化合物(克)	14.29
蛋白質(克)	14.46
脂肪(克)	8.26

別名 無

性味 味甘、鹹，性平

功效 可改善便祕，降低血脂，幫助腸胃消化吸收

營養價值

納豆是用黃豆經過蒸煮程式，再發酵而成的，相比於黃豆，其營養成分發生了變化。黃豆的蛋白質具有不溶解性，但變成納豆後，就產生了可溶的胺基酸。值得一提的是，納豆在發酵過程中產生了大量納豆菌及關聯細菌，能改善便祕，清除體內致癌物質，提高記憶力，有美容，延緩衰老等效果。

保健作用

①保護腸胃，解酒：納豆在發酵過程中產生的黏性物質，可覆蓋在胃腸道黏膜表面，保護腸胃，還可起到解酒醉作用。

②降脂：納豆含有植物酵素，可促進體內脂肪酸分解，排出體內多餘膽固醇，可降脂。

③防癌抗癌：納豆含有納豆激酶、納豆異黃酮、皂青素等物質，可清除體內致癌物質，調節腸道內菌群平衡，可預防癌症，尤其是預防腸道癌症的發生。

④預防痢疾、腸炎：納豆在發酵的過程中會產生活納豆菌，可以調節腸道菌群平衡，促進腸道蠕動，助消化，緩解便祕，預防痢疾。

食用方法

納豆有一種特殊的味道，喜歡的人怎麼都喜歡，而不喜歡的人往往會遠遠避之。納豆一般為用餐或喝酒時吃，以每天食用 30~100 克最宜，而且宜吃當天或在保質期內的納豆。因為納豆過了保質期還在繼續發酵，味道會更濃重。

納豆最宜在晚餐時吃。納豆在進入人體 1~12 小時內，其所含的納豆激酶發揮溶血栓功能，而晚餐時食用，可以預防早上的心血管疾病復發。

食用納豆的方法很多，而且納豆經常與芥末和蔥末、紫菜，以及醋、醬油、雞精等調味料搭配食用，口味獨特。

不宜這樣吃

①服用藥物的心血管患者不宜吃。心血管疾病的某些血液凝固阻止劑藥物含有新香豆素成分，而納豆中的維生素 K_2 能使新香豆素失去藥效。

②不宜加熱食用。納豆中的發酵菌或酶往往不耐高溫，加熱到 70℃活性就消失了。

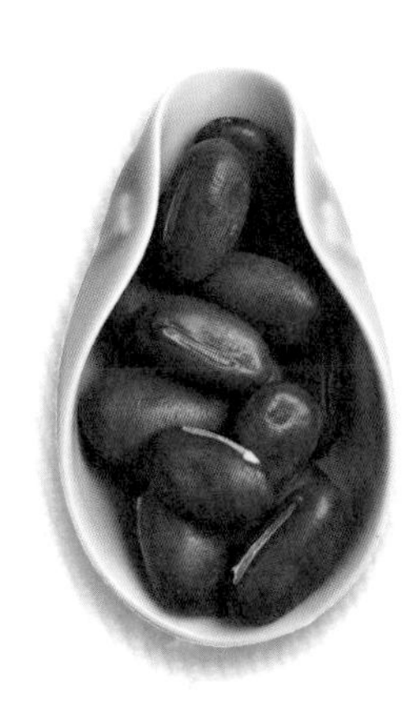

刀豆

別名 紅刀豆、紅鳳豆、魔豆

性味 味甘，性溫

功效 有補腎，散寒，下氣，利腸胃，止嘔吐的功能，適用於腎氣虛損，腸胃不和，嘔逆，腹脹，吐瀉等症

熱量（千卡）	40
碳水化合物（克）	7
蛋白質（克）	3.1
脂肪（克）	0.3
膳食纖維（克）	1.8
維生素 A（微克）	37
維生素 B_1（毫克）	0.05
維生素 B_2（毫克）	0.07
鈣（毫克）	49
磷（毫克）	57
鉀（毫克）	209

營養價值

刀豆除含蛋白質、碳水化合物等營養成分外，還含有血球凝集素、尿毒酶、刀豆胺酸、刀豆赤黴素等成分，對腫瘤細胞有特殊作用，可引起人體淋巴細胞變形，促使腫瘤細胞重新恢復至正常的細胞生長狀態。

刀豆可入藥，《救荒本草》中記載，刀豆能溫中下氣、益腎補元、止呃逆、利腸胃，有治胃寒呃逆、腹脹嘔吐等功效。

新鮮帶莢刀豆的營養價值與四季豆相近，嫩豆莢含有豐富的膳食纖維，豆莢中的豆粒含有豐富的蛋白質，食用後可促進腸胃蠕動，緩解便祕。嫩豆莢中還含有刀豆赤黴 I 和 II 等，可輔助治療肝性昏迷，並具有一定的抗癌作用。

保健作用

①提高免疫力：刀豆含有的成分可維持人體代謝功能，促進體內多種酶的活性，能提高人體免疫力。

②抗腫瘤：刀豆含有刀豆赤黴和刀豆血細胞凝集素，可刺激淋巴細胞，使癌細胞恢復至正常狀態。

③調理消化系統：刀豆含有豐富的維生素和植物蛋白質，能調理消化系統，消除胸膈脹滿。

④鎮靜醒神：刀豆中含有的血細胞凝集素、刀豆胺酸、刀豆赤黴等物質，可以增強大腦皮質的抑制過程，對人體有鎮靜、清醒神志的作用。

食用方法

嫩刀豆莢可作蔬菜炒食，亦可和肉類煮食，還能醃製醬菜、泡茶，老熟的種子則能煮粥、蒸飯。刀豆宜與五穀雜糧中的地瓜、黑芝麻、花生等搭配，能溫中下氣，益腎健脾。

烹製刀豆前宜將豆筋摘除，而烹製時間宜長不宜短，一定要保證完全熟透。

不宜這樣吃

①未熟透的刀豆不宜吃。未熟透的刀豆不僅有豆腥味，口感生硬，還可能會引起食物中毒。

②熱證患者應慎食。因為刀豆性溫，會加重熱證。

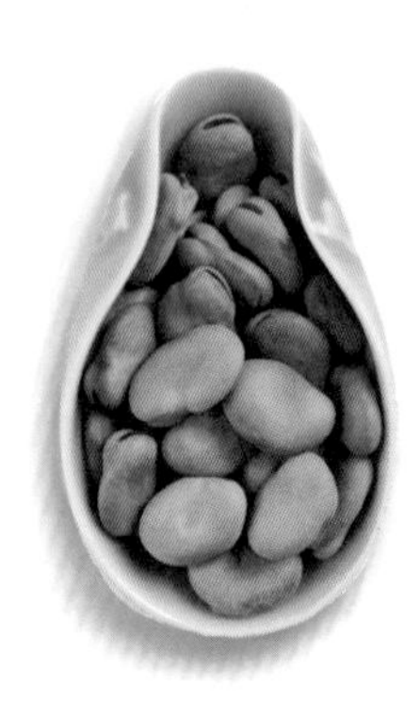

蠶豆

別名 胡豆、佛豆、羅漢豆

性味 味甘、微辛，性平

功效 有益氣健脾，利濕消腫，促進骨骼生長的作用

熱量(千卡)	338
碳水化合物(克)	61.5
蛋白質(克)	21.6
脂肪(克)	1.0
膳食纖維(克)	1.7
維生素 B_1(毫克)	0.09
維生素 B_2(毫克)	0.13
維生素 E(毫克)	1.60
鈣(毫克)	31
磷(毫克)	418
鉀(毫克)	1117
鎂(毫克)	57

營養價值

蠶豆含豐富的蛋白質和膽鹼，有補充能量，調節大腦和神經組織的重要作用，而其豐富的磷脂、鋅等成分又可健腦、增強記憶力。

蠶豆中豐富的維生素 C 可延緩動脈硬化，有預防心血管疾病的作用，它所含豐富的膳食纖維，可潤腸通便，預防腸癌。

蠶豆所含胺基酸種類豐富，人體必需的 8 種胺基酸都可以在蠶豆中找到，食用後對身體健康非常有益。蠶豆中的鈣，有利於骨骼對鈣的吸收與鈣化，能促進人體骨骼的生長發育。

此外，蠶豆的葉、梗、莢殼皆可入藥，有緩解外傷出血以及消化道出血的作用。

保健作用

①延緩動脈硬化：蠶豆含有豐富的植物蛋白、膳食纖維，可以降低血液中的膽固醇，保護血管。

②潤腸通便：蠶豆中膳食纖維含量高，可促進腸蠕動，具有通便作用。

③增強記憶力：蠶豆中磷脂含量豐富，磷脂是神經組織以及神經細胞傳遞資訊不可缺少的物質，補充磷脂可增強記憶力。

食用方法

蠶豆可作為主食，也可以作為蔬菜，嫩蠶豆多作為新鮮蔬菜食用。蠶豆可拌、熗、炒、燴，也可與白米等配合煮成豆飯、豆粥，還可與其他菜餚一起烹炒。乾蠶豆磨成粉，還可製成豆瓣醬、冬粉等副食品食用。但不管採用哪種方法，蠶豆一定要煮熟、煮透才能食用。

蠶豆還可以用來生蠶豆芽，味道更為鮮美，也更易被消化。

不宜這樣吃

①脾胃虛弱者不宜多食。蠶豆性滯，多食令人腹脹。

②對蠶豆過敏者，其子女應慎吃蠶豆，以防發生蠶豆病。

③不宜吃生蠶豆。生蠶豆中胰蛋白酶抑制物質活躍，食用後，易發生噁心、嘔吐等中毒症狀。

④不宜大量食用。蠶豆不易被消化，大量食用後，易引起腹脹、腹痛等症狀。

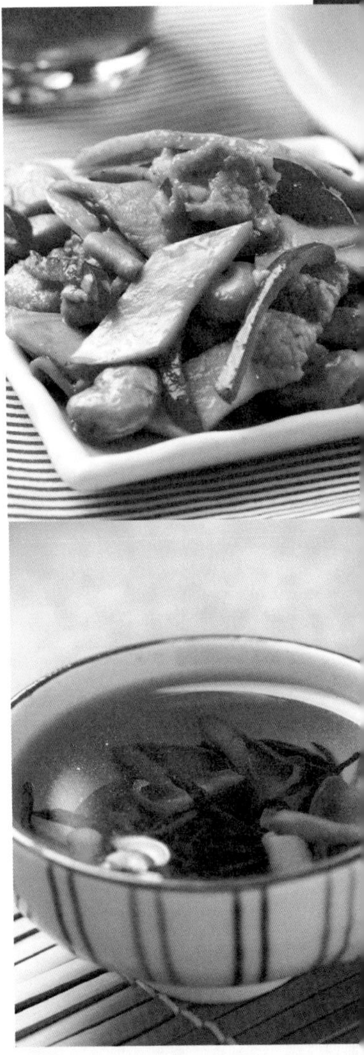

鮮蔬炒肉

原料：蠶豆、雞腿菇、五花肉各 100 克，油、鹽、蒜粒、紅彩椒絲、淡醬油、香油、白糖各適量。

做法：

1. 五花肉洗淨，切片。蠶豆、雞腿菇分別洗淨，入沸水中燙至七分熟，撈出。
2. 鍋置火上，放入五花肉，煎至出油，放入蒜粒，煸至金黃，放蠶豆、雞腿菇。調入淡醬油、白糖翻炒，加入紅彩椒絲，調入鹽，翻炒。出鍋前淋少許香油即可。

蠶豆富含優質蛋白，與富含油脂和維生素 E 的五花肉，以及含有豐富膳食纖維和維生素的雞腿菇、紅彩椒搭配，營養更加均衡，更有利健康。

蠶豆殼茶

原料：鮮蠶豆殼 60 克或乾蠶豆殼 30 克，烏龍茶適量。

做法：

1. 如無蠶豆殼，可將鮮蠶豆去豆殼，或者將乾豆放入水中浸泡，剝下豆殼，洗淨，曬乾。
2. 將豆殼與烏龍茶放入杯中，沖入沸水，燜 15 分鐘。
3. 代茶飲，一日內分數次飲完。

有利水滲濕、健脾的功效，尤其適合水腫、腳氣、小便不利等症。

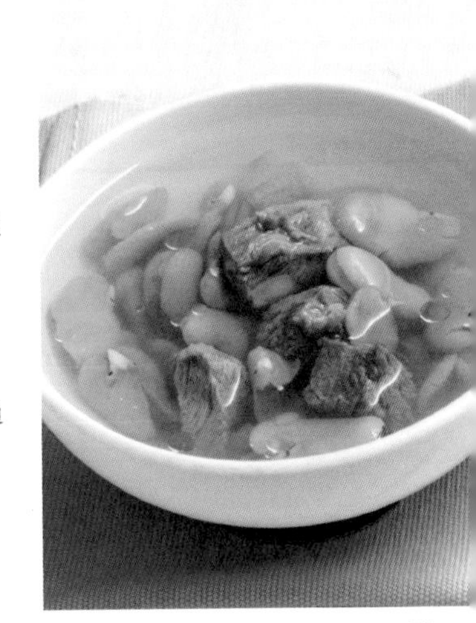

牛肉蠶豆湯

原料：鮮蠶豆 150 克，牛肉 100 克，香油、鹽各適量。

做法：

1. 鮮蠶豆洗淨；牛肉洗淨，切塊。
2. 將蠶豆、牛肉一同放入鍋中，加水，大火燒開後，改小火熬煮至肉熟豆爛。
3. 調入香油、鹽食用。

蠶豆有補中益氣、澀精實腸的作用；牛肉補血補氣，兩者搭配，尤其適用於貧血、消瘦，以及有疲勞症候群的人食用。

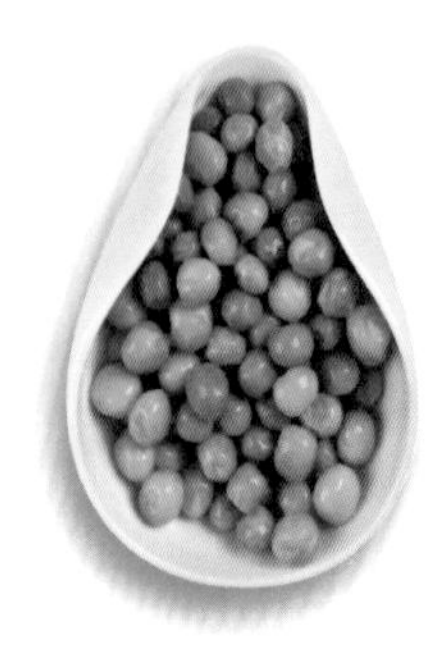

豌豆

別名 麥豌豆、寒豆、麥豆、青豆

性味 味甘，性平

功效 有益中氣，止瀉痢，消癰腫，解乳石毒的作用，適用於脾胃不適，乳汁不通，呃逆嘔吐等症

熱量(千卡)	111
碳水化合物(克)	21.2
蛋白質(克)	7.4
脂肪(克)	0.3
膳食纖維(克)	3.0
維生素 A(微克)	37
維生素 B_1(毫克)	0.43
維生素 B_2(毫克)	0.09
鈣(毫克)	21
磷(毫克)	127
鉀(毫克)	332
鎂(毫克)	43

營養價值

豌豆中碳水化合物含量較高，而且其含有人體所必需的全部 8 種胺基酸，具有較高的營養價值。豌豆中磷、鉀等礦物質含量亦較為豐富，對人體生長發育及生理功能有重要作用。中醫認為，豌豆能益脾和胃，生津止渴，和中下氣，除呃逆，止瀉痢，對脾胃虛弱，小腹脹滿，嘔吐瀉痢，煩熱口渴，產後乳汁不通等症有調理作用。

保健作用

①美容護膚：豌豆含有豐富的維生素 A 原，進入人體後能轉化為維生素 A，常食有潤澤肌膚，使臉色光亮的功效。

②提高免疫力：嫩豌豆含有豐富的維生素 C，有強抗氧化作用，能抗癌，促進干擾素合成，提高免疫機能。

③潤腸通便：豌豆富含豐富膳食纖維，可促進大腸蠕動，有清腸，預防便祕的作用。

④抗菌消炎：豌豆含有赤黴素和植物凝素等物質，有抗菌消炎，增強新陳代謝的功能。

⑤防癌治癌：豌豆中含有豐富的胡蘿蔔素，食用後可阻止人體致癌物質的合成，從而減少癌細胞的形成，降低人體癌症的發病率。

食用方法

豌豆去莢取豆，煮、炒皆佳，也可與其他五穀雜糧搭配蒸飯、煮粥，還可磨粉製成各種麵點。豌豆還能採用發芽法，待其生成豌豆苗後作為蔬菜食用；嫩豌豆可連豌豆莢一同炒食，味道鮮美。

豌豆宜與玉米、肉類等搭配食用，可起到互補蛋白質的作用。

不宜這樣吃

①不宜多食。豌豆中含有一種不易被腸胃消化的多醣成分，食用過多易導致腸脹氣。

②脾胃虛弱者慎食。豌豆多吃會導致腹脹，易產氣，影響脾胃虛弱者的消化功能。

③糖尿病患者慎食。豌豆中碳水化合物含量豐富，易導致餐後血糖快速提高，因此要慎食。

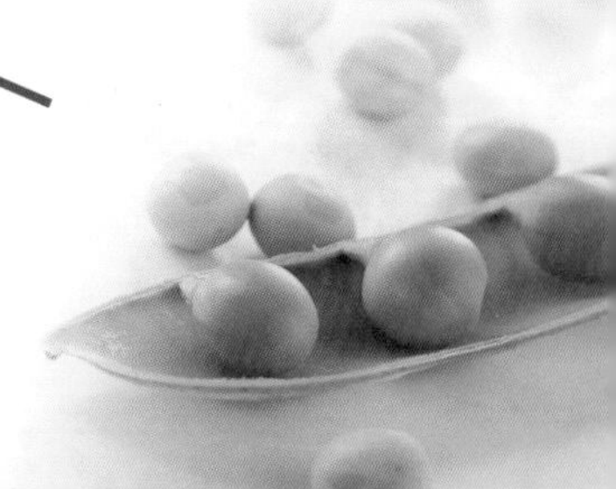

豌豆莢較嫩時，帶豌豆莢炒食，能補充豐富的膳食纖維。

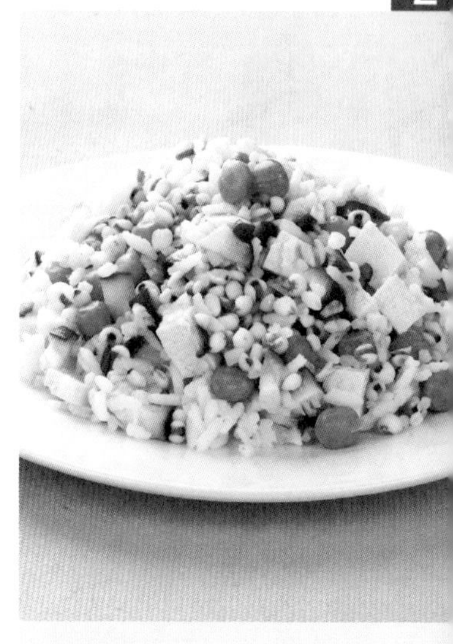

豌豆香菇薏仁飯

原料：豌豆粒、白米、薏仁各 50 克，乾香菇 20 克，油、鹽各適量。

做法：

1. 白米、薏仁分別洗淨，薏仁放入清水中浸泡 2~4 小時；乾香菇洗淨，溫水泡開；豌豆粒洗淨。
2. 取出泡開的香菇，切粒；泡香菇的水濾去沉澱，取上面清水。
3. 將白米、薏仁、香菇、豌豆以及香菇水，調入適量鹽、油，放入電鍋中蒸飯。待飯熟，盛出即可。

白米、薏仁有健脾開胃，祛濕利水的作用；豌豆可益脾和胃，生津止渴；香菇有益氣不饑，化痰理氣的功能，四者搭配，可健脾利濕、理氣化痰。

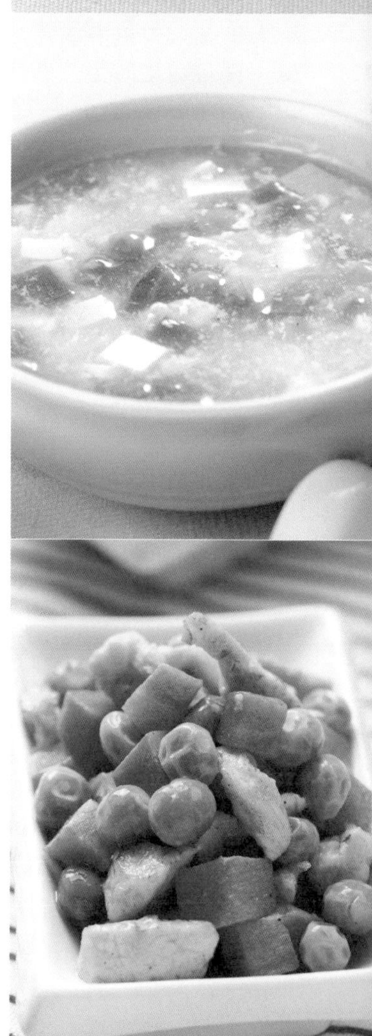

豌豆豆腐羹

原料：豌豆粒、胡蘿蔔 50 克，豆腐 150 克，油、鹽、雞精、太白粉各適量。

做法：

1. 豌豆粒洗淨；胡蘿蔔洗淨，切丁；豆腐切成 1.5 公分左右丁。
2. 將胡蘿蔔丁、豆腐丁分別入沸水中燙至五分熟。
3. 鍋置火上，倒油燒熱，倒入胡蘿蔔丁、豌豆粒翻炒，加水。
4. 放入豆腐丁，調入鹽、雞精。
5. 出鍋前淋入適量太白粉即可。

豌豆可益脾和胃，生津止渴；豆腐能調養身體，具有減肥、細膩肌膚的功效；胡蘿蔔含有豐富維生素，可提高機體免疫力。

雞丁炒豌豆

原料：豌豆粒、胡蘿蔔各 100 克，雞胸肉 150 克，油、鹽、太白粉各適量。

做法：

1. 胡蘿蔔、雞胸肉分別洗淨，切丁；豌豆粒洗淨，與胡蘿蔔丁分別入沸水中燙 2~3 分鐘，撈出。
2. 鍋中倒油燒熱，下雞丁翻炒，待雞肉變色，下豌豆粒、胡蘿蔔翻炒 2~3 分鐘。
3. 調入鹽，淋適量太白粉，拌勻，盛出即可。

豌豆有健脾胃、和五臟的功效；胡蘿蔔可益脾補虛，緩解營養不良；雞丁能補中益氣，三者搭配可健脾養胃，對脾胃虛弱，食欲不振有很好的食療作用。

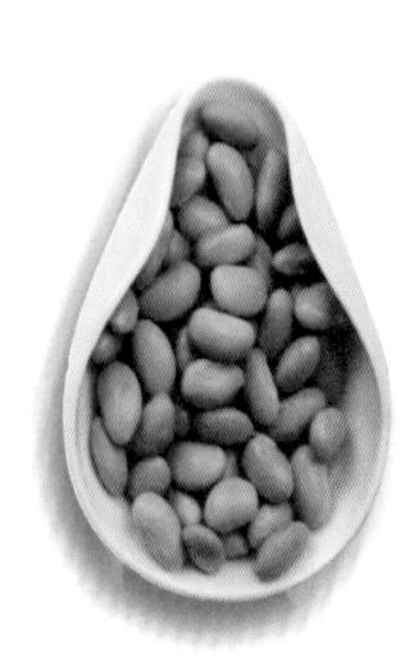

毛豆

別名 青黃豆
性味 味甘，性平
功效 有健脾寬中，潤燥消水的作用

熱量（千卡）	131
碳水化合物（克）	10.5
蛋白質（克）	13.1
脂肪（克）	5
膳食纖維（克）	4
維生素A（微克）	22
維生素 B_1（毫克）	0.15
維生素 B_2（毫克）	0.07
鈣（毫克）	42
磷（毫克）	51
鉀（毫克）	123

營養價值

毛豆是種皮為青綠色的黃豆，按照子葉顏色分為青皮青仁和青皮黃仁兩種，含有豐富的蛋白質纖維，以及不飽和脂肪酸和黃豆磷脂，有健腦，維持血管彈性，預防脂肪肝的作用。毛豆中富含多種抗氧化成分，還能消除炎症，毛豆還含有維生素A、維生素C、維生素K、維生素 B_1、維生素 B_2 等，同時含有少量鈣、磷、鉀、鐵、鋅等營養素。

保健作用

①解毒，抗氧化：毛豆中含有豐富的 α-胡蘿蔔素和 β-胡蘿蔔素。實驗證明，血液中 α-胡蘿蔔素含量越高，壽命越長；而 β-胡蘿蔔素是一種強抗氧化劑，有解毒作用。

②防癌抗癌：毛豆中的皂素、蛋白酶抑制劑、異黃酮等成分，對食道癌、腸癌等癌症有抑制作用。

③預防心血管疾病：毛豆含有大量維生素以及不飽和脂肪酸和磷脂，可保持血管彈性，預防心血管疾病。

④消炎抗菌：毛豆中有兒茶素成分，可清除體內自由基，延緩衰老，有消炎、抗菌作用。

食用方法

毛豆可帶莢同煮，也可去莢取豆，用來炒食、蒸飯、煮粥。毛豆宜與肉類搭配，可彼此彌補所含胺基酸種類缺陷，使營養更為均衡。

不宜這樣吃

①毛豆帶莢同煮，不宜與啤酒同食，毛豆富含嘌呤，與啤酒同食，易引起痛風。

②脾胃虛弱者不宜多食。毛豆也不易被消化，脾胃虛弱者多食易引起腹脹、腸鳴。

有消化性潰瘍、腎病、痛風、低碘等病症者不宜食用毛豆。

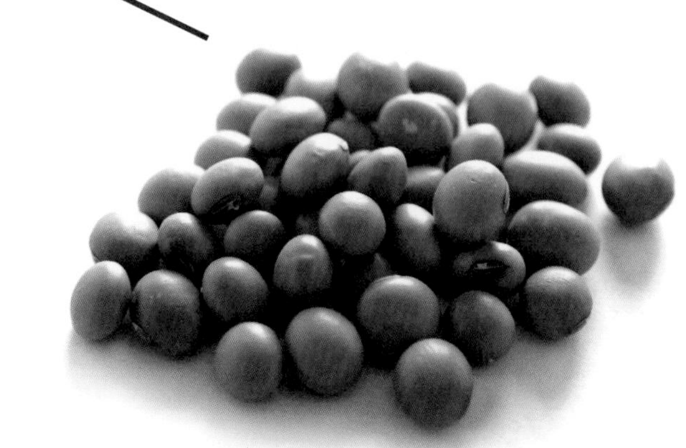

蛋包飯

原料：毛豆、玉米粒、洋蔥丁、香腸丁各30克，白米50克，雞蛋1個，油、鹽各適量。

做法：

1. 白米淘洗乾淨；毛豆、玉米粒洗淨；雞蛋打散；鍋中倒油燒熱，放入除米、雞蛋外的所有材料快速翻炒 2~3 分鐘，盛出，加米和適量水一起放入電鍋中蒸飯。
2. 鍋中倒油燒熱，滑入雞蛋液。蛋皮半熟時，迅速翻轉對折。將卷好的蛋皮直接扣蓋於煮好的飯上，將蛋皮由中間劃開即可。

白米、雞蛋、洋蔥、香腸、毛豆、玉米組合，近乎完美的搭配，能讓營養更加均衡。

毛豆番茄牛肉煲

原料：毛豆100克，番茄、牛肉各200克，油、鹽、薑片、蔥段、料酒、陳年醬油、番茄醬汁各適量。

做法：

1. 牛肉洗淨，切塊，燙去血沫；毛豆洗淨；番茄洗淨，切塊。
2. 鍋中倒油燒熱，下番茄塊炒軟，放入番茄醬汁炒勻，盛出。
3. 砂鍋中加水，放入所有材料，大火燒開。轉中火燉 2 小時，加入鹽調味即可。

牛肉含有豐富的蛋白質，有補中益氣、滋養脾胃的作用；番茄有生津止渴，健胃消食的功效；毛豆有健脾寬中，潤燥消水的作用，三者同煲，可健胃消食，涼血平肝。

山藥毛豆豆漿

原料：毛豆、黃豆、山藥各 50 克，白糖適量。

做法：

1. 毛豆、黃豆分別洗淨；山藥去皮，洗淨，切塊，與毛豆、黃豆一同浸泡 2 小時。
2. 將毛豆、黃豆、山藥一同放入豆漿機中，按「五穀豆漿」鍵。
3. 豆漿好後，調入適量白糖，飲用。

山藥有健脾益胃，助消化的作用；黃豆富含蛋白質，可益氣養血，健脾寬中；毛豆可健脾寬中，潤燥消水，三者搭配磨豆漿飲用，能健脾開胃，減肥瘦身。

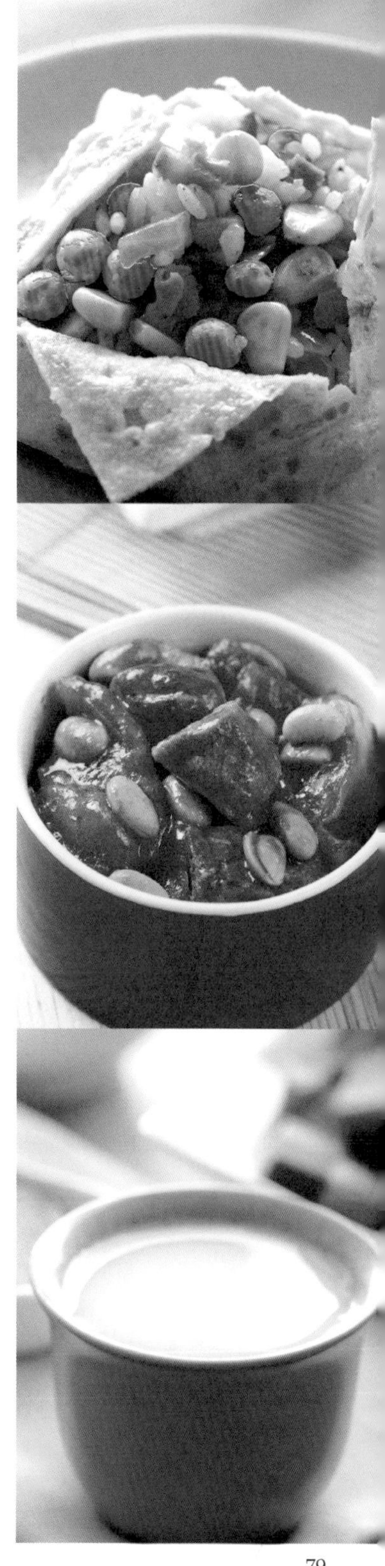

長豆

熱量（千卡）	33
碳水化合物（克）	5.9
蛋白質（克）	2.9
脂肪（克）	0.3
膳食纖維（克）	2.3
維生素 A（微克）	42
維生素 B_1（毫克）	0.07
維生素 B_2（毫克）	0.09
鈣（毫克）	27
磷（毫克）	63
鉀（毫克）	112

別名 豆角、豇豆、長豇豆

性味 味甘，性平

功效 可理中益氣，補腎健胃，和五臟，調便頻數，生精髓。對消渴、吐逆、瀉痢、小便頻數有很好的食療效果

營養價值

長豆含有多種磷質和抗壞血酸成分，可助消化，增加食欲。嫩長豆所含營養素與嫩豌豆相似，有大量膳食纖維，有潤腸通便的效果。長豆所含維生素和植物蛋白，能使人頭腦寧靜，可調理消化系統，消除胸膈脹滿。

保健作用

①助消化，增食欲：長豆含有豐富的維生素 B 群，能維持正常的消化腺分泌和胃腸道蠕動，可抑制膽鹼酯酶活性，能助消化，增進食欲。

②降糖：長豆含磷脂等成分，可促進胰島素分泌，緩解糖尿病患者餐後血糖波動。

③消炎抗毒：長豆含大量維生素 C，能促進抗體的合成，提高機體抗病毒能力。

食用方法

長豆作為糧食原料可製作豆湯、豆飯等多種粥飯類食品，還可以煮熟搗爛為餡，磨粉可作冬粉和糕點等。嫩長豆莢可以做蔬菜炒食或涼拌，也可燒、燴，味道鮮美，還可以採用醬、醃、泡或風乾等方法保存。最宜與肉搭配，在五穀雜糧中，宜與大麥、白米搭配煮粥、蒸飯，有健脾益腎、消腫散血的功效。

不宜這樣吃

①不宜吃久放的長豆。長豆放置時間長，易丟失營養。

②氣滯大便祕結者不宜多食。長豆食用過多易脹氣。

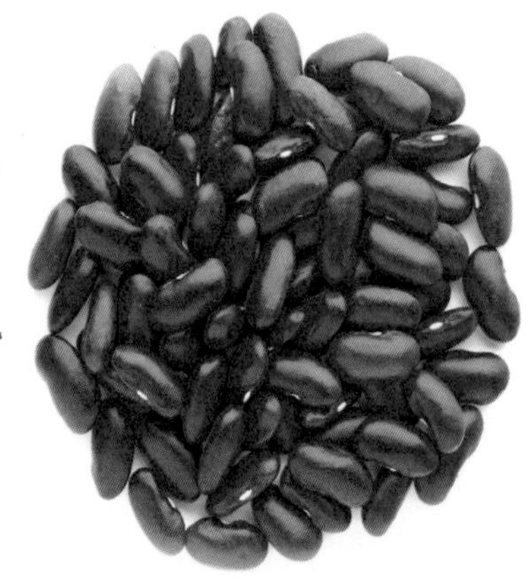

菜豆種子常被用來製作糕點，也能做豆餡，口感甜糯，非常好吃。

長豆麥仁粥

原料：長豆、白米、大麥仁各 50 克。

做法：

1. 長豆、白米、大麥仁分別洗淨，浸泡 2 小時。
2. 大麥仁與足量水一同放入鍋中，大火煮開，改小火熬煮。
3. 待大麥仁變得胖大，放長豆、白米，大火再次煮開，改小火煮至米熟，即可食用。

長豆有助消化，增食欲的功效；大麥仁含有豐富的膳食纖維，可刺激胃腸蠕動，兩者與白米搭配，可補中益氣，增進食欲。

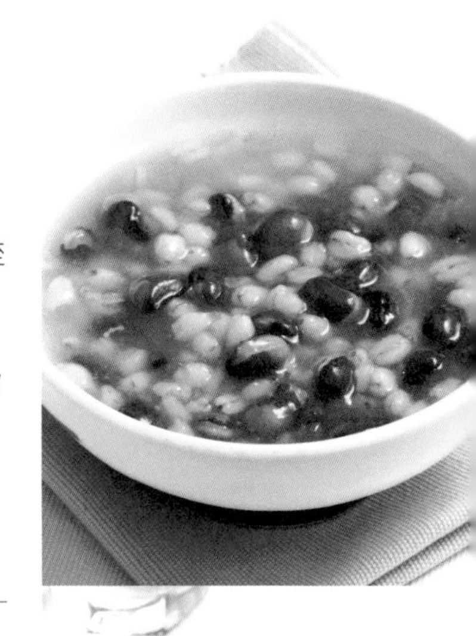

肉末炒長豆

原料：嫩長豆 200 克，豬瘦肉 100 克，油、鹽、蒜、薑、雞精各適量。

做法：

1. 嫩長豆去頭、蒂，洗淨，切段，入沸水中燙 2~3 分鐘，撈出，過涼。
2. 豬瘦肉洗淨，切絲；蒜切末，薑切絲。
3. 鍋中倒油燒熱，放肉絲、薑絲翻炒，待肉絲變色，放長豆翻炒。
4. 調入蒜末、鹽、雞精，炒至長豆熟即可。

長豆有健脾、和胃的作用；豬瘦肉可促進鐵吸收，改善缺鐵性貧血，兩者搭配能潤燥、通便，補充營養。

涼拌長豆

原料：嫩長豆 300 克，大蒜 3 瓣，鹽、白醋各適量。

做法：

1. 嫩長豆擇洗乾淨，切段，入沸水中燙 3~5 分鐘，撈出。
2. 大蒜去皮，洗淨，切末。
3. 將蒜末放入長豆中，調入鹽、白醋，拌勻即可。

長豆、大蒜可以降糖、降脂，適合糖尿病患者食用。

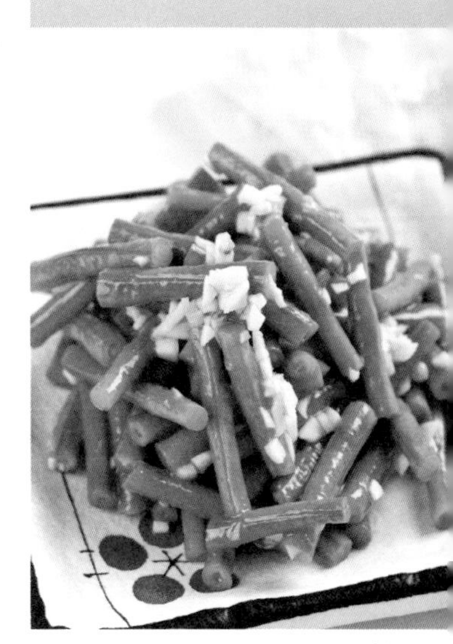

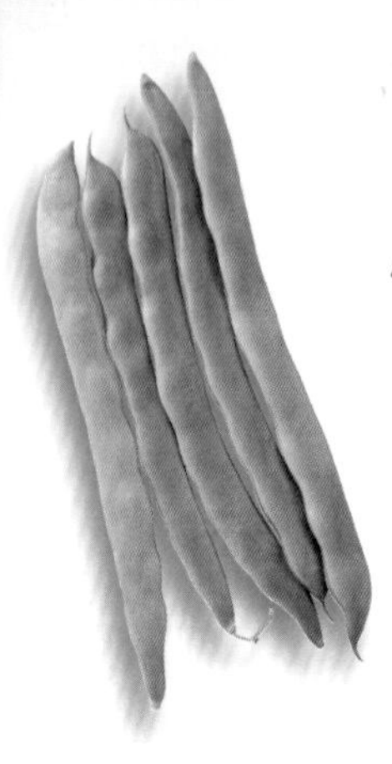

扁豆

熱量(千卡)	41
碳水化合物(克)	8.2
蛋白質(克)	2.7
脂肪(克)	0.2
膳食纖維(克)	2.1
維生素A(微克)	25
維生素B_1(毫克)	0.04
維生素B_2(毫克)	0.07
鈣(毫克)	38
磷(毫克)	54
鉀(毫克)	178

別名 白扁豆、鵲豆、眉豆

性味 味甘，性平

功效 有健脾和中，消暑化濕的作用，適用於暑濕吐瀉，脾虛嘔逆，食少久泄，水停消渴，赤白帶下，小兒營養不良

營養價值

扁豆的營養成分非常豐富，豆類中所含的營養素基本都可以在扁豆中找到，而且其含量並不低。扁豆含有血細胞凝集素，能抑制免疫反應和白細胞、淋巴細胞的移動，有顯著的消退腫瘤的作用。扁豆中含有豐富的鋅，能促進機體生長發育和造血功能。

扁豆可入藥，有健脾和胃，消暑化濕，止渴等功效，可用於脾胃虛弱，反胃冷吐，食少久瀉，小兒營養不良等症。

保健作用

①降糖：扁豆含有澱粉酶抑制劑，能降低體內血糖，有利於糖尿病患者控制血糖。

②補血：扁豆含有多種微量元素，可刺激骨髓造血組織，提高造血功能。

③健脾化濕：扁豆富含礦物質、蛋白質以及大量維生素，對暑濕為患，體倦乏力，脾胃不和等症有一定食療效果。

食用方法

嫩扁豆莢可用作蔬菜，多用於家常菜，以燒、煮為多，可切段單燒，或配以芋頭、馬鈴薯等，搭配大蒜，可提高其抗菌、抗氧化作用；配葷料多用豬肉；偶有蒸食，或切絲燙水拌食或炒食。扁豆成熟後去莢取豆，可以煮食、熬湯，或製成豆泥、豆沙。

烹製扁豆時，最好保證其熟透，炒得時間長一些，以破壞它所含的毒素。

不宜這樣吃

①脾胃虛寒中滿者慎用，以免發生腹脹。

②不宜吃未熟透的扁豆。扁豆中含有皂素及生物鹼等溶血物質，進入人體後，會引發噁心、頭暈、頭痛等中毒症狀。

③消化不良或瘧疾者應忌食。扁豆中豆粒成分不易被消化，易加重腸胃負擔，消化不良者不宜食用。

④未熟透的扁豆不宜食用。未熟透的扁豆中含有毒凝集素和溶血素，易導致中毒。

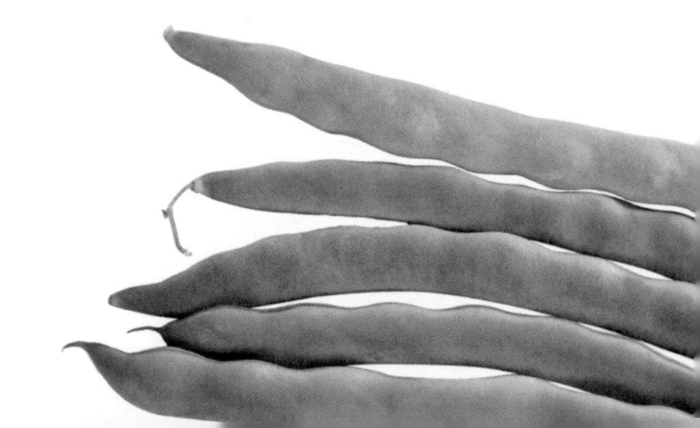

山藥蓮子扁豆粥

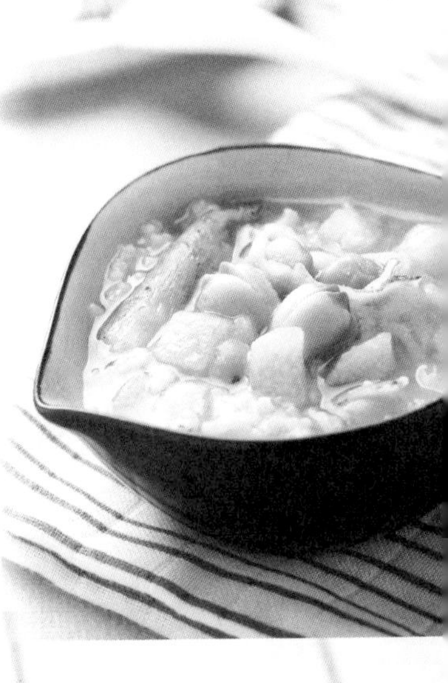

原料：扁豆、山藥、蓮子各 15 克，白米 50 克。

做法：

1. 山藥去皮，洗淨，切塊；扁豆、蓮子、白米分別洗淨；扁豆放入清水中浸泡 2 小時。
2. 扁豆加足量的水，放入鍋中，大火燒開，改小火煮至扁豆更加胖大，放入白米、蓮子、山藥。
3. 小火熬煮成粥即可。

扁豆有健脾化濕的作用；山藥可益胃補腎、固腎益精；蓮子能清熱解暑，三者與白米搭配煮粥，可健脾、利尿，對腹瀉有一定的食療效果。

大棗扁豆糕

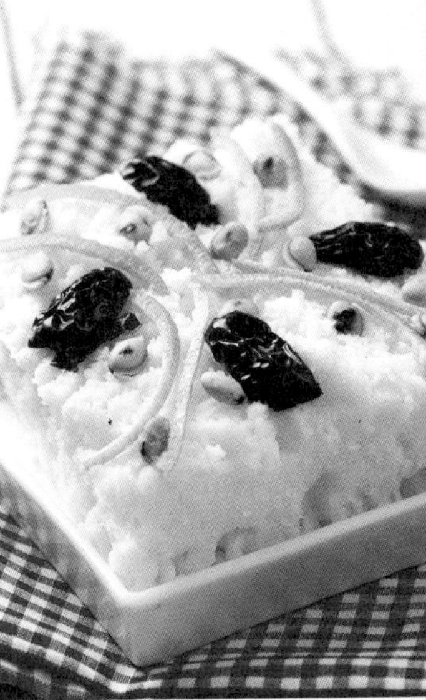

原料：扁豆、鮮山藥各 100 克，糯米粉 150 克，大棗 3~5 個，橘皮絲、白砂糖各適量。

做法：

1. 扁豆洗淨，加適量水煮至八分熟，撈出；大棗洗淨。
2. 山藥去皮，洗淨，切段，上籠蒸酥，壓成泥。
3. 山藥泥加糯米粉、白砂糖和適量溫水拌成稠糊狀。
4. 取空盤子，盤子底鋪上扁豆、大棗、橘皮絲，將糯米山藥糊倒入，略整理齊。
5. 冷水入蒸鍋，大火燒至冒汽後，改中火繼續蒸 15 分鐘，關火燜 5 分鐘。
6. 取出時，將盛盤的豆糕，反扣到另一盤子上，切塊即可食用。

有健脾胃、補氣之功效，尤其適於腹脹少食，食後不化，便溏腹瀉者。

香菇燴扁豆

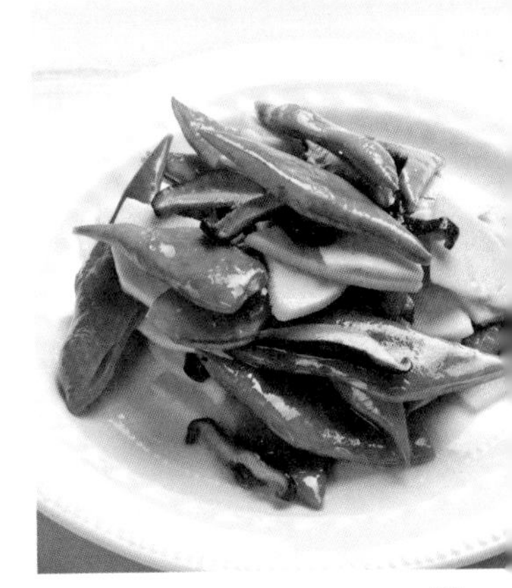

原料：嫩扁豆 150 克，香菇、筍各 50 克，油、鹽、雞精各適量。

做法：

1. 嫩扁豆擇洗乾淨，切段；筍去殼，洗淨，切片；香菇去蒂，洗淨，切片。
2. 鍋中倒油燒熱，放入香菇、筍片、嫩扁豆快速翻炒，調入鹽、雞精。
3. 中火炒 5~7 分鐘，扁豆熟透即可。

香菇、嫩扁豆、筍含有豐富的膳食纖維，對因壓力引起的便祕有很好的緩解作用。

花豆

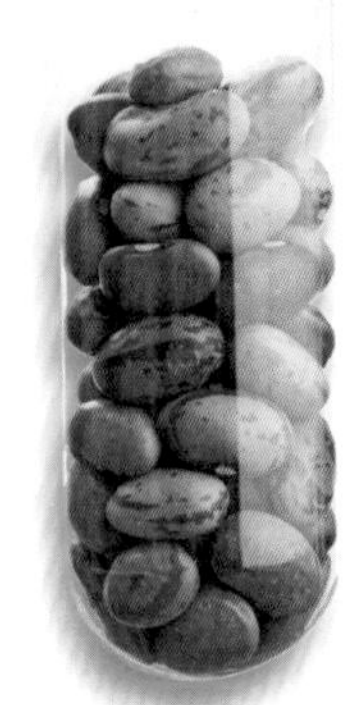

別名 花仔豆、紅花豆

性味 味甘，性平

功效 有溫中下氣，利腸胃，止呃逆，益腎補元氣的作用

熱量（千卡）	31
碳水化合物（克）	5.7
蛋白質（克）	2.0
脂肪（克）	0.4
膳食纖維（克）	1.5
維生素 A（微克）	35
維生素 B_1（毫克）	0.04
維生素 B_2（毫克）	0.07
鈣（毫克）	42
磷（毫克）	51
鉀（毫克）	123

營養價值

花豆營養豐富，其蛋白質、鈣、維生素 B 群等含量都高於雞肉，其中鈣含量甚至高出雞肉 7 倍多，鐵含量也達到了雞肉的 4 倍。花豆的營養有高鉀，鈣、磷比例均衡，低鈉的特點，尤其適合「三高」人群食用。

此外，花豆有很多種，形狀也各異，但在口感與品質方面，白花豆最佳，有補脾、化食、止瀉的功效，是一種滋補食療佳品，常食對健康有益。

保健作用

①提高免疫力：花豆含有尿毒酶、皂苷，以及多種球蛋白等成分，能啟動體內 T 淋巴細胞，提高人體自身免疫力。

②降脂減肥：花豆中皂素類物質能降低人體對脂肪的吸收，促進脂肪代謝，有一定的降脂效果。

③美容護髮：花豆中含有豐富的維生素，常食可促進肌膚新陳代謝，令皮膚光滑，頭髮潤澤。

食用方法

花豆可煮可燉，是製作糕點、豆餡、甜湯、豆沙的優質材料，嫩豆莢可與肉類或馬鈴薯等搭配燉煮。花豆煮爛後，可製作糕、餅，還可同白米等其他五穀雜糧煮粥食用，有補脾、化食的功效。

不宜這樣吃

①未熟透的花豆不能吃。花豆中的毒蛋白成分，需要經過加熱才能破壞，否則易導致中毒。

②不宜吃久放的花豆。久放的花豆其維生素大量流失，而且放入冰箱中，容易導致凍傷，營養素發生了變化，不宜食用。

③不宜在短時間內大量食用。花豆富含豆蛋白及膳食纖維，大量食用，易導致消化不良。

花豆在消化過程中會產生過多的氣體，因此消化功能不良的人不宜多食。

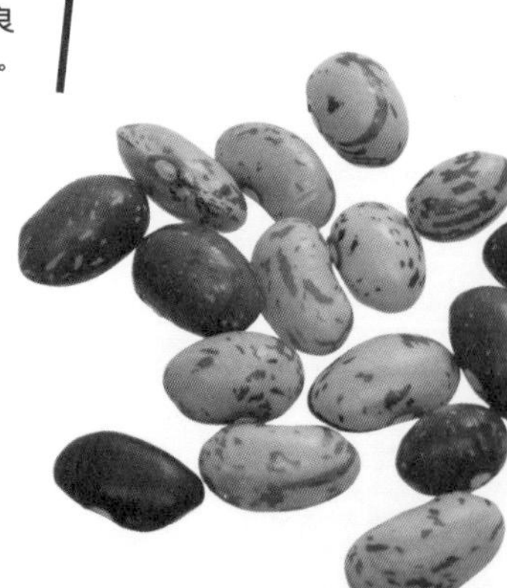

花豆粥

原料：花豆 50 克，白米 100 克。

做法：

1. 花豆、白米分別洗淨；花豆加清水浸泡 2 小時。
2. 花豆加適量水，放入鍋中，大火燒開後，改小火煮至花豆變胖大。
3. 加入白米，繼續熬煮至米熟豆爛即可。

花豆富含維生素 B 群以及鐵、磷，可加速肌膚新陳代謝，亮澤肌膚；白米可補中益氣，促進血液循環，兩者搭配食用，可提高人體免疫力。

赤豆鬆糕

原料：白花豆、紅豆各 300 克，油、冰糖適量。

做法：

1. 白花豆洗淨，加足量水浸泡 8~10 小時，搓去外皮，加 3 倍於豆的水，放入鍋中大火煮開，調入冰糖，改小火煮至花豆綿軟，停火，晾涼。
2. 白花豆放入攪拌機中攪打成花豆泥。鍋中倒少許油燒熱，放入花豆泥，轉小火不停攪拌，一直熬到五分乾（即成團而不散的狀態）。
3. 用同樣的方法製作紅豆泥。取盤子或其他平整的容器，將花豆泥、紅豆泥依次鋪好，壓實，切塊即可。

白花豆和紅豆含有豐富的膳食纖維，可刺激腸道蠕動，緩解便祕，尤其適合上班族女性食用。

五香花豆

原料：花豆 150 克，鹽、料酒、蔥段、薑絲、桂皮、八角、花椒、白糖各適量。

做法：

1. 花豆洗淨，放入清水中泡 6~8 小時。
2. 將泡好的花豆放入鍋中，加足量水，放入所有調料，大火燒開，改小火煮 50 分鐘，煮至花豆軟糯熟透。
3. 小火收汁盛出即可。

能清熱、消積、降壓。

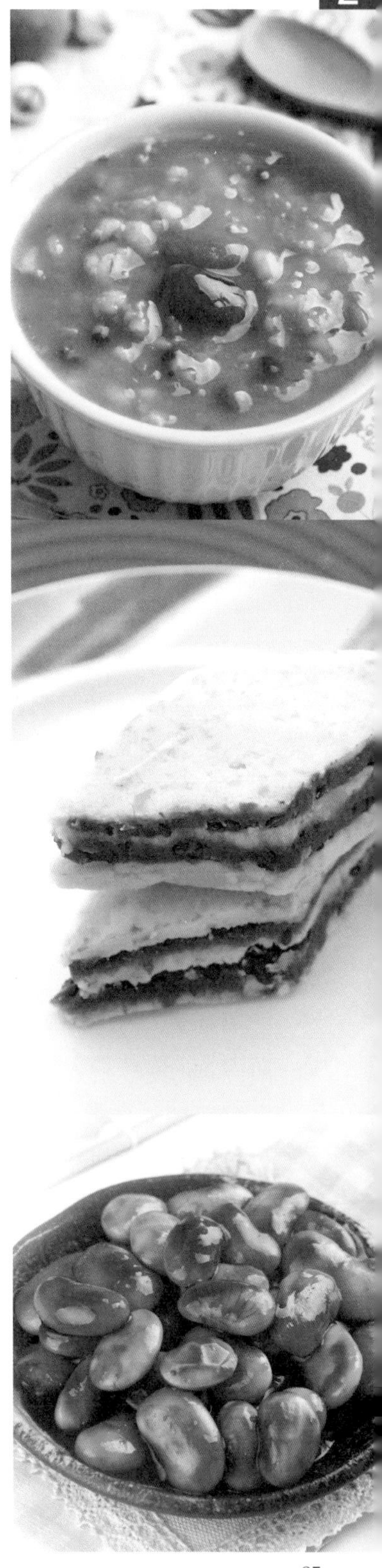

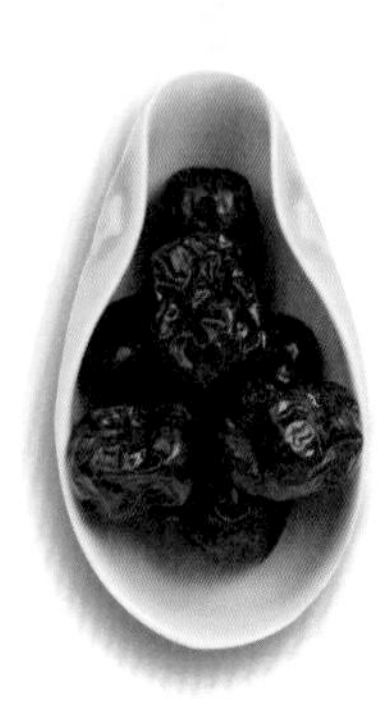

大棗

別名 紅棗

性味 味甘、淡，性溫

功效 有補中益氣、養血安神、止血、止瀉、活血調經的作用

熱量(千卡)	276
碳水化合物(克)	67.8
蛋白質(克)	3.2
脂肪(克)	0.5
膳食纖維(克)	6.2
維生素 B_1(毫克)	0.04
維生素 B_2(毫克)	0.16
維生素 C(毫克)	14
鈣(毫克)	64
磷(毫克)	51
鉀(毫克)	524

營養價值

大棗能調百味，既能滋補養血，又能健脾益氣、增強機體免疫力，還能潤澤肌膚。大棗中的糖有促進蛋白質合成，增加血清總蛋白含量的作用；所含的維生素 C 和蘆丁，有保護微血管通暢的功能，對高血壓、動脈粥樣硬化等病有一定緩解作用。

保健作用

①滋陰補血：大棗含有豐富的鐵和維生素，可增強血液中紅細胞攜氧能力，能清熱潤燥，補血。

②健壯機體：大棗富含人體能量代謝的必需物質——環單磷酸腺苷，能增強肌力，消除疲勞。

③美容益顏：大棗含有大量維生素 C，可抗氧化，促進皮膚代謝，有美白肌膚，益顏美容的作用。

④保肝護肝：大棗中所含碳水化合物、脂肪、蛋白質能促進肝臟合成蛋白，增加血清紅蛋白與白蛋白的含量，調整白蛋白與球蛋白比例，對肝病、貧血等症有較好的食療作用。

食用方法

大棗可生食，也可蒸飯、煮粥，或搭配其他食物做成菜餚，還可磨成粉搭配各種雜糧，製作成多種糕點。在煮大棗湯時，將大棗剖開再煮，效果更好。

不宜這樣吃

①不宜囫圇吞棗。大棗皮易滯留在腸道中，不易被排出，而細嚼慢嚥能改善這種情況。

②一次不宜吃太多。大棗性溫，一次吃太多會損壞消化功能，引發便祕，一次最好別超過 20 個。

③腐爛的大棗不宜吃。新鮮的大棗不易長久保存，易產生小腐爛斑，腐爛的大棗會導致人出現頭暈、視力障礙等中毒反應，不宜吃。

④生理期間有眼腫或腳腫、腹脹現象的女性不適合吃大棗，否則水腫的情況會更嚴重。

⑤體質燥熱的女性不適合在生理期吃大棗，否則會造成月經量過多。

大棗粥

原料：大棗 3~5 個，白米 50 克。

做法：

1. 大棗、白米分別洗淨。
2. 大棗、白米加適量水，大火煮開，改小火熬煮成粥。

大棗能滋陰補血，保護肝臟；白米可補中益氣，補脾健胃，兩者搭配，可健壯機體，美容養顏。

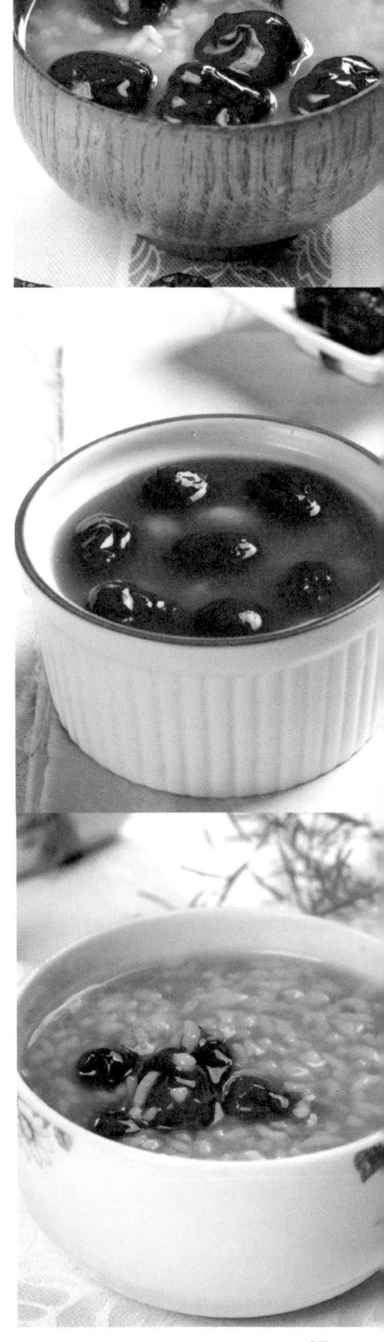

大棗花生湯

原料：大棗 3~10 個，帶皮花生仁 50 克，冰糖適量。

做法：

1. 大棗、花生仁分別洗淨，同放入砂鍋內，加清水適量。
2. 大火煮開後，改小火煲至花生仁熟爛，加冰糖再煮片刻，即可食用。

大棗與花生搭配，能補脾和胃、養血止血，尤其適合於有頭暈目眩、氣血不足等失血症狀者。

大棗紅糖粥

原料：白米 50 克，薏仁 30 克，大棗 3~5 個，紅糖適量。

做法：

1. 白米、薏仁分別洗淨；大棗洗淨。
2. 薏仁加水大火煮開，改小火煮 20 分鐘，放入白米、大棗，繼續煮 15 分鐘。
3. 調入紅糖，再煮 5~10 分鐘，稍燜即可。

大棗、紅糖具有補鐵、補血的功效，與白米搭配煮粥能補血益氣，特別適合女性及貧血患者食用。

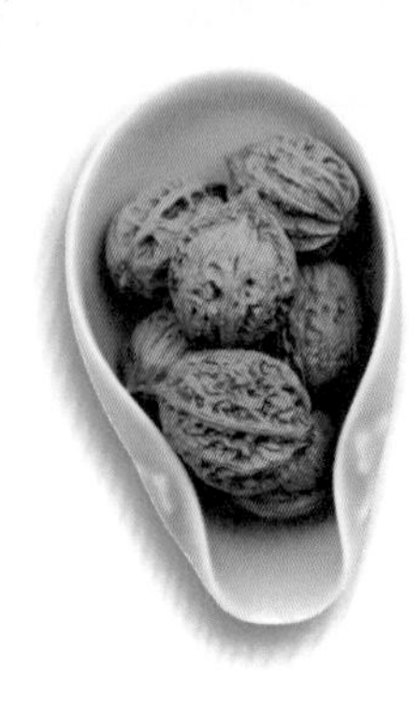

核桃

熱量（千卡）	646
碳水化合物（克）	19.1
蛋白質（克）	14.9
脂肪（克）	58.8
膳食纖維（克）	9.5
維生素 A（微克）	5
維生素 B_1（毫克）	0.15
維生素 B_2（毫克）	0.14
維生素 E（毫克）	43.21
鈣（毫克）	56
磷（毫克）	294
鉀（毫克）	385
鎂（毫克）	131

別名 胡桃

性味 味甘，性溫

功效 有補腎固精，溫肺定喘，健胃，補血，養神等作用

營養價值

核桃是食療佳品，有「長壽果」之稱。核桃含有豐富的優質蛋白，可為大腦提供最好的營養物質，有健腦益智的功效。核桃含有豐富的油脂，其中多為不飽和脂肪酸，有益於膽固醇的排出，並保護血管彈性。

核桃含有豐富的維生素 E，可延緩細胞老化，起到健腦，增強記憶，延緩衰老的作用。

保健作用

①保護心血管：核桃含有精胺酸、油酸，以及維生素 E、鉀、磷等物質，可保護心血管，對預防心腦血管疾病非常有益。

②健腦益智：核桃含有豐富的磷脂，對腦神經有良好的保健作用。

③延緩衰老：核桃中的蛋白質與脂肪成分，非常易於消化吸收，且含有大量亞油酸，能去除附著於血管上的膽固醇，從而延緩衰老。

④美膚：核桃可消除面部皺紋，抵抗肌膚衰老，有護膚護髮和預防手足龜裂等功效。

食用方法

核桃可單獨食用，也可煮粥、磨粉或搭配蔬菜烹製菜餚，有補血養氣、補腎填精的作用。食用核桃宜遵循循序漸進的原則，以第一天吃一顆，第二天吃兩顆的速度，不可猛然過量進食。即使不喜歡核桃，最好也保證每週吃 2、3 次核桃，可大大降低患心腦血管疾病的概率。

不宜這樣吃

①核桃一次不宜吃太多。核桃含有豐富的油脂，進入人體後能產生大量熱量，而且其性溫，吃過多易發生「上火」症狀，引發燥熱。

②核桃仁的褐色外皮雖有苦澀味，但含有營養成分，不宜撕掉。

新鮮的核桃仁口感更加鮮嫩，常食可潤膚、補血。

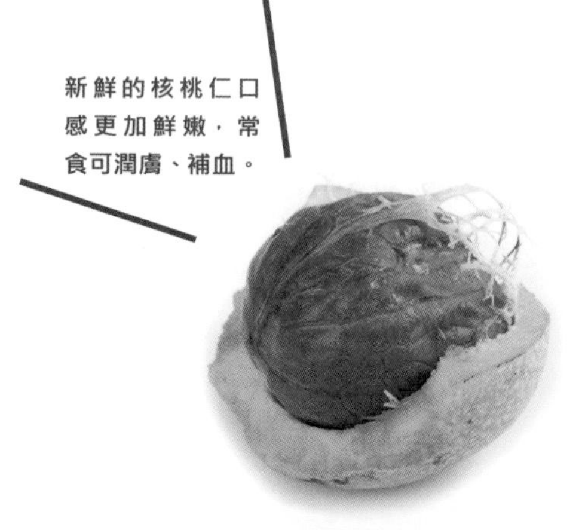

黑芝麻核桃飯

原料：核桃仁、黑芝麻各 30 克，白米 50 克。

做法：

1. 核桃仁、黑芝麻入鍋中炒香，取出；核桃壓碎。
2. 白米洗淨，加清水適量，放入電鍋中煮飯。
3. 待飯好時，放入核桃碎和黑芝麻，攪拌均勻即可。

核桃仁補腎溫肺，有補氣養血，潤燥化痰的功效；黑芝麻補肝腎，益精血，潤腸燥；白米補中益氣，三者搭配溫補作用更有效，可用於頭暈眼花，腸燥便祕。

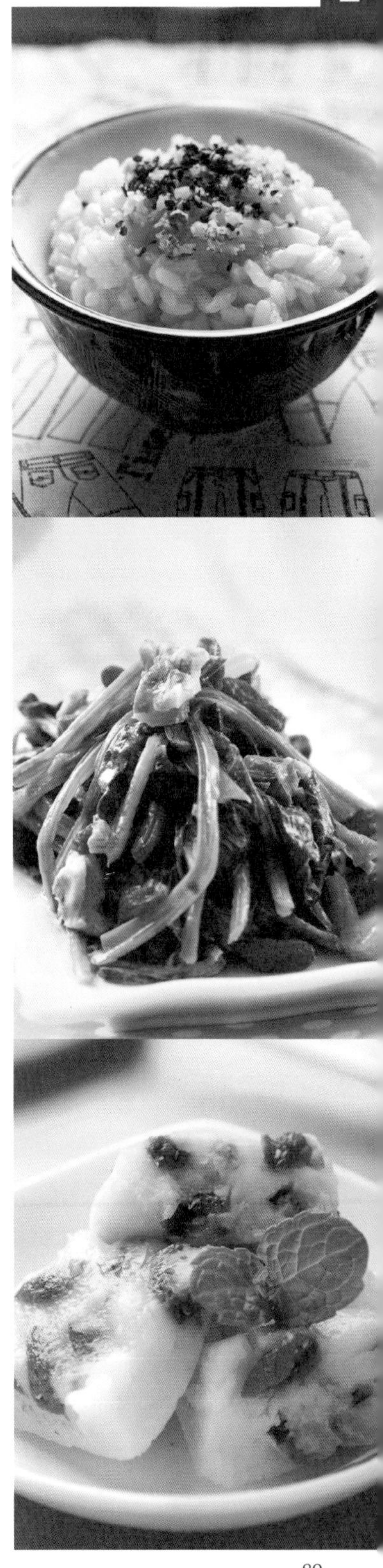

菠菜核桃仁

原料：核桃仁 50 克，菠菜 300 克，香油、鹽、芝麻醬、淡醬油、香醋、枸杞子、白糖各適量。

做法：

1. 核桃仁去皮，與枸杞子一起放入熱水中浸泡，備用。
2. 菠菜擇洗乾淨，入沸水中燙 1~2 分鐘，撈出，過涼，擠去水分，切段。
3. 芝麻醬調入碗中，放淡醬油、香醋、白糖、鹽和香油調勻，製成醬汁，倒入菠菜中。撒上泡過的核桃仁和枸杞子即可。

核桃可健腦益智，菠菜能潤腸通便，枸杞子可補腎溫肺，三者搭配，非常適合孕早期的女性食用。

核桃枸杞栗子糕

原料：核桃仁、栗子各 100 克，枸杞子 30 克，糯米粉 200 克，白糖適量。

做法：

1. 枸杞子洗淨；核桃仁放入鍋中炒香，取出，壓碎。
2. 栗子洗淨，煮熟，去殼，壓成泥，與糯米粉混合，加白糖和適量水，和成麵糊。將枸杞子、核桃仁放入麵糊中。
3. 將麵糊放入盤中，冷水入蒸鍋，大火蒸至冒汽後，改中火繼續蒸 15~20 分鐘，取出，切塊食用。

三者搭配，可健脾益氣養胃、強筋健骨，尤其適用於腰膝酸軟，不欲納食等症。

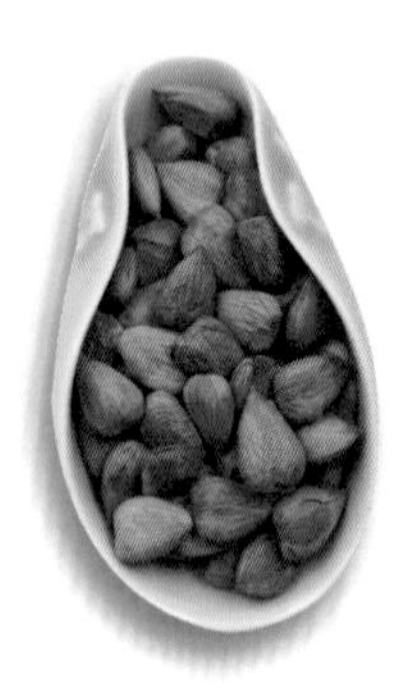

杏仁

別名 苦杏仁

性味 味苦，性微溫

功效 有潤肺、清消化不良、散滯的作用

熱量(千卡)	578
碳水化合物(克)	23.9
蛋白質(克)	22.5
脂肪(克)	45.4
膳食纖維(克)	8
維生素 B_1(毫克)	0.08
維生素 B_2(毫克)	0.56
維生素 E(毫克)	18.53
鈣(毫克)	97
磷(毫克)	27
鉀(毫克)	106
鎂(毫克)	178

營養價值

杏仁含有豐富的油脂，且多為不飽和脂肪酸，有降低膽固醇，保護血管彈性的作用。杏仁含有的維生素B群、維生素P、鉀、鎂以及苦杏仁苷等成分，有抗氧化，預防腫瘤的作用，因此杏仁也被稱為「抗癌之果」。其中還含有豐富的黃酮類和多酚類成分，能顯著降低心臟病和很多慢性病的發病危險。

保健作用

①鎮咳、平喘：苦杏仁苷進入人體後，能產生微量氫氰酸和苯甲醛，對呼吸中樞有抑制作用，能起到鎮咳、平喘的效果。

②預防心血管疾病：苦杏仁中的單不飽和脂肪酸可降低人體內膽固醇含量，預防心臟病以及很多慢性病。

③抗腫瘤：苦杏仁苷能幫助體內胰蛋白酶消化癌細胞的透明樣黏蛋白膜，有助於身體免疫系統抵抗癌細胞，從而達到防癌、抗癌的目的。

④潤腸通便：杏仁中含有豐富的脂肪和油脂，有潤腸通便作用。

⑤美白護膚：杏仁所含脂肪油可軟化皮膚角質層，保護末梢神經和組織器官，抑制細菌，能消除皮膚的色素沉積、雀斑，起到美白護膚的作用。

食用方法

杏仁有苦甜之分，經過加工製作後都可食用，可作為休閒小吃，也可以作為涼菜，或者磨成漿與豆漿、米糊搭配。但由於杏仁含有氫氰酸，尤其是苦杏仁在食用前必須先在水中浸泡，並加熱煮沸，以減少或消除有毒物質。即使如此，杏仁一次也不宜食用過多，每日10~20克為宜。

不宜這樣吃

①陰虛咳嗽者，大便溏瀉者，以及產婦、幼兒、濕熱體質和糖尿病患者不宜食用杏仁及其製品。

②苦杏仁中含有氫氰酸，這是一種有毒物質，食用量達到60毫克即可致命，而每100克苦杏仁中就可分解釋放100~250毫克氫氰酸，因此苦杏仁不宜多食。

③杏仁不宜與豬肉、菱角等食物搭配，易引起腹脹、腹痛。

杏仁核桃露

原料：生杏仁 20 克，核桃仁 50 克，冰糖適量。

做法：

1. 生杏仁、核桃仁分別用清水浸泡 6~8 小時，搓去外皮，分別撈出。
2. 生杏仁冷水入鍋，煮開，撈出，切碎；核桃仁切碎。
3. 將核桃仁、杏仁、冰糖放入豆漿機，加水到上下水位之間，選擇「五穀豆漿」功能，開始製作。
4. 豆漿機警示聲起，即可取出飲用。

杏仁、核桃都含有豐富的不飽和脂肪酸，可營養腦細胞，延緩衰老，兩者搭配有益智健腦作用。

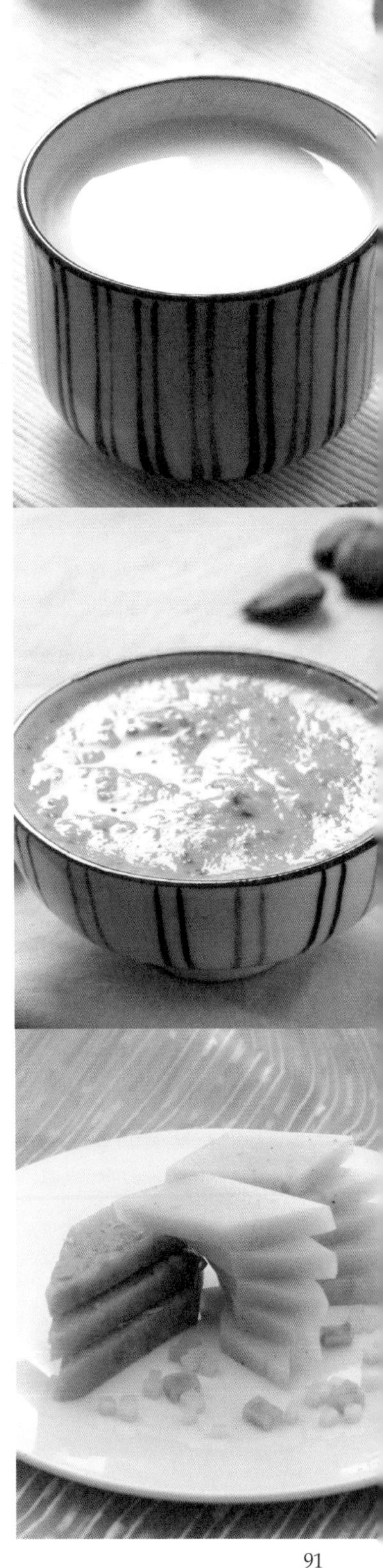

杏仁米糊

原料：熟杏仁 20 克，糯米 100 克，冰糖適量。

做法：

1. 糯米洗淨；熟杏仁用刀切碎。
2. 熟杏仁碎、糯米和冰糖一起放入豆漿機中，加清水 800 毫升。
3. 啟動豆漿機「米糊」程式，等待 20 分鐘即可。

杏仁有祛斑、美白的作用；糯米可補中益氣，兩者搭配能潤燥護膚、祛斑美容。

豌豆杏仁涼糕

原料：生杏仁 30 克，豌豆 150 克，糯米粉 200 克，白糖適量。

做法：

1. 杏仁用水浸泡 6~8 小時，搓去外皮，冷水入鍋，煮開，撈出。
2. 杏仁、豌豆放入攪拌機中，加適量水，打成漿。
3. 在豌豆杏仁漿中調入白糖，並逐漸調入糯米粉，和成麵餅，冷水入蒸鍋。
4. 大火燒至冒汽後，轉中火繼續燒 20 分鐘，燜 5 分鐘，取出，晾涼，切塊即可。

杏仁有鎮咳、平喘的作用；豌豆富含胡蘿蔔素，可防癌、抗癌；糯米能補中益氣，三者搭配可補中益氣、防癌抗癌。

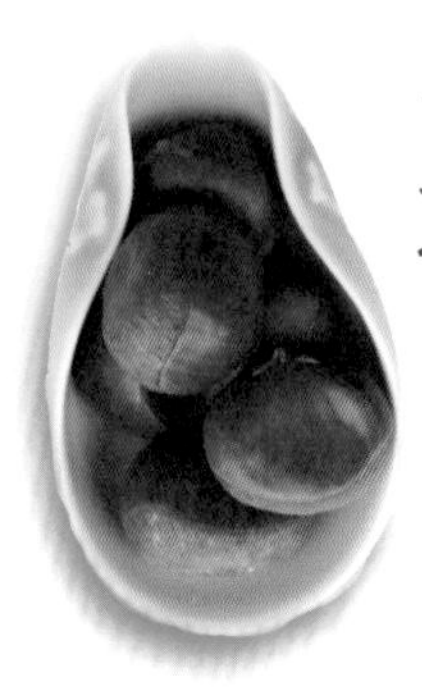

栗子

別名 板栗、毛栗

性味 味甘，性溫

功效 能養胃健脾、補腎強筋、活血止血，對反胃不食、腹瀉痢疾、鼻出血、便血等症有輔助治療作用

熱量（千卡）	189
碳水化合物（克）	42.2
蛋白質（克）	4.2
脂肪（克）	0.7
膳食纖維（克）	1.7
維生素 A（微克）	32
維生素 B_1（毫克）	0.14
維生素 B_2（毫克）	0.17
維生素 C（毫克）	24
維生素 E（毫克）	4.56
鈣（毫克）	17
磷（毫克）	89
鉀（毫克）	442
鎂（毫克）	50

營養價值

栗子中維生素含量較為豐富，能夠維持牙齒、骨骼、血管肌肉的正常功能，可在一定程度上延緩衰老。栗子所含豐富的鉀，與其他礦物質協同作用，可保護心臟，預防「三高」。栗子含有維生素 B_2，常食可緩解口腔潰瘍。此外，栗子富含高熱量，尤其是乾栗子，減肥者在食用栗子時，宜適當減少主食攝入量。

保健作用

①健脾益氣：栗子是高熱量的乾果品種，在提供給人體熱能的同時，也能促進脂肪代謝，有益氣健脾、厚補胃腸的作用。

②強筋健骨：栗子含豐富的維生素 C，可促進體內鈣、磷、鉀的吸收，對預防和緩解骨質疏鬆、腰腿酸軟、筋骨疼痛等有較好的效果。

③預防心血管病：栗子含有不飽和脂肪酸及多種維生素，對高血壓、冠心病等疾病有較好的預防作用。

食用方法

栗子宜食用得法，最好將栗子當作零食，在兩餐之間，或者與其他食物搭配食用。新鮮栗子可生食，也可煮、炒、蒸、燉，不同烹飪方法對栗子的營養價值影響較少，因此對身體極為有益。栗子可以與瘦豬肉搭配製作栗子豬肉湯，適合陰虛內熱體質的人食用。

不宜這樣吃

①脾胃虛弱、消化不良者不宜多食栗子。因為栗子不易被消化。

②飯後不宜大量食栗子。栗子是高熱量食物，飯後食用易導致攝入過多熱量，不利於保持體重。

③鮮栗子水分多，易發生黴變，發黴後的栗子有毒，不宜吃。

栗子含有維生素 B_2，常吃可緩解口舌生瘡。

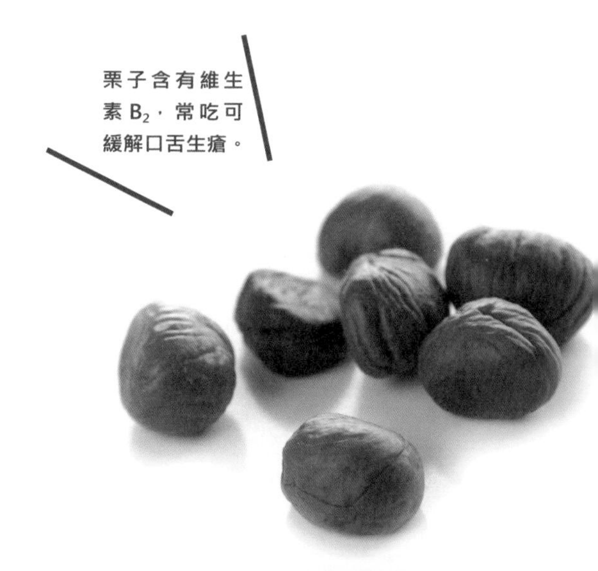

栗子雞湯

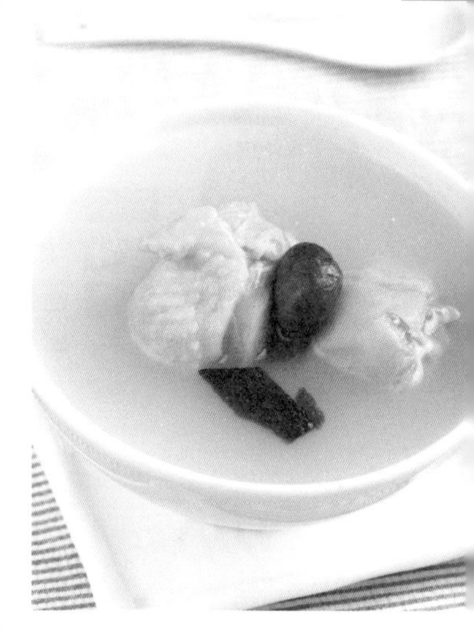

原料：栗子 100 克，雞肉 200 克，油、鹽、料酒、白糖、醬油、蔥段、薑片各適量。

做法：

1. 栗子去殼，洗淨；雞肉洗淨，切塊，用料酒、鹽、白糖及薑片醃 10~20 分鐘。
2. 鍋中倒油燒熱，放蔥段爆香，放入雞塊，翻炒均勻，調入醬油、料酒、鹽、薑片，翻炒至雞肉變色。
3. 加適量水，放入栗子肉，煲 1~2 小時即可。

栗子有養胃健脾、補腎壯腰的作用；雞肉可補充優質蛋白質，兩者搭配補益作用更為明顯。

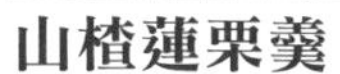

山楂蓮栗羹

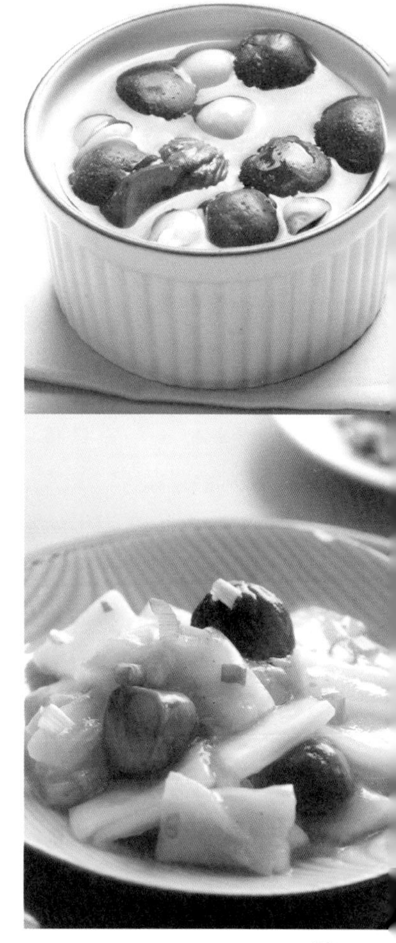

原料：栗子 100 克，山楂、蓮子各 25 克，藕粉 50 克，蜂蜜適量。

做法：

1. 栗子洗淨，蒸熟，去殼；蓮子洗淨，加水煮熟，撈出；山楂去蒂、子，洗淨。
2. 將栗子肉、蓮子、山楂與適量水倒入鍋內，大火煮沸，倒入藕粉，攪拌調成羹，盛出。
3. 調入蜂蜜即可。

蓮子能清心醒脾，山楂可降壓養心，栗子可養胃健脾，三者與藕粉搭配，可健脾胃、養心。

栗子燒白菜

原料：栗子 100 克，白菜 200 克，油、鹽、蔥段、薑絲、高湯各適量。

做法：

1. 白菜掰開，洗淨，切長段；栗子頂上砍上「十」字口，放在鍋內煮熟，撈出，去皮，剖兩半。
2. 鍋中倒油燒熱，放蔥段、薑絲爆香，放白菜翻炒，調入鹽、高湯。
3. 放入栗子，燒爛即成。

栗子與白菜搭配，可滋陰補腎，改善腎功能。

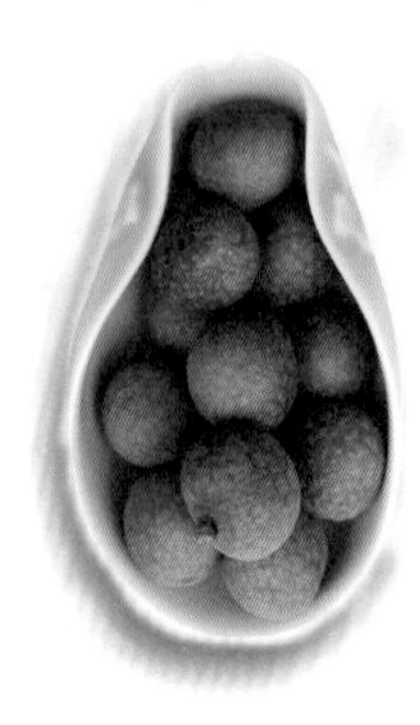

龍眼

別名 桂圓

性味 味甘，性溫

功效 能益心脾、補氣血、安神，對虛勞羸弱、失眠、健忘、驚悸、心悸等症有緩解作用

熱量(千卡)	277
碳水化合物(克)	64.8
蛋白質(克)	5
脂肪(克)	0.2
膳食纖維(克)	2
維生素 B_2（毫克）	0.39
維生素 C（毫克）	12
鈣(毫克)	38
磷(毫克)	206
鉀(毫克)	1348
鎂(毫克)	81

營養價值

新鮮龍眼曬乾後成為龍眼乾，含有豐富的磷、鉀等礦物質，可提高人體免疫力，保護心臟。但龍眼含有豐富的糖，且是能被人體直接吸收的葡萄糖，有補益氣力、滋陰補腎的功效，尤其適合體弱貧血，年老體衰的人食用。

中醫認為，龍眼是補血佳品，有補心健脾、補氣養血的功效，可使人輕身不老，對治療失眠、健忘、虛勞羸弱、心虛頭暈有顯著效果。

保健作用

①補氣養血：龍眼含有多種營養成分，如葡萄糖、蔗糖及蛋白質等，能快速提供熱能，補充營養，具有補氣養血的功效。

②延年益壽：龍眼中的營養成分能抑制人體內使人衰老的一種酶的活性，適當食用，可起到延緩衰老、延年益壽的作用。

③補益心脾：龍眼含有豐富的鉀、鎂元素，可降血脂，增加冠狀動脈血流量，有補益心脾的作用。

食用方法

龍眼可去殼直接食用，也可泡水飲用，還可以與其他五穀雜糧搭配煮粥、熬湯。各種烹製方法對龍眼營養成分影響較少。龍眼適宜與酸棗仁、生薑、蓮子、芡米搭配食用，能更好地發揮其食療效果。

不宜這樣吃

①內有痰火，陰虛火旺，以及濕滯停飲者不宜食用。因龍眼性溫，屬濕熱食物，多食易滯氣。

②孕婦不宜食用。龍眼性溫，孕婦食用易使其內熱症狀加重。

③一次不宜吃多，50~100 克最為有益。

④疲累的人不宜多食，易導致嗜睡。

挑選龍眼時，宜選擇果皮乾爽、顏色淺的；輕輕捏龍眼，感覺柔軟而富有彈性的為優。

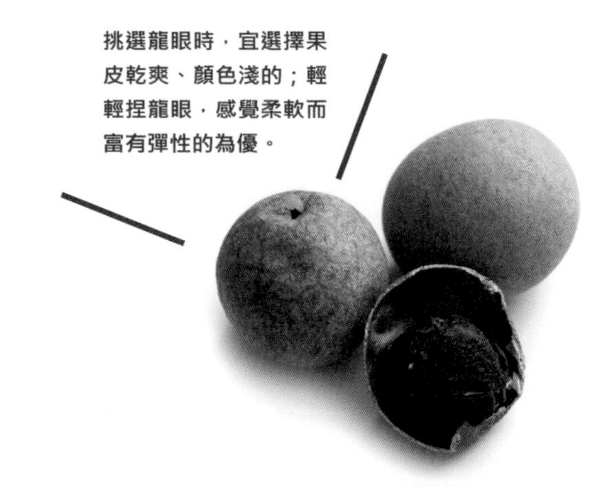

桂圓大棗茶

原料：龍眼 80 克，大棗 50 克，蜂蜜適量。

做法：

1. 龍眼去殼、核，取肉；大棗洗淨。
2. 將龍眼、大棗及適量水放入鍋中，大火煮開，改小火燜煮 5~10 分鐘。
3. 盛出，晾一會兒，調入蜂蜜，攪勻即可。

龍眼可補心健脾，補氣養血，大棗有補血養氣的功效，兩者搭配對補血最為有益。

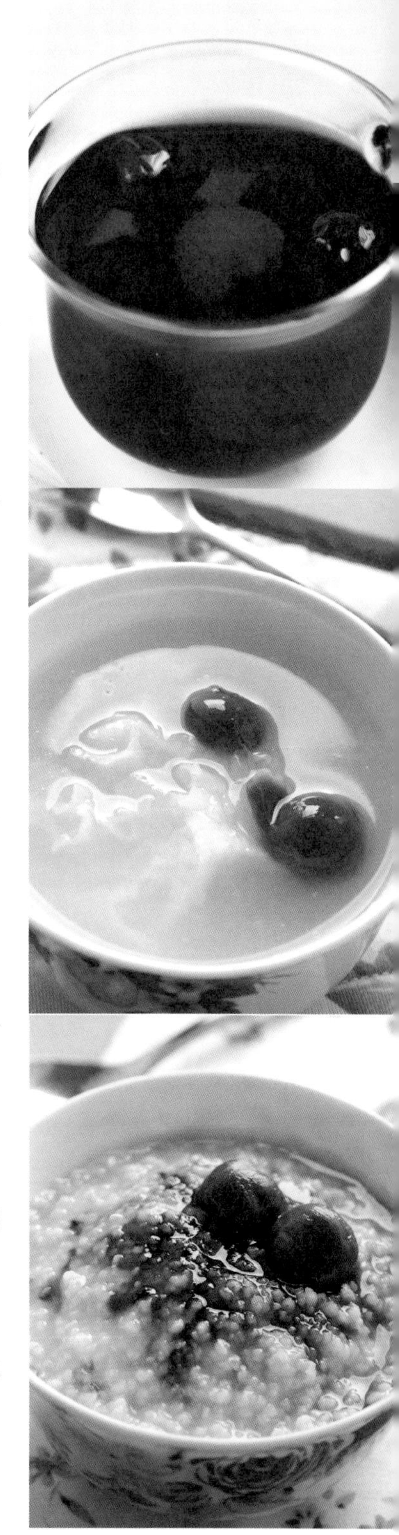

白木耳桂圓羹

原料：龍眼 50 克，乾白木耳 5 克，冰糖適量。

做法：

1. 龍眼去殼、核，取肉；乾白木耳泡發，洗淨，去蒂，撕成小塊。
2. 白木耳加水放入鍋中，大火煮開，改小火煮 5 分鐘。
3. 加入龍眼肉、冰糖繼續煮，直至白木耳湯黏稠。

白木耳能滋陰潤肺，龍眼可養血安神，兩者搭配對神經衰弱、病後體虛的調理非常有益。

紅糖桂圓小米粥

原料：龍眼 30 克，小米 50 克，紅糖適量。

做法：

1. 龍眼去殼、核，取肉；小米淘洗乾淨。
2. 小米加水放入鍋中大火煮開，改小火煮至小米開花，放入龍眼肉。
3. 煮至小米粥熟，出鍋前，調入紅糖即可。

龍眼能安神養心、補血益脾，小米可補中益氣，紅糖能補血，三者搭配能補血益氣。

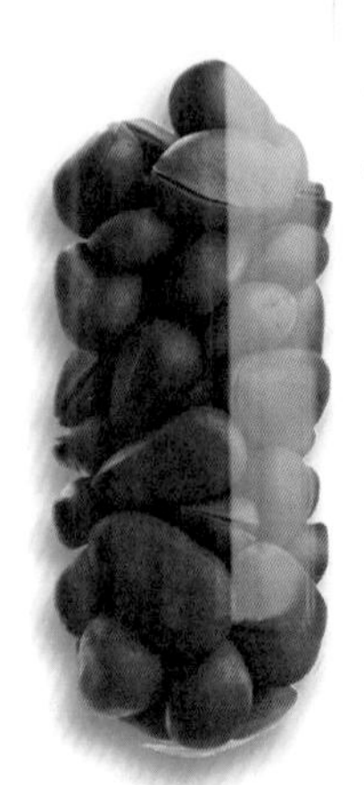

松子

熱量(千卡)	530
碳水化合物(克)	40.3
蛋白質(克)	12.9
脂肪(克)	40.4
膳食纖維(克)	11.6
維生素 B_1(毫克)	0.14
維生素 B_2(毫克)	0.17
維生素 E(毫克)	28.25
鈣(毫克)	14
磷(毫克)	453
鉀(毫克)	1007
鎂(毫克)	272

別名 松仁、松子仁、紅松果

性味 味甘，性小溫

功效 有養血潤腸、潤肺止咳、補腎益氣、滑腸通便的作用

營養價值

松子有強身健體、補腎潤腸的作用，而且是大腦營養的優質補充劑。松子含有豐富的不飽和脂肪酸，可促進生長發育，為腦細胞提供營養，並有軟化血管、預防動脈粥樣硬化的作用。同其他的堅果相比，松子所含膳食纖維豐富，而且通便作用較為緩和，因此尤其適合年老體弱及產後便祕者食用。

保健作用

①健腦益智：松子中的脂肪多為不飽和脂肪酸，且含有相對豐富的磷脂，對青少年及兒童的大腦神經發育非常有益，也可預防老年癡呆。

②軟化血管：松子中不飽和脂肪酸和磷、鉀、鎂等礦物質元素協同作用，能增強血管彈性，維護心血管健康。

③潤腸通便：松子中的脂肪能潤腸通便，起到緩瀉而不傷正氣的作用。

④抗衰老：松子含有豐富的維生素 E，能抑制細胞內和細胞膜上的脂質過氧化，進而達到潤膚澤顏、延緩衰老的作用。

食用方法

松子以炒食、煮食為主，不論年老年少，皆可食用。每天食用松子以 20~30 克為宜。

不宜這樣吃

①由於松子有緩瀉作用，脾虛腹瀉者及多痰患者不宜吃。

②松子油脂含量高，久放後易發生氧化，因此不宜吃久放的松子。

③松子不宜一次吃太多。

松子與白米共同煮粥食用，可潤心肺和大腸。

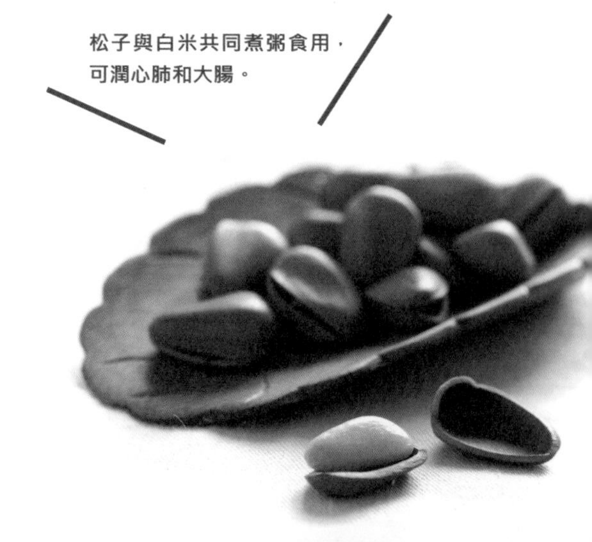

紫地瓜松仁白木耳粥

原料：炒松子仁 20 克，白米、紫地瓜各 50 克，乾白木耳 3 克，蜂蜜適量。

做法：

1. 紫地瓜去皮，切丁；乾白木耳泡發，去蒂，洗淨，撕成小塊；白米淘洗乾淨。
2. 白米與適量水一起放入鍋中，大火煮沸，放入紫地瓜丁，燒沸後，改小火。
3. 放入白木耳，繼續煮。
4. 待米將熟時，放入炒松子仁，攪勻，食用前調入蜂蜜即可。

紫地瓜富含硒元素和花青素，可促進腸胃蠕動，與松子、白木耳搭配可潤腸通便。

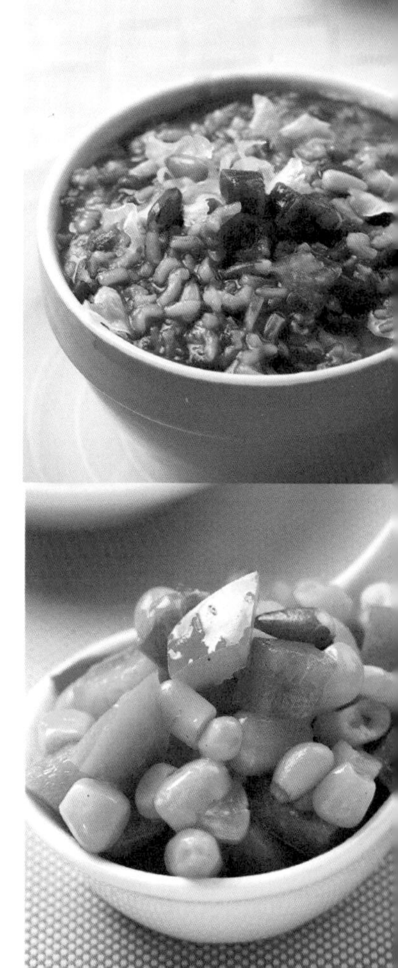

松仁玉米

原料：炒松子仁 20 克，玉米粒 100 克，胡蘿蔔 50 克，牛奶 50 毫升，紅彩椒、綠彩椒丁各 30 克，油、鹽、白糖各適量。

做法：

1. 胡蘿蔔洗淨，切丁，與玉米粒分別入沸水中燙 2~3 分鐘，撈出，瀝水。
2. 鍋中倒油燒熱，放入玉米粒、胡蘿蔔丁、紅彩椒丁、綠彩椒丁翻炒片刻。
3. 倒入牛奶，調入鹽、白糖攪勻，蓋上蓋燜煮 3 分鐘，大火收汁，撒入炒松子仁即可。

玉米含豐富的卵磷脂和維生素 E，松子仁富含不飽和脂肪酸，兩者搭配，可降低膽固醇，延緩細胞衰老。

松仁豆腐

原料：松子仁 30 克，豆腐 200 克，干貝 10 克，油、鹽、薑末、蔥絲、蠔油、醬油、米酒、太白粉各適量。

做法：

1. 豆腐切成小塊；干貝洗淨，放入米酒中，再放入微波爐中，用中火加熱 5 分鐘。
2. 鍋中倒油燒熱，下薑末爆香，放入豆腐丁，翻炒至豆腐表面呈金黃色。
3. 放入米酒和干貝，調入醬油、蠔油、水，用中火煮約 10 分鐘。
4. 調入太白粉，收稠湯汁，放入松子仁炒勻，撒上蔥絲即可。

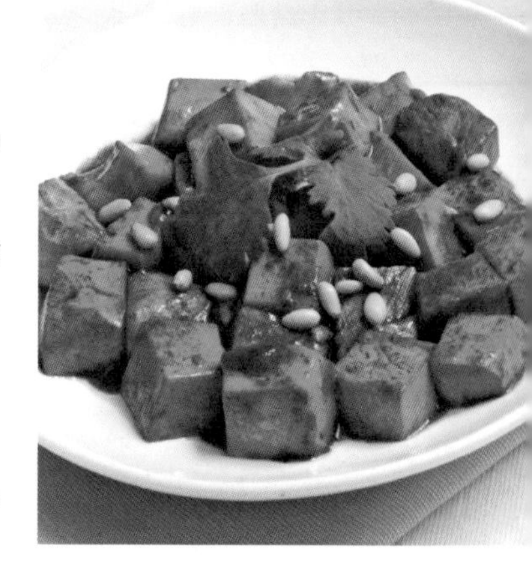

松子仁與豆腐搭配，常食對老年人體弱、便祕、腰痛有很好的補益效果。

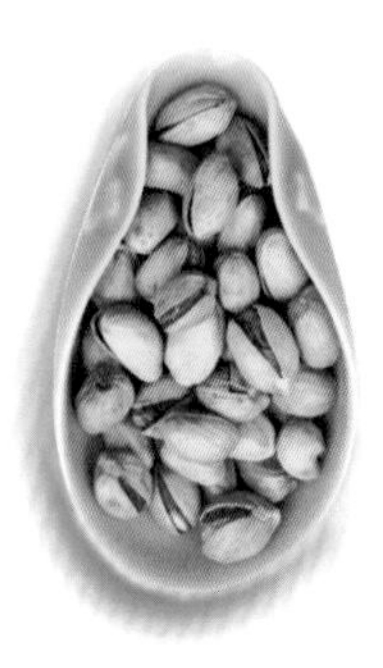

開心果

熱量（千卡）	614
碳水化合物（克）	21.9
蛋白質（克）	20.6
脂肪（克）	53
膳食纖維（克）	8.2
維生素 B_1（毫克）	0.45
維生素 B_2（毫克）	0.10
維生素 E（毫克）	19.36
鈣（毫克）	108
磷（毫克）	468
鉀（毫克）	735
鈉（毫克）	756.4
鎂（毫克）	118

別名 阿月渾子、無名子

性味 味辛、澀，性溫

功效 有溫腎暖脾、補益虛損、調中順氣的作用，能治療神經衰弱、水腫、貧血、營養不良、慢性瀉痢等症

營養價值

開心果是一種含水量低，高脂肪、高膳食纖維、高熱量、高蛋白的堅果，含有豐富的鈣、鉀、鎂、磷等元素，有助於心腦血管系統的保護；所含豐富維生素 E，有很強的抗氧化作用，可預防血管氧化，能降低血液中的低密度脂蛋白，防止血液凝固。

開心果中含有大量的精胺酸，有助於保護血管，預防心血管疾病，但因鹽烤等加工程序中加入了過量鹽，不適合高血壓、高血脂患者。

保健作用

①保護心臟：開心果含有豐富的精胺酸，可降低血脂，預防動脈硬化，進而降低心臟病的發病危險。

②保護視力：開心果含有花青素和葉黃素，有強抗氧化作用，可保護視網膜。

③潤腸通便：開心果含有油脂和豐富的膳食纖維，可刺激腸道蠕動，有助於潤腸通便。

食用方法

一般人群均可食用，可直接作為休閒零食，也可與穀物搭配製作糕點，或者與蔬菜搭配製作沙拉。開心果每天不可吃太多，每天吃 20~30 個開心果，不僅有助於控制體重，還能保護心臟，降低心臟病的發病危險。

不宜這樣吃

①開心果熱量較高，體胖的人、血脂高的人應該少吃。

②開心果含有豐富油脂，久放易氧化，因此開封後存放時間太長的開心果不宜吃。

存放開心果時，宜選擇陰涼、乾燥的地方，且應密封裝開心果的容器。

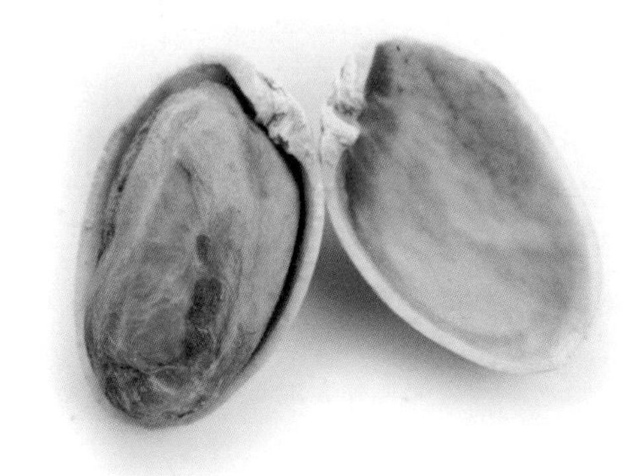

養生乾果豆漿

原料：黃豆 1 杯，開心果、榛果、松子各 50 克，白糖適量。

做法：

1. 開心果、榛果、松子去殼，取仁。
2. 黃豆洗淨，與開心果仁、榛果仁、松子仁一起放入豆漿機中，加水至上下水位間。
3. 啟動「五穀豆漿」程式，等待 25 分鐘左右，倒出。
4. 調入白糖，攪勻飲用。

開心果、榛果、松子含豐富的不飽和脂肪酸，與黃豆搭配製作豆漿，能讓營養更加均衡，有利於蛋白質、脂肪及膳食纖維的吸收。

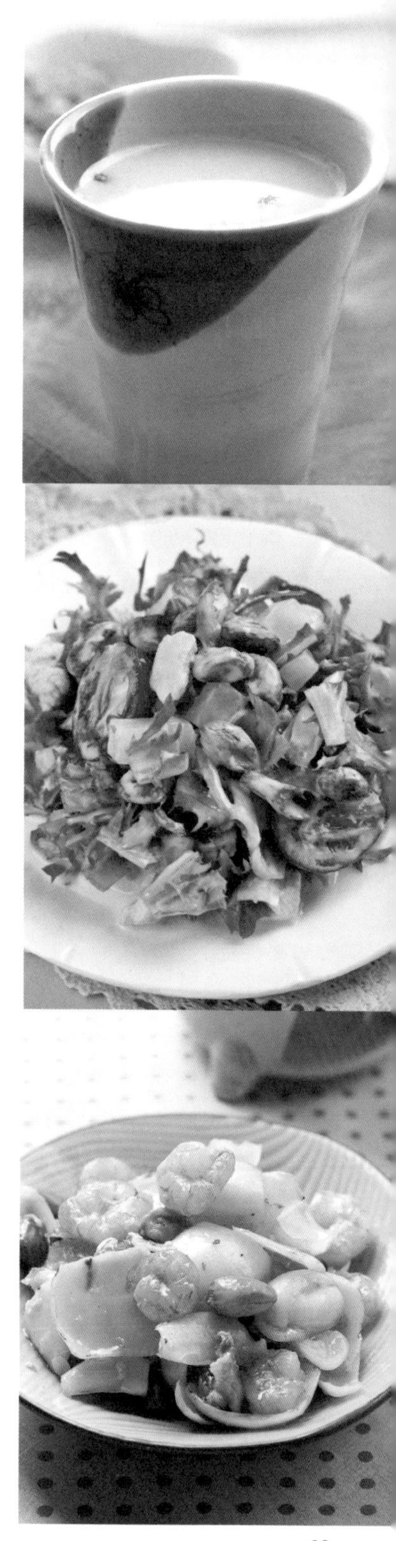

開心果雞肉沙拉

原料：雞胸肉 80 克，開心果 40 克，苦苣 100 克，小番茄 80 克，檸檬半個，油、鹽、料酒、醬油、黑胡椒粉、芥末各適量。

做法：

1. 雞胸肉用刀背拍鬆，用鹽、料酒、醬油、黑胡椒粉醃製 30 分鐘；苦苣洗淨，切段；小番茄洗淨，切兩半；開心果去殼。
2. 優酪乳與芥末混合，捏緊檸檬，滴入少許檸檬汁，攪勻。
3. 鍋置火上，倒少許油燒熱，放雞胸肉，煎至兩面金黃後，切成丁。將苦苣、小番茄、雞肉丁、開心果放入碗中，加入鹽，拌勻，淋上芥末檸檬汁即可。

開心果、雞肉、蔬菜都是熱量非常低的食材，搭配在一起，膳食纖維豐富，可增加飽腹感，有利於控制體重。

開心百合蝦

原料：熟開心果 50 克，蝦仁 250 克，乾百合 10 克，雞蛋清、油、鹽、薑片、蒜片、料酒、太白粉各適量。

做法：

1. 蝦仁洗淨，加少許太白粉、鹽、雞蛋清抓勻，醃製 10 分鐘。
2. 乾百合泡發，洗淨，入沸水中燙 1 分鐘，撈出；開心果去殼，取仁。
3. 鍋中倒油燒熱，放薑片、蒜片，滑入蝦仁翻炒，烹入料酒，下百合翻炒。
4. 淋入適量太白粉，調入鹽翻勻，撒上開心果仁，取出即可。

蝦仁含有大量優質蛋白，與百合、開心果搭配，有益智提神的作用，尤其適合學生食用。

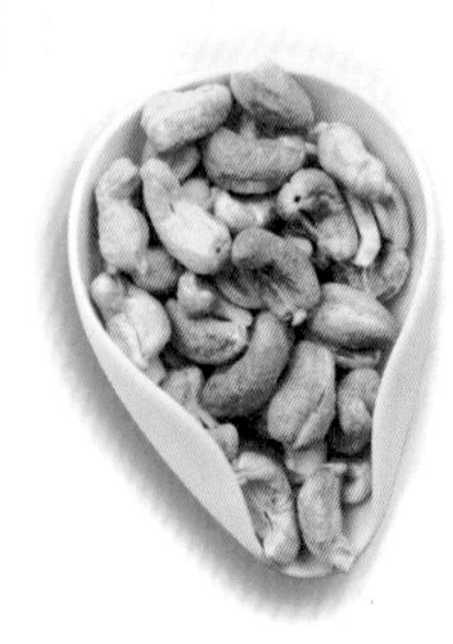

腰果

別名 雞腰果、腎果、樹花生

性味 味甘，性平

功效 有補腦養血、補腎健脾、下逆氣、止久渴的作用

熱量(千卡)	559
碳水化合物(克)	41.6
蛋白質(克)	17.3
脂肪(克)	36.7
膳食纖維(克)	3.6
維生素 A(微克)	8
維生素 B_1(毫克)	0.27
維生素 B_2(毫克)	0.13
維生素 E(毫克)	3.17
鈣(毫克)	26
磷(毫克)	395
鉀(毫克)	503
鎂(毫克)	153

營養價值

腰果營養豐富，既可作零食，又可作美味佳餚。腰果含有豐富的維生素和微量元素，能軟化血管，保護血管，預防心血管疾病。腰果中豐富的油脂，可潤腸通便，潤膚美容，有延緩衰老的作用。腰果含有豐富的礦物質，經常食用，可提高機體抗病能力。

保健作用

①軟化血管，預防心血管疾病：腰果含有維生素和微量元素，能很好地軟化血管，預防心血管疾病。

②潤腸通便：腰果含有豐富的油脂，能潤腸通便。

③提高免疫力：腰果中微量元素、維生素與蛋白質等營養成分協調作用，可提高人體免疫力，增強抗病能力。

食用方法

腰果味道酥脆香甜，既可作零食，又可製作成佳餚，但因油脂含量較為豐富，每次最好吃 5~10 粒，不宜過多。腰果常作為果仁搭配糕點、茶等食物食用。

不宜這樣吃

①腰果中油脂含量豐富，不宜大量食用，否則易引起肥胖，而且肝膽功能弱、消化不良者不宜食用。

②久置的腰果中的油脂氧化、變質，不宜食用。

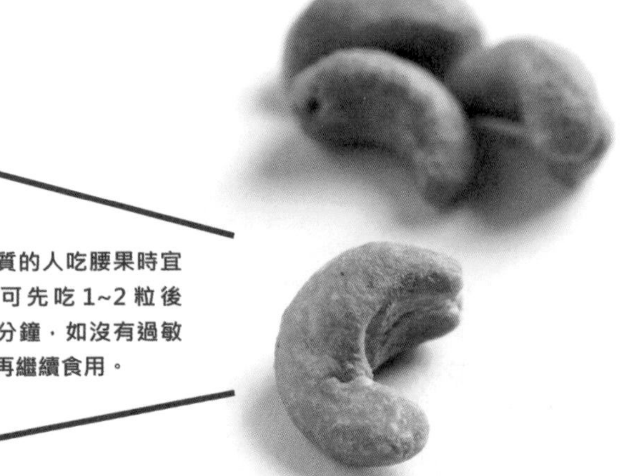

過敏體質的人吃腰果時宜謹慎，可先吃 1~2 粒後停十幾分鐘，如沒有過敏反應，再繼續食用。

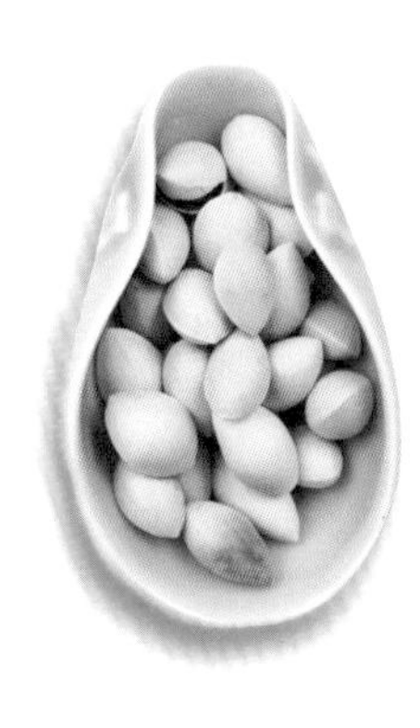

銀杏

熱量(千卡)	355
碳水化合物(克)	72.6
蛋白質(克)	13.2
脂肪(克)	1.3
維生素 B_2(毫克)	0.1
維生素 E(毫克)	24.7
鈣(毫克)	54
磷(毫克)	23
鉀(毫克)	17

別名 白果、鴨腳子、靈眼、佛指甲

性味 味甘、苦、澀，性平，有小毒

功效 能斂肺定喘、止帶縮尿，可輔助治療哮喘痰嗽、遺精頻尿、無名腫毒

營養價值

銀杏中胺基酸種類齊全，具有較高的食用、藥用價值。銀杏含有微量元素，可維護血管彈性，增加血流量。銀杏中含有銀杏酸、銀杏酚等成分，具有止咳嗽、增強記憶力的食療作用。中醫也認為銀杏具有較好的食療效果，經常食用，可滋陰養顏、抗衰老，對高血壓、高血脂、高血糖等疾病有較好的預防和緩解作用。

保健作用

①延緩衰老：銀杏中微量元素可擴張微血管，促進血液循環，可抗衰老，有延年益壽的作用。

②預防心血管疾病：銀杏含黃鹼素、苦內酯等成分，對高血壓、高血脂、動脈硬化及腦血栓等疾病有特殊的預防和治療效果。

③抗敏消炎：銀杏中的銀杏酸、銀杏酚等成分，有抑菌和殺菌作用，對呼吸道感染有一定治療作用。

食用方法

銀杏可經過烘焙方法製作成堅果食用，也可通過煮、蒸等烹調方法，與其他五穀雜糧或蔬菜搭配食用，銀杏可以與薏仁、大棗搭配煮粥，也可與肉類食物同煮，都能發揮較好的效果。

不宜這樣吃

①銀杏有小毒，不宜生食，且每次食用量不宜超過 15 粒。

②5 歲以下幼兒應禁食銀杏。

有痰火、瘀血、消化不良、水濕等症狀的人，不宜食用銀杏。

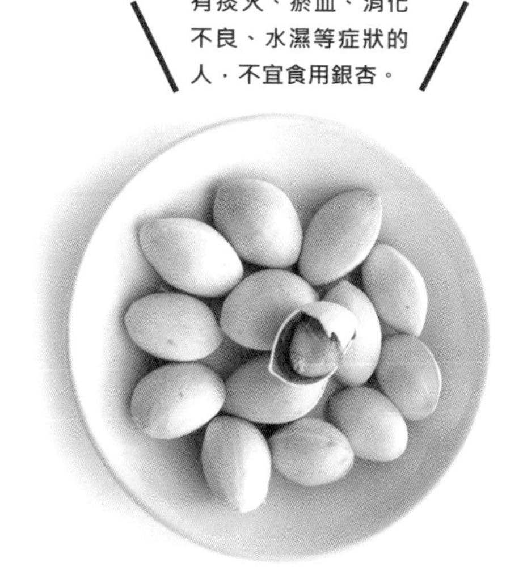

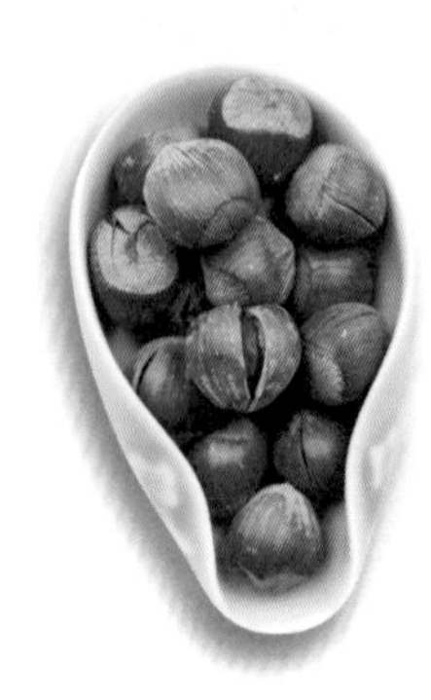

榛果

熱量（千卡）	561
碳水化合物（克）	24.3
蛋白質（克）	20
脂肪（克）	44.8
膳食纖維（克）	9.6
維生素 A（微克）	8
維生素 B_1（毫克）	0.62
維生素 B_2（毫克）	0.14
維生素 E（毫克）	36.43
鈣（毫克）	104
磷（毫克）	422
鉀（毫克）	1244
鎂（毫克）	420

別名 榛子

性味 味甘，性平

功效 能健脾和胃、益肝明目，對病後體弱、食少疲乏、眼目昏花、氣血不足有一定的調節作用

營養價值

榛果營養豐富，人體必需的 8 種胺基酸全能在榛果中找到，而且其含量遠遠高於核桃，它所含的各種微量元素非常均衡，極易被人體吸收。榛果所含的油脂大多為不飽和脂肪酸，有助於降低血液中低密度脂蛋白，對預防心血管疾病有很好的輔助作用。榛果因具有豐富的營養，被譽為「堅果之王」。

保健作用

①強身健體：榛果中礦物質含量較為均衡，易被人體吸收，有利於人體骨骼與牙齒的發育，對肌腱、韌帶等組織均有補益強健作用。

②預防心血管疾病：榛果中油脂多為不飽和脂肪酸，適量食用可降低血液中低密度脂蛋白膽固醇，有利於預防心血管疾病。

③抗癌：榛果中含有一種叫做紫杉醇的物質，能有效治療癌症。

食用方法

榛果可生食、炒食，也可以搭配蔬菜、穀物製作成菜餚或煮粥，還可與各種糕點搭配，香甜味美，對身體有益。相對於炒榛果，生食榛果可獲得大量維生素，尤其是維生素 B 群，但炒榛果中的礦物質含量會得到提升，大家可根據各自情況選擇食用。

每人每次吃 20 粒左右，每週吃 3~5 次對身體最為有益。

不宜這樣吃

①榛果油脂含量高，一次不宜吃太多，且膽功能不良者應少吃。

②存放時間久，且出現黴變等變質情況的榛果不宜食用。

將榛果仁 30 克與陳皮 9 克一起煎水，服用，可緩解脾胃虛弱、食欲不振、腹瀉。

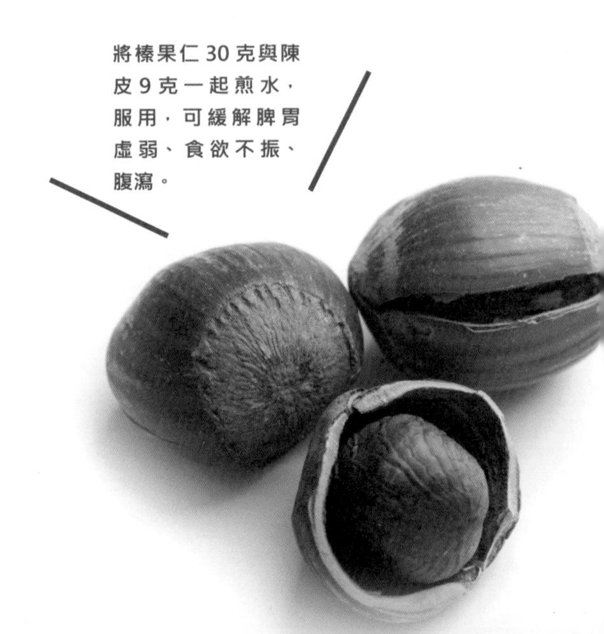

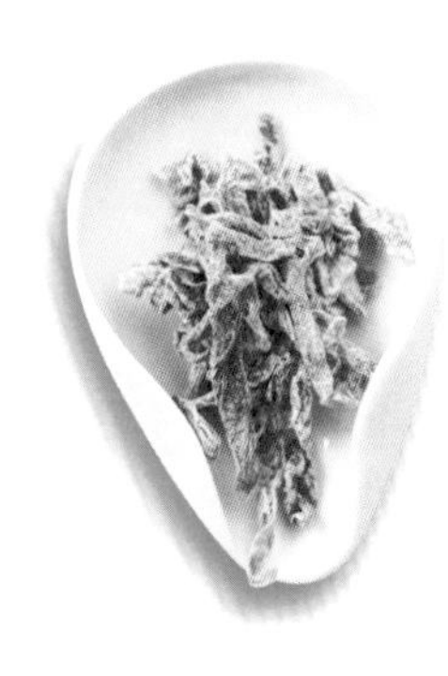

無花果

別名 蜜果

性味 味甘，性平

功效 有滋陰養脾、潤腸的作用，可治療陰虛咳嗽、乾咳無痰、消化不良等症

熱量(千卡)	65
碳水化合物(克)	16
蛋白質(克)	1.5
脂肪(克)	0.1
膳食纖維(克)	3
維生素A(微克)	5
維生素 B_1(毫克)	0.03
維生素 B_2(毫克)	0.02
維生素E(毫克)	1.82
鈣(毫克)	67
磷(毫克)	18
鉀(毫克)	212
鎂(毫克)	17

營養價值

無花果肉質鬆軟、果味甘甜，有生津止渴、潤腸通便的功效。無花果含有糖、蛋白質、維生素及礦物質等，其中可溶性固形物高達24%，具有較高的營養價值。所含胺基酸有18種，其中有8種為人體必需。無花果含有豐富的果膠和膳食纖維，果實吸水膨脹後，能吸附腸道內有害物質，有潤腸通便的作用。

保健作用

①開胃，助消化：無花果含蛋白酶、脂肪酶、水解酶及檸檬酸、蘋果酸等物質，可促進消化，有開胃的功效。

②防癌抗癌：無花果中含有芳香物質補骨脂素等成分，可防癌抗癌，增強機體抗病能力。

③治咽喉痛：無花果有抗炎消腫的作用，能利咽消腫。

食用方法

無花果可鮮食，也可曬乾食用，曬乾的無花果不用加任何調味劑，味道濃厚而甘甜，非常好吃。無花果還可以製成蜜餞、果醬、果茶等，具有獨特的清香味，食用後可生津止渴。

新鮮的無花果食用時需去掉外面一層薄皮，而無花果乾可直接食用，也可用來泡水，有利咽消腫功效。

不宜這樣吃

脂肪肝患者、腦血管疾病患者、腹瀉者，以及大便溏瀉者不宜食用。

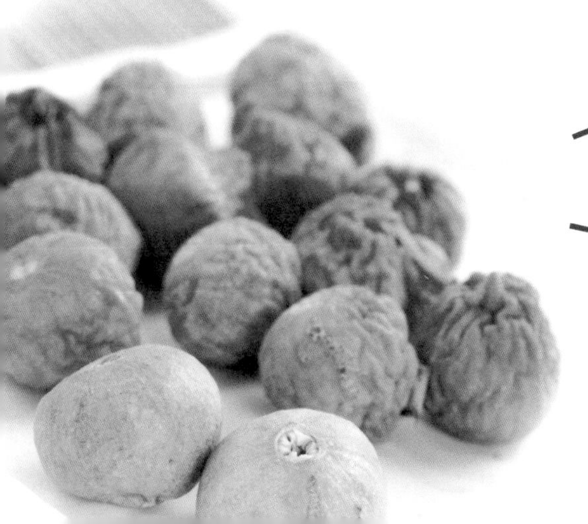

無花果乾，研成末，吹入喉嚨，可以治療咽喉刺痛。

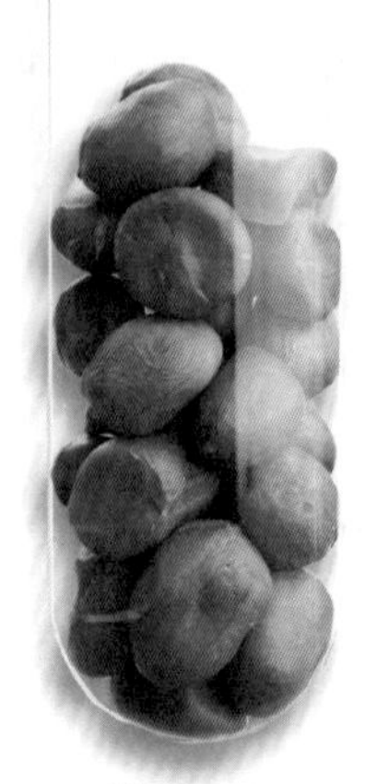

花生

熱量（千卡）	574
碳水化合物（克）	21.7
蛋白質（克）	24.8
脂肪（克）	44.3
膳食纖維（克）	5.5
維生素 A（微克）	5
維生素 B_1（毫克）	0.72
維生素 B_2（毫克）	0.13
維生素 E（毫克）	18.09
鈣（毫克）	39
磷（毫克）	324
鉀（毫克）	587
鎂（毫克）	178

別名 落花生、地豆

性味 味甘，性平

功效 有健脾養胃、潤肺化痰之作用。可治療脾虛不運、反胃不舒、乳婦奶少等症

營養價值

花生中含有豐富的維生素 K，每 100 克花生中就含有 100 微克的維生素 K。維生素 K 有很好的止血作用，對多種出血性疾病和因出血引起的貧血有很好的療效。

花生所含的維生素 E 和鋅，能增強記憶，抵抗衰老，對維持大腦功能有很好的作用；它所含的豐富葉酸和大量不飽和脂肪酸，有助於壞膽固醇的排出，對高血脂的緩解很有幫助。

保健作用

①補充營養：花生含有有助於肝臟運行的蛋胺酸，以及維生素 B 群、維生素 E 等物質，可補充營養，緩解口角炎。

②預防心血管疾病：花生含有木犀草素、白藜蘆醇等物質，能降低血小板聚集，有降壓、降脂作用，可預防心血管疾病。

③強肝益智：花生含有屬於維生素 B 群的可抗脂肪的膽鹼，還含有能防止過氧化脂肪增加的皂草黃素及可提神益智的卵磷脂，可強化肝臟功能，預防記憶力減退。

食用方法

花生有很多食法，可直接食用，也可炒、炸、燉，其中煮食營養最佳，既能避免營養素被破壞，又易於被消化。將帶著紅衣的花生放入適量醋中浸泡 1 周後，每晚入睡前吃 3~5 粒，有助於降壓、降脂，預防動脈硬化。

不宜這樣吃

①高血脂患者、膽囊切除者、消化不良者不宜食用。花生含有大量脂肪，進入人體後會使血脂快速升高，加重消化負擔，不利於消化，也不利於控制血脂。

②生吃花生不宜太多。花生脂肪含量高，生食太多易導致消化不良，而且花生生於地下，有可能受到寄生蟲卵污染，生吃易引起寄生蟲病。

炸花生前，將花生用水洗一下，將表皮打濕，晾乾後，與油同時下鍋，較不容易糊鍋。

花生豆干拌香菜

原料：花生 50 克，豆干 100 克，香菜 30 克，油、鹽、雞精、香油各適量。

做法：

1. 豆干洗淨，切成丁；香菜洗乾淨，切段。
2. 鍋中倒油燒熱，下花生，快速翻炒，關火，繼續翻炒至花生變酥，撈出，瀝乾油。用剩餘油炒熟豆干丁。
3. 將花生、豆干丁、香菜段放入碗內，撒適量鹽、雞精、香油，拌勻即可。

花生有熱量高、蛋白高、脂肪含量高的特點，且含有抗氧化成分；豆干富含優質蛋白以及酵素，兩者與香菜搭配可提升氣力，解餓療饑。

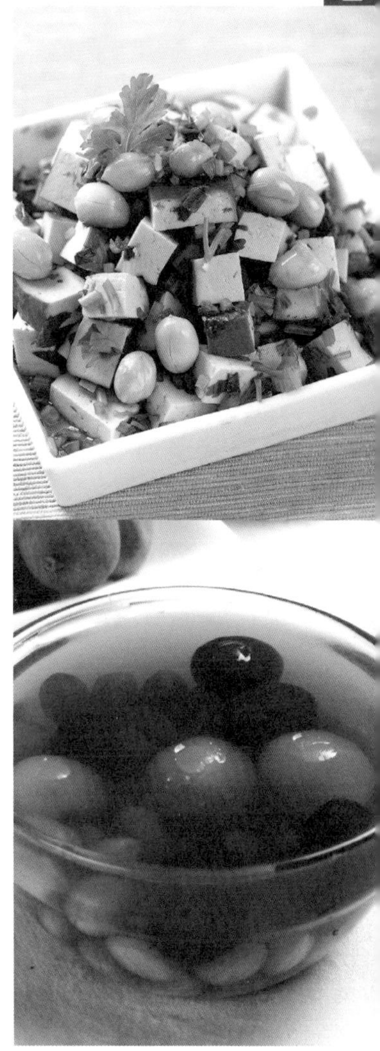

龍眼花生湯

原料：帶紅衣的花生 100 克，大棗 5 個，龍眼 5~8 個。

做法：

1. 花生洗淨；龍眼去殼；大棗洗淨，去核。
2. 大棗、花生、龍眼肉加水放入鍋中，大火煮開，改小火煮 10~15 分鐘。晾溫飲用。

花生富含維生素K，可補血、養血；大棗含有豐富的鐵，龍眼有補血安神、健腦益智、補養心脾的功效，三者搭配可養血補脾，適合貧血患者飲用。

涼拌花生

原料：花生 50 克，芹菜 200 克，鹽、薑絲、雞精、香油各適量。

做法：

1. 花生洗淨，放入清水中浸泡 2 小時，入鹽水中煮至花生胖大，軟糯。
2. 芹菜去葉，洗淨，切段，放入沸水中燙 2 分鐘，撈出，瀝乾水分。
3. 芹菜、花生中調入適量鹽、薑絲、雞精、香油，拌勻即可。

花生含豐富脂肪和蛋白質，有滋補氣血的功效；芹菜富含膳食纖維，可明目益氣、鎮靜降壓，兩者搭配，能清熱解毒、清胃降壓。

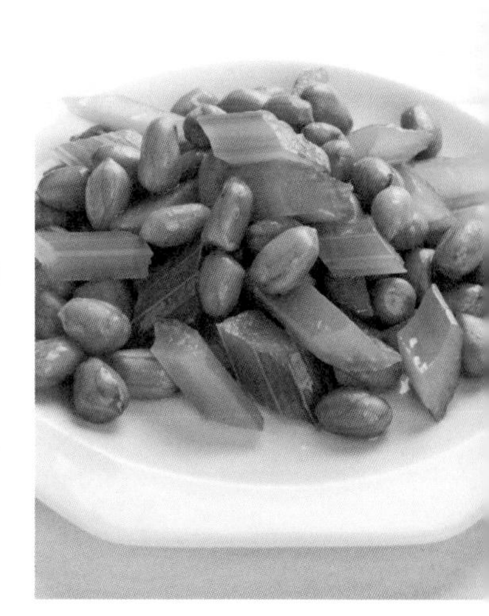

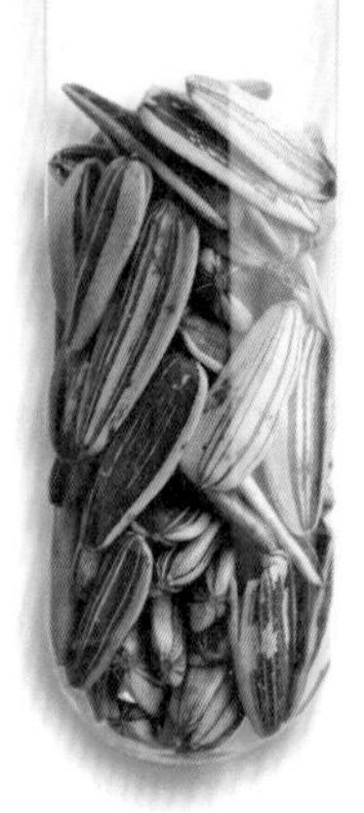

葵花子

別名 瓜子

性味 味甘，性平

功效 有「益氣不饑，久服輕身耐老」的作用

熱量(千卡)	567
碳水化合物(克)	15.1
蛋白質(克)	28.5
脂肪(克)	49.0
膳食纖維(克)	12.1
維生素A(微克)	9
維生素B_1(毫克)	0.94
維生素B_2(毫克)	0.12
維生素E(毫克)	11.7
鈣(毫克)	112
磷(毫克)	1032
鉀(毫克)	399
鎂(毫克)	509

營養價值

葵花子富含礦物質和油脂，而且所含油脂多為不飽和脂肪酸，可保護心血管健康。葵花子中含有的礦物質比例非常適合人體需要，常食可增強記憶力，治療失眠，對心血管疾病和神經衰弱有很好的緩解作用。葵花子含有豐富的維生素E，具有較強的抗氧化作用，常食可預防細胞衰老、安定情緒。

保健作用

①降脂，保護心血管：葵花子中亞油酸含量可達70%，可降低體內膽固醇指數，所含維生素E有強抗氧化作用，能保護心血管健康，預防冠心病、腦中風。

②補血安神：葵花子中蛋白質含量可與各種肉類媲美，並含有鉀、鋅、鎂、鐵等微量元素，可預防貧血、改善失眠、增強記憶力。

③助孕：葵花子含有大量精胺酸，這是精液生成不可缺少的重要物質，備孕夫妻每天吃一把葵花子有助受孕。

食用方法

葵花子不但可以作為零食，還可以作為製作糕點的原料，同時也是重要的榨油原料，還可以與穀物搭配煮粥，甚至與蔬菜搭配製作沙拉。一般人都可以食用葵花子，尤其適合高血脂、動脈硬化和高血壓患者食用，神經衰弱的人也可適量食用。

葵花子一次不宜吃太多，每天食用50~100克即可，而且宜用手剝殼或使用剝殼器，避免用牙齒嗑食。

不宜這樣吃

①炒食的葵花子性燥熱，多食傷津，不宜久食、多食，而且葵花子殼堅硬，常嗑食葵花子，易損傷琺瑯質，引發口腔潰瘍，使味覺遲鈍。

②葵花子為高熱、高脂食物，長時間大量食用，不利於減肥。

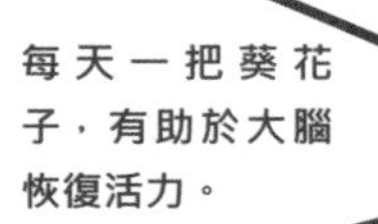

每天一把葵花子，有助於大腦恢復活力。

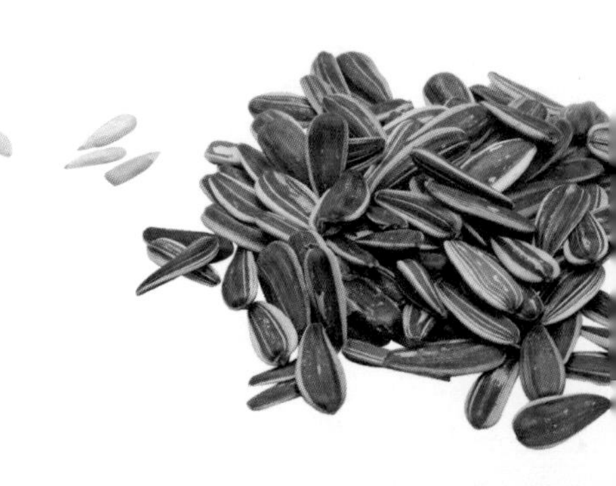

葵花子薏仁粥

原料：葵花子 80 克，薏仁 50 克，鹽適量。

做法：

1. 葵花子去殼，取仁，備用。
2. 薏仁洗淨，放於清水中浸泡 2 小時。
3. 葵花子仁與薏仁加水入鍋，大火煮開，改用小火煮 15 分鐘。
4. 調入鹽，煮至米熟即可食用。

葵花子有安神養血、安定情緒的作用；薏仁可利尿祛濕，補益氣力，兩者搭配可安定情緒，緩解神經衰弱和失眠。

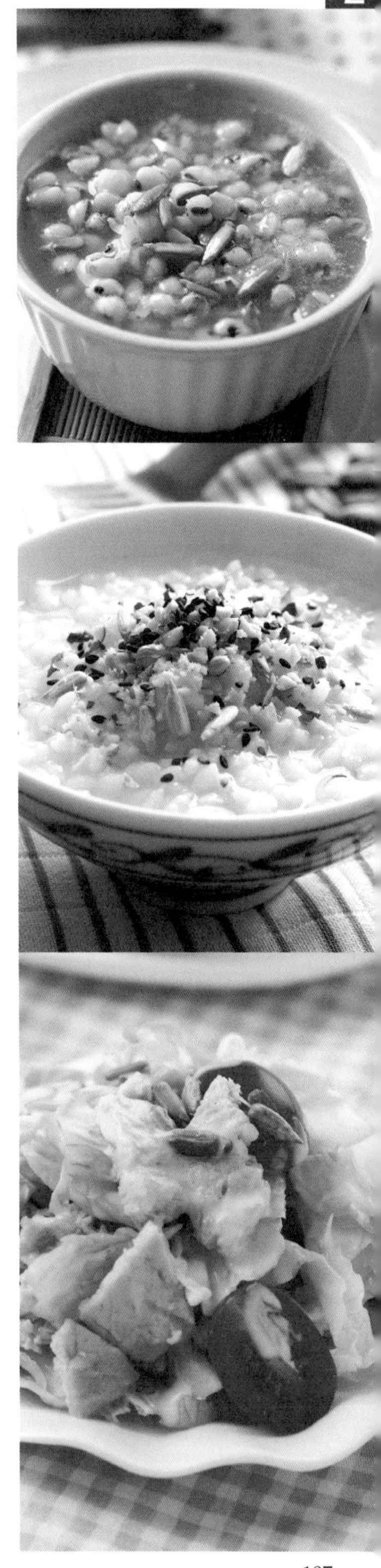

五仁白米粥

原料：葵花子、花生、芝麻、核桃、杏仁各 10 克，白米 50 克，白糖適量。

做法：

1. 葵花子、花生、核桃分別去殼，取仁，與杏仁一起壓碎。
2. 白米洗淨，加水，大火煮開，放入葵花子、花生、芝麻、核桃、杏仁等。
3. 煮至米熟粥成，調入適量白糖即可。

葵花子、花生、芝麻、核桃、杏仁等堅果中含有豐富的油脂，可潤腸通便；白米有補中益氣、健脾開胃功效，堅果與白米搭配，可健胃破瘀、潤腸通便，尤其適用於氣血虛虧引起的習慣性便秘人群。

葵花子雞肉沙拉

原料：雞胸肉 80 克，葵花子 40 克，生菜心 100 克，小番茄 50 克，優酪乳 50 毫升，油、鹽、料酒、醬油、黑胡椒粉、芥末、檸檬汁各適量。

做法：

1. 雞胸肉用刀背拍鬆，用鹽、料酒、醬油、黑胡椒粉醃製 30 分鐘；生菜心洗淨，撕成小片；小番茄洗淨，切兩半；葵花子炒熟後，去殼。
2. 鍋置火上，倒少許油燒熱，放雞胸肉，煎至兩面金黃後，切成丁。
3. 生菜心、小番茄、雞肉丁、葵花子放入碗中，加入鹽，拌勻，淋上優酪乳、芥末、檸檬汁即可。

這款沙拉熱量非常低，膳食纖維豐富，可增加飽腹感，有利於控制體重。

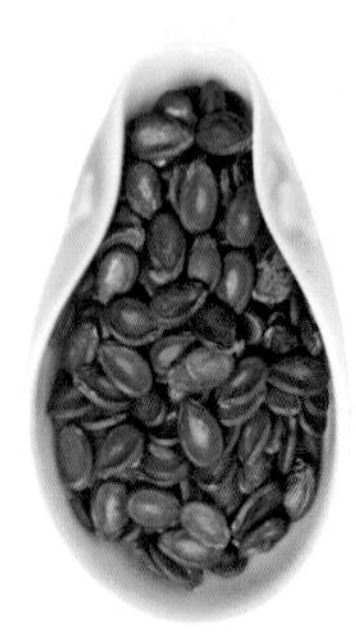

西瓜子

別名 大瓜子

性味 味甘，性寒

功效 有清肺潤腸、和中止渴的作用

熱量(千卡)	566
碳水化合物(克)	8.6
蛋白質(克)	32.4
脂肪(克)	45.6
膳食纖維(克)	5.4
維生素 B_1（毫克）	0.2
維生素 B_2（毫克）	0.08
維生素 E（毫克）	27.37
磷(毫克)	818
鉀(毫克)	186
鎂(毫克)	1

營養價值

西瓜子中含有豐富的脂肪，像其他堅果一樣，其中大多數為不飽和脂肪酸，有降低低密度脂蛋白，提升高密度脂蛋白的作用。西瓜子中含有鉻，食用後可增加機體對胰島素的敏感性，有利於糖尿病患者控制血糖。

西瓜子中還含有一種叫 Cucurbocitrin 的皂素成分，可降壓，並與血液中膽固醇結合，生成不溶性分子複合物，有降脂作用；含有的維生素 B_1，能夠預防糖尿病患者發生周圍神經功能障礙，對控制糖尿病病情非常有益。

保健作用

①健胃：西瓜子富含油脂，有健胃、通便的作用，能在一定程度上緩解食欲不振。

②降壓，預防動脈硬化：西瓜子所含脂肪大多為不飽和脂肪酸，有降低血壓，預防動脈硬化的功效。

③清肺化痰：西瓜子味甘，性寒，有清肺潤腸、和中止渴的功效。

④健腦益智：西瓜子中含有豐富的蛋白質、維生素 E 和礦物質元素，能為大腦細胞提供營養，有健腦益智的功效。

⑤美髮護膚：西瓜子中的維生素 E 含量極為豐富，每天食用一把，不僅可以令頭髮又黑又亮，還可以使皮膚光潔、白皙。

食用方法

西瓜子可生食，也可炒食，還可壓碎後，放入糕點中食用。保健養生的西瓜子茶以帶殼西瓜子製作，有清肺化痰的功效。西瓜子與白米搭配煮粥，可補中益氣，對身體健康有益。

此外，吃剩下的西瓜子宜放在陰涼乾燥的地方密封保存，否則瓜子會變軟，吃起來口感不好。

不宜這樣吃

①不宜多食。多食傷津液，易致口舌乾燥、咽喉腫痛。

②添加各種調味料的西瓜子不宜多吃，會增加鈉的攝入量，降低西瓜子降低血壓的效果。

③久放的有黴味的西瓜子不宜吃，其中含有致癌物質黃麴黴素。

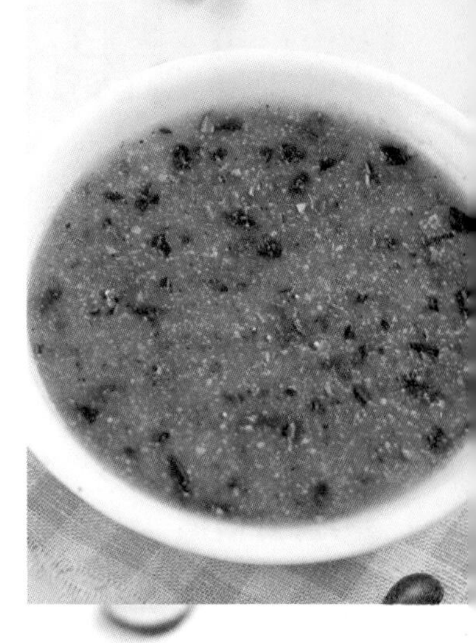

西瓜子保健茶

原料：生西瓜子 50 克，冰糖適量。

做法：

1. 生西瓜子曬乾後，打碎，冷水入鍋，大火煮開後，調入少許冰糖。
2. 轉小火熬煮，直至湯濃稠。
3. 趁熱飲用，每天 3 次。

有清肺化痰的功效，也可降脂、降壓。

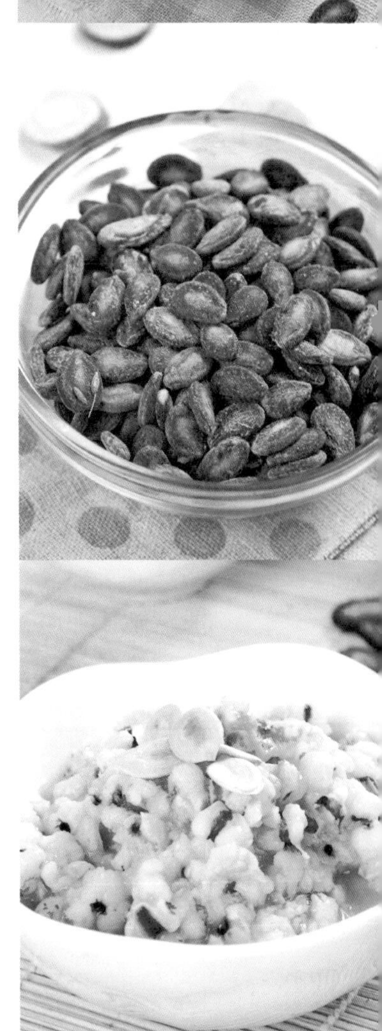

甘草西瓜子

原料：西瓜子 500 克，鹽 25 克，甘草 6 克，蘇打粉適量。

做法：

1. 西瓜子放入清水中，加適量蘇打粉，浸泡 6~12 小時，撈出，沖洗乾淨。
2. 將西瓜子、甘草、鹽，加足量清水一起放入鍋中，鹽溶解後，大火燒開，轉小火煮至水乾為止。
3. 把煮好的西瓜子攤開，晾至瓜子表面結出鹽霜時收起，每天食用 25 克。

有利肺、潤腸、止血、降壓的功效。

西瓜子薏仁粥

原料：西瓜子、薏仁各 50 克。

做法：

1. 薏仁淘洗乾淨，入清水中浸泡 1~2 小時。
2. 西瓜子去殼，取仁。
3. 薏仁加適量水放入鍋中，大火煮開，改小火熬煮 20~30 分鐘。
4. 放入西瓜子，煮至米熟即可。

薏仁富含膳食纖維，有利水消腫的功效；西瓜子可降壓，預防心血管疾病，兩者搭配適合「三高」人群食用。

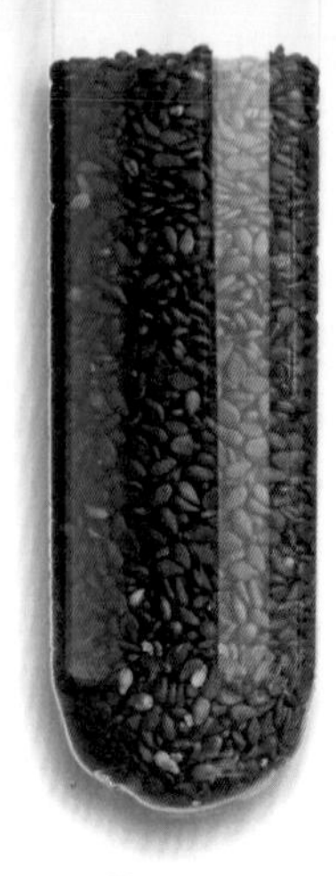

黑芝麻

熱量(千卡)	559
碳水化合物(克)	24
蛋白質(克)	19.1
脂肪(克)	46.1
膳食纖維(克)	14
維生素 B_1(毫克)	0.66
維生素 B_2(毫克)	0.25
維生素 E(毫克)	50.4
鈣(毫克)	780
磷(毫克)	516
鉀(毫克)	358
鎂(毫克)	290

別名 脂麻、胡麻

性味 味甘，性平

功效 有補肝腎、潤五臟、益氣力、長肌肉、填腦髓的作用

營養價值

黑芝麻為藥食兩用食物，含有豐富的蛋白質、膳食纖維、碳水化合物、脂肪、卵磷脂等營養物質，卵磷脂有「血管清道夫」之稱，可保護血管彈性，預防心血管疾病。中醫認為，黑芝麻入腎，有養腎護肝、滋五臟的功效。此外，黑芝麻含有豐富的鈣質，可補鈣、潤發。

保健作用

①降脂降壓：黑芝麻含有豐富的卵磷脂，可降低血液黏稠度，分解血液中的脂肪，對動脈硬化、高血脂有較好的緩解作用。

②抗氧化、防衰老：黑芝麻中豐富的維生素 E 和不飽和脂肪酸成分，可延遲細胞衰老，促進細胞分裂，能抗氧化、防衰老。

③烏髮美膚：黑芝麻中含有豐富的酪胺酸，能促進頭髮毛囊中的黑素細胞分泌黑色素，起到烏髮作用，而其所含天然維生素 E 有強抗氧化作用，能提高抗氧化酶的活性，改善皮膚乾燥、暗沉等狀況。

食用方法

黑芝麻炒食後可直接食用，可搭配糕點，或與豆類搭配，製成豆漿，也可以榨製香油或做成芝麻醬食用。芝麻碾碎後，更易被人體吸收，所以黑芝麻豆漿或黑芝麻糊對身體更為有益。

每天食用黑芝麻以 50 克為宜，最多不能超過 100 克，否則易引起肥胖等問題。黑芝麻與海帶、檸檬、海蜇皮等搭配，可促進新陳代謝，抵抗衰老，對健康有益。

不宜這樣吃

①有慢性腸炎、便溏腹瀉者不宜食用。

②不宜大量食用黑芝麻，因為黑芝麻富含油脂，大量食用會增加患肥胖的危險，而且多食、久食可能會導致頭髮油膩、脫髮。

③糖尿病患者也不宜食用黑芝麻，黑芝麻熱量高，食用後不利於控制血糖 。

④黑芝麻不宜與巧克力同食，會影響彼此的消化、吸收。

黑芝麻糊

原料：黑芝麻、糯米各 1/2 杯，鮮奶 200 毫升，清水、白糖各適量。

做法：

1. 鍋置火上燒熱，關火，放入黑芝麻不斷翻炒，待鍋涼後，開小火慢烘，鍋熱後立即關火，如此反復，直到聽到黑芝麻發出劈劈啪啪的爆裂聲，取出，晾涼。
2. 糯米洗淨，與炒熟的黑芝麻、鮮奶放入豆漿機中，並按個人喜好添加適量清水和白糖。按下「米糊」鍵，至米糊熟。

黑芝麻含有豐富的蛋白質、亞油酸等物質，與糯米搭配，可養血，令皮膚紅潤、細膩。

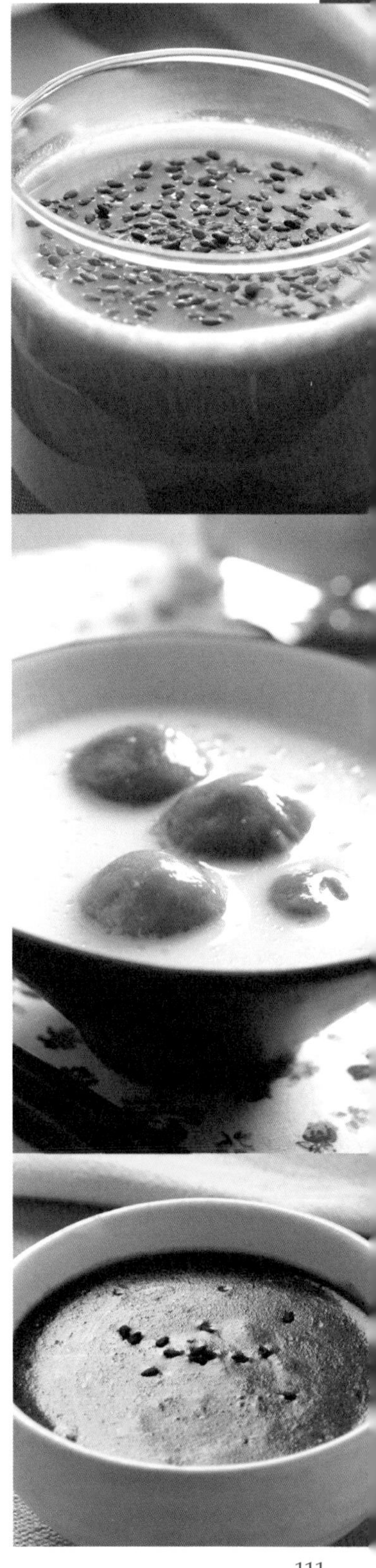

豆漿黑芝麻湯圓

原料：黑芝麻、白糖各 100 克，豬油 50 克，糯米粉 200 克，豆漿 500 毫升。

做法：

1. 黑芝麻炒熟，用擀麵杖壓碎，按照 2:1:2 的比例混合豬油、白糖，和勻。
2. 糯米粉加水和成團，揉至軟硬適中，不黏手。
3. 糯米團分量，並揉成球狀，用拇指在球頂壓一小洞，放入適量黑芝麻餡。用手指將窩口逐漸捏攏，放入手中搓圓。
4. 鍋中倒入豆漿，燒沸，放入芝麻湯圓，煮至湯圓漂浮起來，變軟，盛出。

黑芝麻富含維生素 E，能促進細胞分裂，延緩細胞衰老；豆漿含豐富的黃豆蛋白，兩者搭配可補中益氣，延年益壽，但因含大量油脂和糖，不宜多食。

黑芝麻粥

原料：黑芝麻 25 克，白米 50 克，蜂蜜適量。

做法：

1. 黑芝麻炒熟；白米洗淨，加水，放入鍋中大火燒沸。
2. 放入黑芝麻、蜂蜜，轉小火煮至米熟粥成，食用。

黑芝麻與白米搭配能補肝腎、潤五臟，尤其適合產後乳汁不足、便祕、鬚髮早白等。

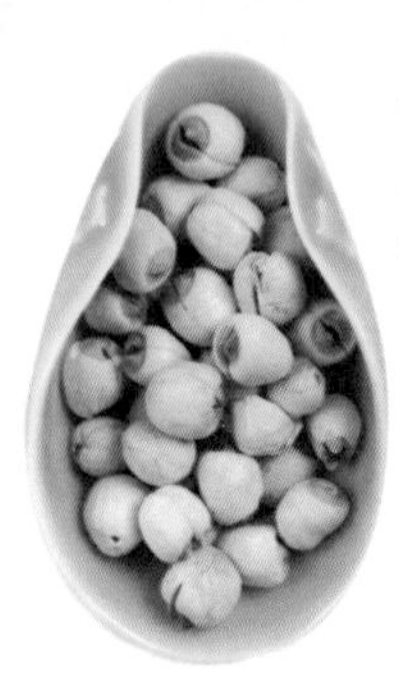

蓮子

別名 蓮實、蓮米

性味 味甘，性平

功效 能清心醒脾、養心安神明目、止瀉固精、滋補元氣

熱量(千卡)	350
碳水化合物(克)	67.2
蛋白質(克)	17.2
脂肪(克)	2
膳食纖維(克)	3
維生素 B_1(毫克)	0.16
維生素 B_2(毫克)	0.08
維生素 E(毫克)	2.71
鈣(毫克)	97
磷(毫克)	550
鉀(毫克)	846
鎂(毫克)	242

營養價值

蓮子含有豐富的磷、鉀、鎂等礦物質元素，有促使酶活化，促進凝血，維持神經傳導性，鎮靜神經的作用。蓮子所含豐富的磷，還可以幫助機體進行能量代謝，維持酸鹼平衡。蓮子心味苦，但可擴張週邊血管，有明顯的降低血壓，養心強心作用。

蓮子含有豐富的鎂元素，有利於胰島素作用的發揮和增強心血管的彈性，可減少鈣離子沉積在血管壁上，有抗血凝，預防血栓形成作用。

保健作用

①降壓強心：蓮子心含有的生物鹼成分，有較強的降壓和抗心律不整作用，對高血壓、心律不整有一定輔助治療作用。

②防癌抗癌：蓮子含有的氧化黃心樹寧鹼（Oxoushinsunine），中國的研究報告指出其對鼻咽癌有明顯的抑制作用。

③滋養補虛：蓮子含有棉子糖成分，棉子糖可調節腸道內有益菌，有提高免疫力，促進機體對鈣的吸收作用，是老少皆宜的補虛佳品。

食用方法

蓮子嫩時，可生食，也可泡茶，或與其他穀物搭配煮粥食用。由於成熟的蓮子質硬，煲湯最易析出其營養物質，對身體健康最為有益，但注意不宜久煮。蓮子與百合搭配，可潤燥養肺、滋補強身，也宜與枸杞子、黑米、花生、黃瓜等搭配。

不宜這樣吃

①大便乾結或腹部脹滿者應忌食。

②食用蓮子時，不宜去掉蓮子心。蓮子心味雖苦，但含有生物鹼成分，對身體有益，不宜去掉。

③蓮子心不可久煮，以免導致營養成分流失。

在煮蓮子前，將蓮子先放入冰箱冷凍一天，待水開後直接放入水中，蓮子很容易煮到熟爛。

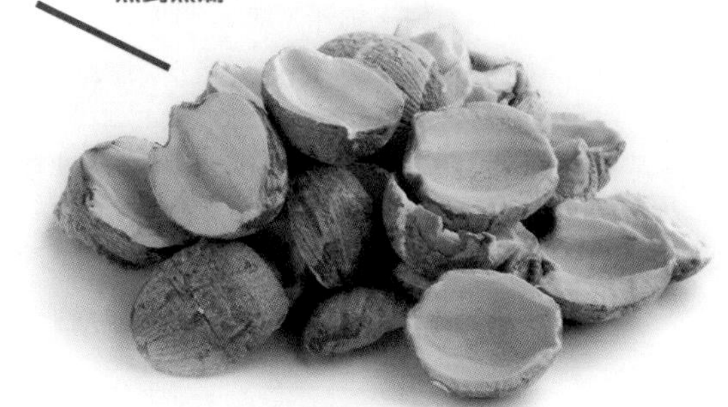

綠豆蓮子白木耳羹

原料：蓮子 15 克，乾白木耳 5 克，綠豆 30 克，冰糖適量。

做法：

1. 蓮子、綠豆分別洗淨，綠豆入清水中浸泡 1 小時。
2. 乾白木耳泡發，去蒂，洗淨，撕成小片。
3. 將綠豆、白木耳加適量冷水，大火煮沸，改小火煮約 15 分鐘。
4. 放入蓮子、冰糖，再煮 20 分鐘即可。

蓮子可清心醒脾、養心安神；白木耳能補脾開胃、益氣清腸；綠豆可清熱解毒，三者搭配能養陰清熱、潤燥。

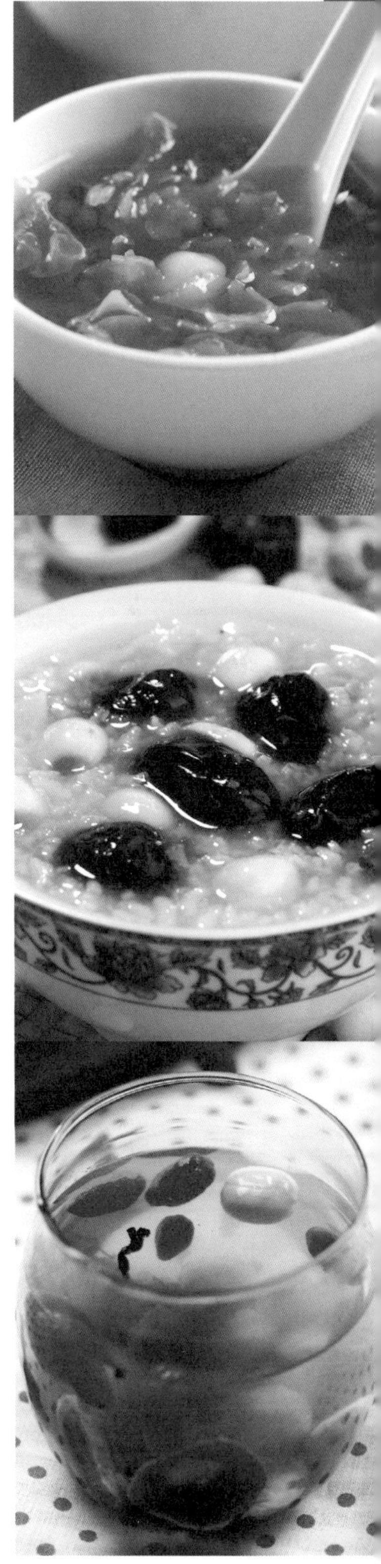

大棗蓮子粥

原料：蓮子 20 克，大棗 30 克，白米 50 克。

做法：

1. 蓮子、白米、大棗分別洗淨。
2. 蓮子、白米、大棗加適量清水，一起放入砂鍋中，大火煮開，改小火熬成粥即可。

白米可補中益氣，蓮子能清胃醒脾，大棗能安神養脾、平胃氣，三者搭配能養心安神、補脾養胃、澀腸固精。

山楂蓮子茶

原料：蓮子、山楂乾各 5 克，枸杞子、茶葉各 3 克，冰糖適量。

做法：

1. 蓮子、山楂乾、枸杞子分別洗淨。
2. 用沸水沖泡蓮子、山楂乾、枸杞子、茶葉，燜 5~15 分鐘。

山楂乾可擴張血管，降低血壓；蓮子有清心醒脾的功效，枸杞子可滋陰補腎，三者搭配適合「三高」人群飲用。

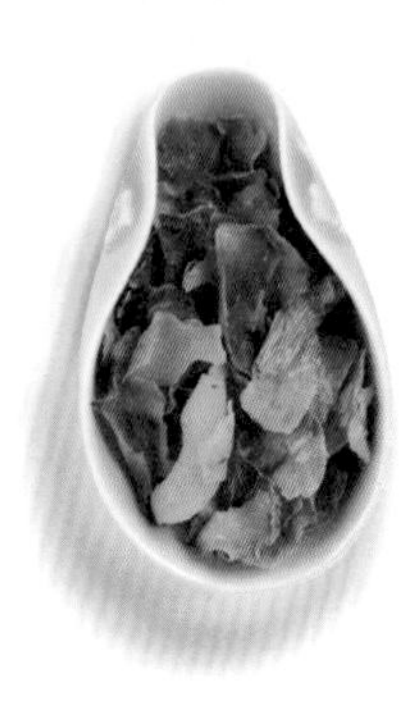

百合

別名 菜百合、蒜腦薯、強瞿

性味 味甘，微苦，性平

功效 有潤肺止咳、清心安神的作用，對肺熱乾咳、痰中帶血、肺弱氣虛、肺結核咯血等症有一定輔助療效

熱量（千卡）	346
碳水化合物（克）	79.5
蛋白質（克）	6.7
脂肪（克）	0.5
膳食纖維（克）	1.7
維生素 B_1（毫克）	0.05
維生素 B_2（毫克）	0.09
鈣（毫克）	32
磷（毫克）	92
鉀（毫克）	344
鎂（毫克）	42

營養價值

百合含豐富碳水化合物，能緩解饑餓，補充體力，是理想的滋補佳品。百合質地肥厚，味甘性平，對肺熱乾咳、水腫、痞滿寒熱有明顯的輔助治療作用。百合所含生物鹼，可提高免疫力，對病後體虛、精神官能症等疾病大有助益。

保健作用

①潤肺止咳：百合含有黏液質，可潤燥清熱，常被中醫用來治療肺燥或肺熱咳嗽。

②美容：百合含有多種維生素，有助於促進皮膚細胞新陳代謝，有美容護膚的功效。

③補中益氣：百合含有豐富的碳水化合物及多種生物鹼，有良好的營養滋補功效。

④防癌抗癌：百合中的生物鹼可增強白細胞的吞噬能力，提高人體免疫力，有很好的防癌抗癌作用。

食用方法

百合有鮮品、乾品之分，四季皆可食用，但更宜於秋季食用。選用百合宜以味不苦、鱗片闊而薄者為佳。可炒食、煮湯食用，也可泡茶，有滋陰補肺的功效。由於百合中含有大量碳水化合物，易產生熱量，宜與其他蔬菜搭配食用，不宜單獨或搭配肉類食物食用。

不宜這樣吃

①食療百合不宜選用瓣片小、味較苦的，瓣小味苦者適宜作藥用。

②糖尿病患者不宜多食，以免增加控制血糖的難度。

③風寒咳嗽、虛寒出血、脾胃不佳者不宜食用，且百合有小毒，一次不宜吃太多。

將百合 30~60 克和款冬蒲公英 10~15 克一起煮湯，晚飯後飲用，可潤肺止咳。

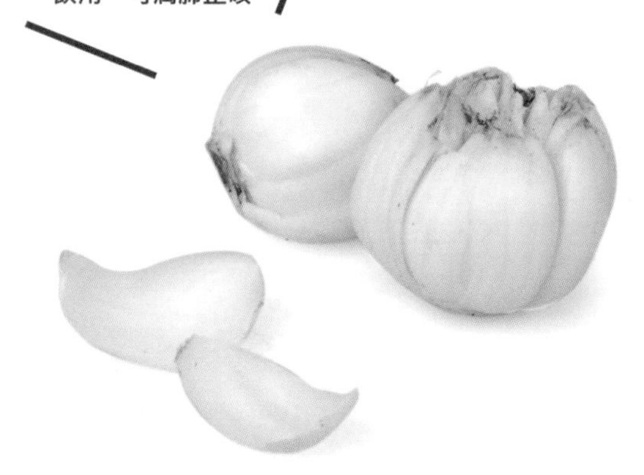

西芹炒百合

原料：百合 150 克，西芹 200 克，油、鹽、雞精各適量。

做法：

1. 西芹擇洗乾淨，切成粗細均勻的段；百合洗淨，掰成小瓣。
2. 西芹與百合分別放入沸水鍋中，燙 1~2 分鐘撈出，瀝乾。
3. 鍋中倒油燒熱，放入西芹、百合，調入鹽、雞精快速翻炒至熟即可。

芹菜可平肝降壓、鎮靜安神；百合能潤肺止咳、補中益氣，兩者搭配非常適合高血壓人群食用。

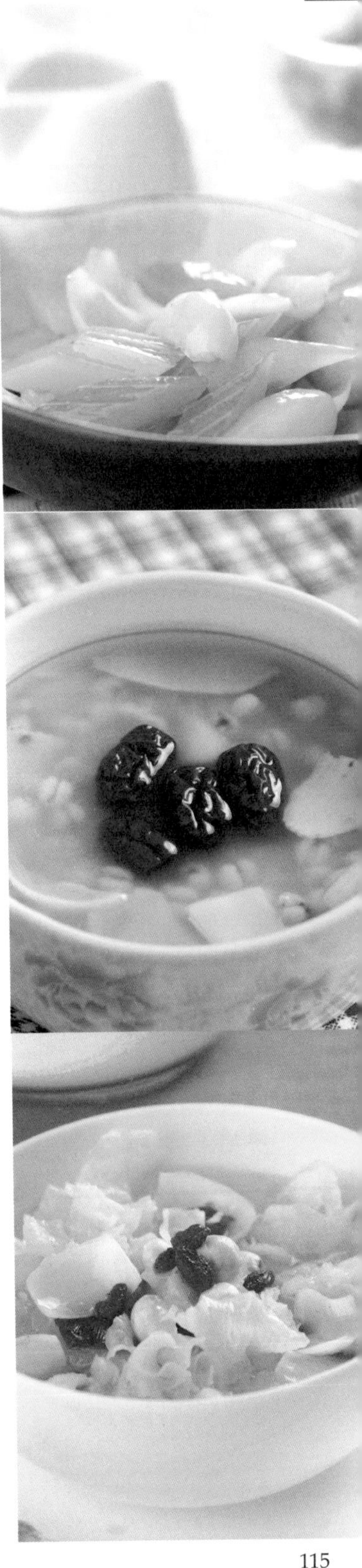

百合薏仁粥

原料：乾百合 5 克，白米 20 克，薏仁 30 克，大棗 3~5 個，冰糖適量。

做法：

1. 乾百合洗淨，用溫水浸泡 15 分鐘。
2. 薏仁、白米分別淘洗乾淨；大棗洗淨。
3. 薏仁加足量水放入鍋中，大火燒開，改小火煮 10 分鐘，放入白米，再次煮開，小火繼續煮 15 分鐘。
4. 放入百合、大棗，煮至米熟，調入冰糖即可。

有補益氣力、美白肌膚、祛斑的作用。

百合白木耳蓮子湯

原料：乾百合、白木耳、蓮子各 3 克，枸杞子、冰糖各適量。

做法：

1. 白木耳泡發、洗淨，撕成小片；乾百合泡發，洗淨；蓮子、枸杞子分別洗淨。
2. 白木耳與蓮子加足量水，大火燒開，調入冰糖，改小火，煮至白木耳變黏稠。
3. 放入百合煮 10 分鐘，出鍋前撒上枸杞子即可。

百合和蓮子具有養心安神、潤肺止咳的功效，白木耳能美容養顏，枸杞子可補血養氣，搭配食用，有養心安神、潤肺止咳的功效。

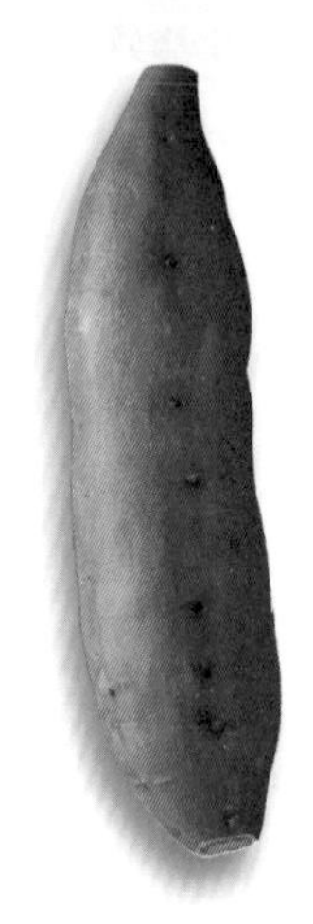

地瓜

別名 紅薯、番薯、甘薯

性味 味甘，性平

功效 有補虛乏、益氣力、健脾胃、強腎陰的作用

熱量(千卡)	102
碳水化合物(克)	24.7
蛋白質(克)	1.1
脂肪(克)	0.2
膳食纖維(克)	1.6
維生素 A (微克)	125
維生素 B_1 (毫克)	0.04
維生素 B_2 (毫克)	0.04
維生素 E (毫克)	0.28
鈣(毫克)	23
磷(毫克)	39
鉀(毫克)	130
鎂(毫克)	12

營養價值

地瓜是典型的低脂肪、低熱量食物，所含蛋白質、碳水化合物、脂肪較少，而所含膳食纖維又能阻止醣類變為脂肪，對減肥、瘦身非常有益。地瓜所含礦物質與其他營養素共同作用，能保護血管彈性，減少血液中膽固醇的沉積，有降脂、降壓的功效。地瓜中含有豐富的 β-胡蘿蔔素，可保護視力，所含的離胺酸能促使上皮細胞正常更新，有一定的防癌抗癌作用。

保健作用

①減肥、緩解便祕：地瓜含大量膳食纖維，能有效阻止體內的糖轉化為脂肪，還能刺激胃腸蠕動，可減肥，緩解便祕。

②降糖、降脂、降壓：地瓜中的膳食纖維進入腸道後，能減少人體對脂肪的吸收，所含礦物質可保護血管彈性，起到降糖、降脂、降壓的功效。

③提升免疫力：地瓜含有較為豐富的離胺酸，可抑制上皮細胞異常分化，減少體內遊離自由基，有增強人體免疫力的作用。

④保護視力：地瓜中豐富的維生素 A，進入人體後，可保護視力，緩解夜盲症。

食用方法

地瓜食用方法很多，可煮食、蒸食、烤食，還可與蔬菜搭配烹製菜餚。由於地瓜易致腹脹，最好與其他穀物或蔬菜搭配食用。此外，吃地瓜時要注意一定要蒸熟煮透。

不宜這樣吃

①不宜食用生地瓜。生地瓜中的澱粉不易被人體吸收。

②食用地瓜不宜過量。地瓜消化時產生氣體，易導致腹脹。

③地瓜不能和甜食一起吃。地瓜含大量糖，空腹食用易產生大量胃酸，出現胃灼熱的感覺。

地瓜宜選擇形狀類似紡錘形的，而表皮乾淨、光滑，且透著光亮的比較好。

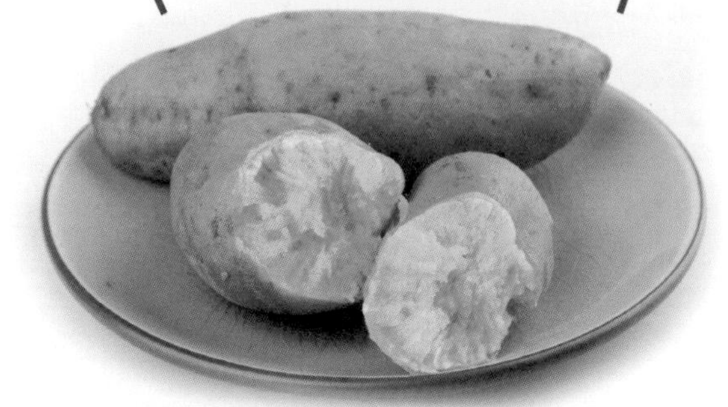

地瓜粥

原料：地瓜 30 克，白米 50 克。

做法：

1. 地瓜洗淨，去皮，切丁；白米淘洗乾淨。
2. 將白米、地瓜加適量水一起放入鍋中，大火燒開後，改小火熬至米熟即可。

地瓜與白米搭配煮粥含有豐富膳食纖維，可潤腸通便，非常適合冬天想要減肥的人食用。

地瓜餅

原料：地瓜 250 克，麵粉 100 克，油、糖各適量。

做法：

1. 地瓜洗淨，裝進微波盒，放入微波爐，中火轉 10 分鐘。
2. 取出地瓜，去皮，用勺子將地瓜壓成泥。
3. 在地瓜泥中加入麵粉，並放入一小勺油，調入白糖，和成麵團，並擀成厚薄均勻的麵餅。
4. 鍋中倒油燒熱，放麵餅小火慢煎至兩面金黃，麵餅熟後，盛出，切塊即可。

地瓜與麵粉搭配，含豐富的膳食纖維和離胺酸，是減肥瘦身的好選擇。

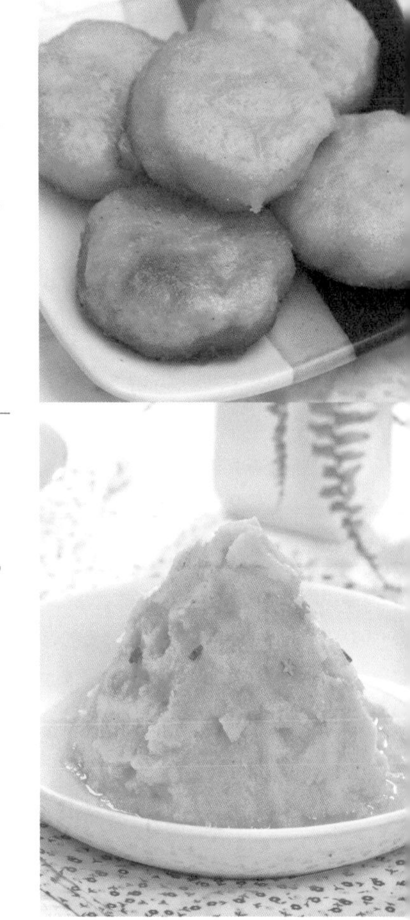

炒地瓜泥

原料：地瓜 200 克，油、蜂蜜、香油各適量。

做法：

1. 地瓜洗淨，裝進微波盒，放入微波爐，中火轉 10 分鐘，取出，去皮。
2. 用勺子將地瓜壓成泥，並放入紗布中濾去粗纖維絲。
3. 鍋中倒油燒熱，燒至五分熱，放入地瓜泥翻炒均勻，盛出。
4. 調入蜂蜜，滴兩滴香油，攪拌均勻即可。

有健脾、補虛、益氣功效，對腹脹、夜盲症等有良好療效。

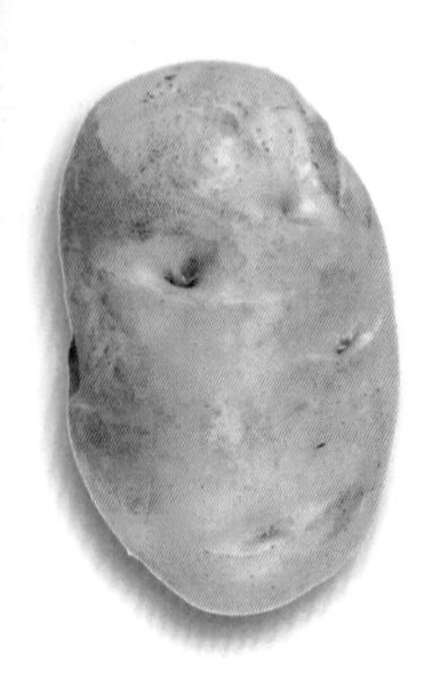

馬鈴薯

別名 洋芋、土豆

性味 味甘，性平

功效 能健脾和胃、益氣調中、緩急止痛、通利大便，對脾胃虛弱、消化不良有顯著治療效果

熱量（千卡）	77
碳水化合物（克）	17.2
蛋白質（克）	2.0
脂肪（克）	0.2
膳食纖維（克）	0.7
維生素 A（微克）	5
維生素 B_1（毫克）	0.08
維生素 B_2（毫克）	0.04
維生素 E（毫克）	0.34
鈣（毫克）	8
磷（毫克）	40
鉀（毫克）	342
鎂（毫克）	23

營養價值

馬鈴薯是理想的減肥食品。馬鈴薯中脂肪和碳水化合物含量非常低，所含的熱量低於穀類糧食，可作為主食食用；其含有大量膳食纖維，能寬腸通便，幫助機體代謝毒素，在預防便祕、腸道疾病方面有重要作用，而其中所含的鉀能促進體內鈉的排出，有利於預防心血管疾病。此外，新鮮馬鈴薯中含有酚類物質，對癌症有抑制作用。

保健作用

①減肥：馬鈴薯主要成分為澱粉，而且是一種抗性澱粉，有縮小脂肪細胞的作用，同時馬鈴薯幾乎不含脂肪，是理想的減肥食物。

②降壓：馬鈴薯是典型的高鉀低鈉食物，所含的鉀，能與鎂元素等協同作用，可保護心血管，起到降壓、保護心臟的作用。

③預防動脈硬化：馬鈴薯含黏液蛋白，能使消化道、呼吸道及關節腔保持潤滑，可預防脂肪沉積，保持血管彈性。

④健脾和胃：馬鈴薯對消化不良及排尿不暢有一定療效，可緩解胃病、習慣性便祕。

食用方法

馬鈴薯可煮食、蒸食，也可以與其他蔬菜搭配製作菜餚，還可以烤食。只要在製作過程中不加入過量油脂、鹽，不與大量主食一同食用，哪種食法都有利於健康。研究發現，每週吃 5、6 個馬鈴薯，可明顯降低患腦中風的概率。

不宜這樣吃

①不宜多食炸製薯條、薯片等。馬鈴薯本身熱量、脂肪含量較少，但經過炸製後，熱量、脂肪含量驟增，會增加肥胖的概率。

②不宜與大量主食同食。馬鈴薯的主要成分為澱粉，進入身體後會轉化為糖，與大量主食同食，易增加熱量攝入量。

③馬鈴薯一次不宜吃太多。馬鈴薯消化時產氣，易致腹脹。

馬鈴薯是典型的高鉀低鈉食品，很適合肥胖、「三高」人群食用。

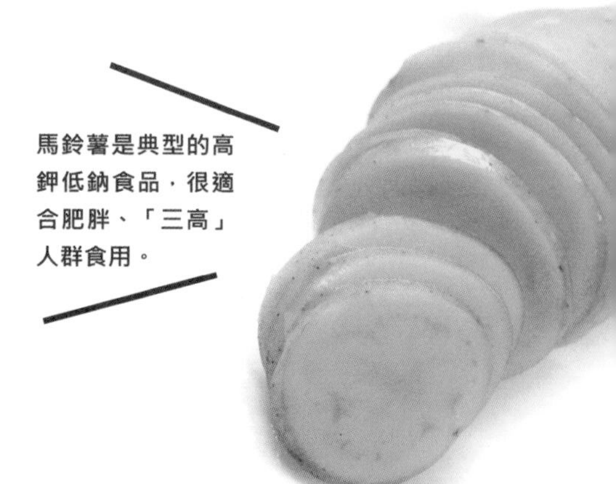

馬鈴薯濃湯

原料：馬鈴薯1個，培根20克，洋蔥30克，牛奶300毫升，奶油、鹽、黑胡椒粉各適量。

做法：

1. 馬鈴薯去皮，洗淨，切小塊；洋蔥去皮，洗淨，切絲；培根切片。
2. 鍋置火上，放入培根片，煎香取出待用；鍋中放入奶油，融化，下洋蔥絲翻炒至軟，放馬鈴薯塊翻炒至外皮稍有焦色，加水至淹過馬鈴薯，小火煮軟。
3. 將煮軟的馬鈴薯塊和洋蔥絲放入攪拌機，攪打成泥，再倒回鍋中，小火慢煮。倒入牛奶，調入鹽、黑胡椒粉，煮沸，放入培根即可。

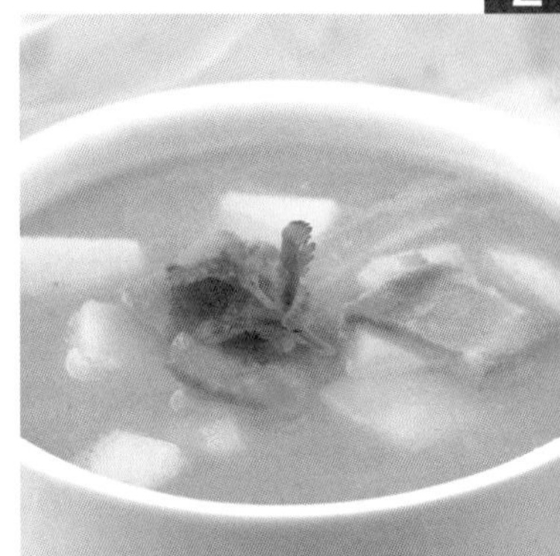

將馬鈴薯與洋蔥、牛奶搭配，製成濃湯，營養更易被人體吸收，有利於減肥。

馬鈴薯餅

原料：馬鈴薯3~5個，雞蛋1個，牛奶150毫升，麵粉200克，油、鹽、糖各適量。

做法：

1. 馬鈴薯洗淨入微波爐中，中火轉10分鐘左右，取出，去皮，壓成泥。
2. 雞蛋打散，加牛奶、鹽、糖打勻，倒入馬鈴薯泥中，加適量麵粉攪勻。
3. 鍋中倒油燒熱，將適量馬鈴薯麵粉放入鍋中，並用鍋鏟或其他工具定形，小火慢煎至熟即可。

馬鈴薯與雞蛋、牛奶搭配，平衡了馬鈴薯中缺乏優質蛋白的情況，使營養更為均衡。

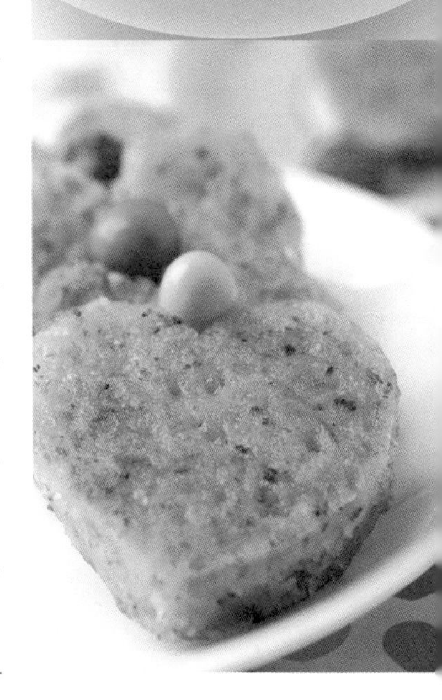

烤馬鈴薯片

原料：馬鈴薯2個，油、燒烤料、白胡椒粉、茴香各適量。

做法：

1. 馬鈴薯去皮，洗淨，切薄片。
2. 每片馬鈴薯上都刷少許油，並分別撒上適量燒烤料、白胡椒粉、茴香。
3. 馬鈴薯片放烤網上，放入烤箱中，烤箱溫度調至200℃，烤10分鐘即可。
4. 若沒有烤箱，也可用微波爐的燒烤功能，正反面分別轉3分鐘也可。

馬鈴薯烤後散發著焦香的燒烤味，但熱量及油脂卻很少，很適合作為兩餐之間的零食食用。

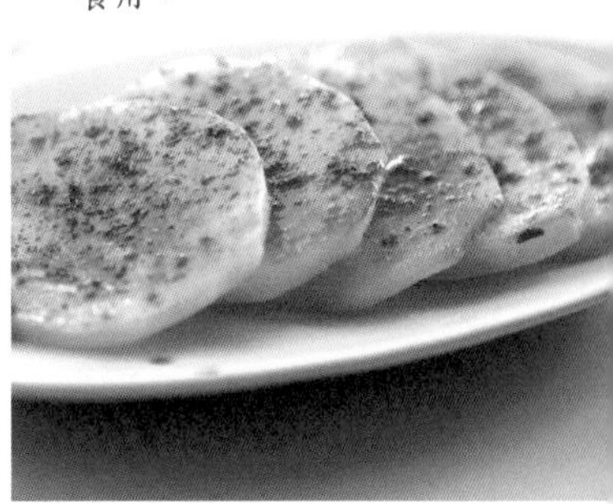

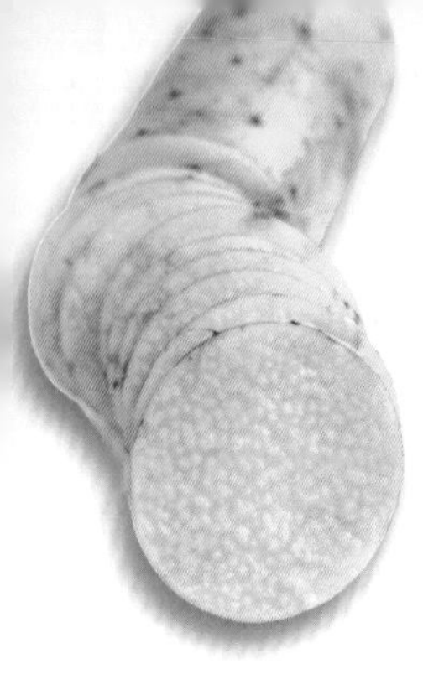

山藥

別名 薯蕷
性味 味甘，性平
功效 有健脾胃、益肺腎、補虛羸的作用，可治食少便溏、虛勞、喘咳、頻尿、帶下、消渴

熱量（千卡）	57
碳水化合物（克）	12.4
蛋白質（克）	1.9
脂肪（克）	0.2
膳食纖維（克）	0.8
維生素 A（微克）	3
維生素 B_1（毫克）	0.05
維生素 B_2（毫克）	0.02
維生素 E（毫克）	0.24
鈣（毫克）	16
磷（毫克）	34
鉀（毫克）	213
鎂（毫克）	20

營養價值

山藥營養均衡，常食可延年益壽，延緩細胞衰老；它含有豐富的澱粉酶、多酚氧化酶，有促進脾胃消化的功效。山藥還含有豐富的黏蛋白，能提高人體免疫力，有效預防脂肪在血管內的沉積，預防心血管疾病。山藥還有強健機體、滋腎益精的作用，常食可益肺氣、養腎陰。

保健作用

①健脾益胃、助消化：山藥中的澱粉酶、多酚氧化酶等物質，有利於調理脾胃，幫助消化。

②養腎益精：中醫認為山藥有補虛羸、益肺腎的功效，對腎虛引起的頻尿、帶下等症有明顯的效果。

③預防心血管疾病：山藥含有黏液蛋白，能有效預防脂肪沉澱於血管壁上，可保護血管、心臟。

④益肺止咳：山藥含有的皂素、黏液蛋白等成分有潤滑、滋潤作用，可益肺氣，養肺陰。

食用方法

山藥可炒食、煲湯，也可製作成山藥泥或山藥粉與其他食物搭配食用。去皮後的山藥容易氧化，因此在處理山藥時，應及時將切好的山藥放入清水中。山藥上的黏液盡量不要洗掉，其中含有豐富的黏液蛋白，對身體健康非常有益。

不宜這樣吃

因山藥有收斂作用，感冒、大便燥結者及腸胃積滯者不宜食用。

用山藥燉湯時，先將山藥蒸熟後再烹製，煮出的湯較清澈，色相更好。

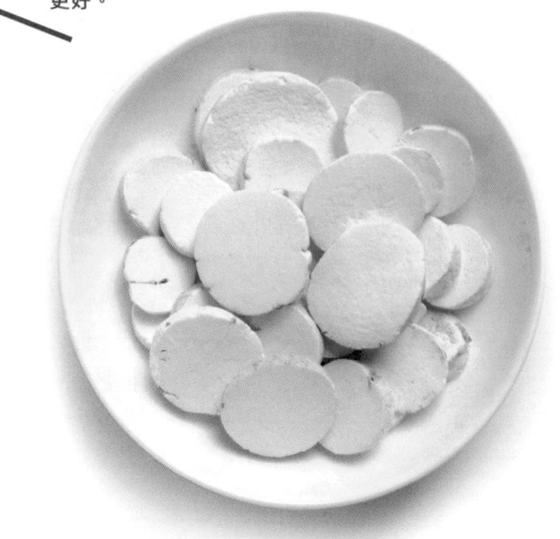

山藥枸杞煲苦瓜

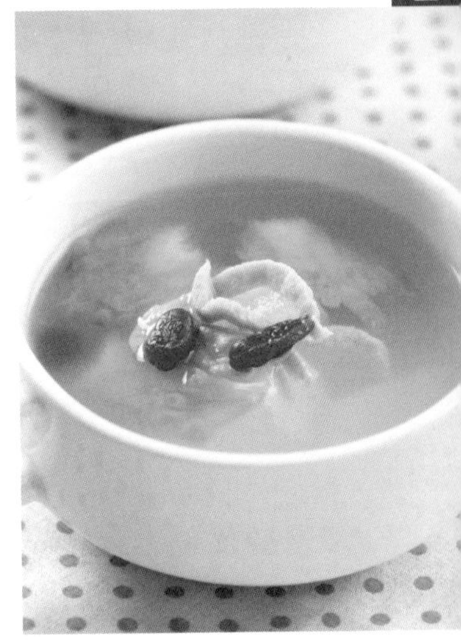

原料：苦瓜 100 克，山藥 40 克，豬瘦肉 30 克，枸杞子 10 克，油、薑末、鹽、雞精各適量。

做法：

1. 苦瓜去瓤，洗淨，切片；山藥去皮，洗淨，切片；豬瘦肉洗淨，切絲，入沸水中燙 3~5 分鐘後撈出。
2. 鍋中倒油燒熱，放肉絲、薑末翻炒，倒入適量清水，調入雞精。放入山藥片、枸杞子，大火煮開，改小火煮 10 分鐘，放入苦瓜，再煮 15 分鐘。
3. 調入鹽即可。

山藥與苦瓜、枸杞子搭配煲湯，有健脾補腎、調血糖的作用。

山藥炒扁豆

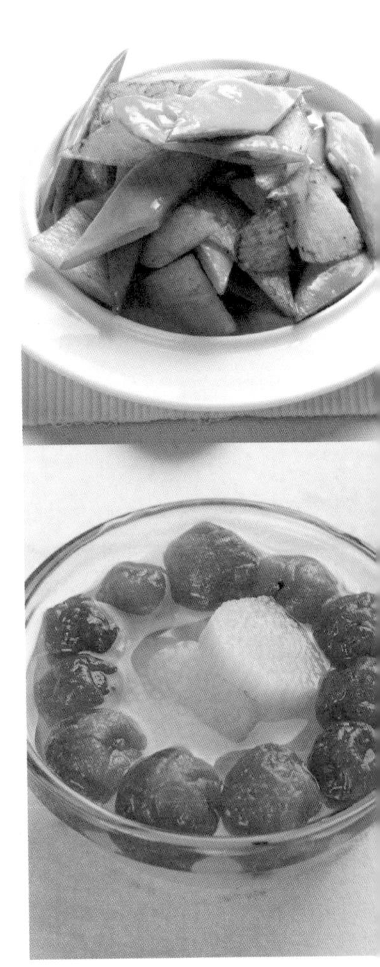

原料：山藥 150 克，扁豆 80 克，油、鹽、雞精各適量。

做法：

1. 山藥去皮，切片，洗淨，入熱水中微煮 2~3 分鐘，撈出；扁豆擇好，洗淨，切成段。
2. 鍋置火上，倒油燒熱，下扁豆炒至顏色變深綠，放入山藥翻炒。
3. 炒至山藥微脆，調入鹽、雞精即可。

山藥能降糖清腸，扁豆富含膳食纖維，兩者搭配能使降脂、降糖功效加倍。

話梅山藥

原料：山藥 150 克，話梅適量。

做法：

1. 山藥去皮，洗淨，切片。
2. 話梅放入開水中浸泡 10~30 分鐘製成話梅汁。
3. 鍋中放清水燒開，放山藥片煮熟。
4. 撈出山藥片放入話梅汁中浸泡片刻即可。

山藥有健脾開胃功效；話梅可開胃，兩者搭配，有利於脾胃消化。

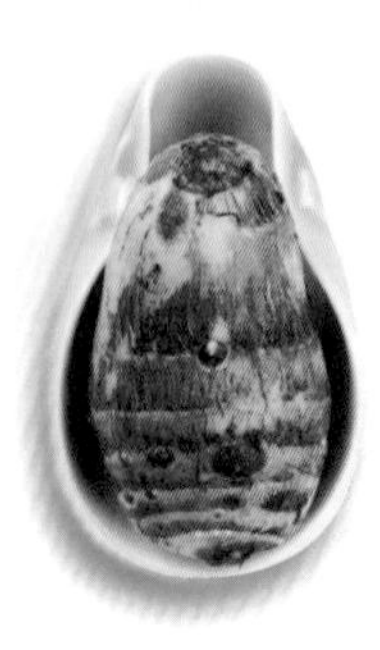

芋頭

別名 芋艿、芋子

性味 味甘、辛，性平，有小毒

功效 能益脾養胃，消涼散結，對少食乏力、久痢便血等症有緩解作用

熱量(千卡)	81
碳水化合物(克)	18.1
蛋白質(克)	2.2
脂肪(克)	0.2
膳食纖維(克)	1
維生素A(微克)	27
維生素B_1(毫克)	0.06
維生素B_2(毫克)	0.05
維生素E(毫克)	0.45
鈣(毫克)	36
磷(毫克)	55
鉀(毫克)	378
鎂(毫克)	23

營養價值

芋頭是一種非常好的鹼性食物，口感細軟、綿甜香糯，在營養方面與馬鈴薯非常類似，碳水化合物、蛋白質、脂肪含量很少，是典型的低熱量、低脂肪食物，對減肥、瘦身非常有利。芋頭中含礦物質，能增強人體的免疫能力，抵抗病毒。芋頭能中和體內的酸性物質，調整人體酸鹼平衡，有利於身體健康。

保健作用

①潔齒防齲：芋頭中含有較高的氟，有保護牙齒的作用。

②提高免疫力：芋頭含黏液蛋白，進入身體後產生免疫球蛋白，可提高機體免疫力。

③補中益氣：芋頭含有的黏液皂素及多種礦物質，可調整身體素質，增進食欲、促進消化。

食用方法

芋頭可煮、蒸、烤、燒、炒、燴、炸，幾乎適合各種烹製方法，但生活中最常見的食用方法為煮食或蒸食，也有將其蒸熟壓成泥後，搭配其他穀物麵粉製成饅頭的做法。芋頭能補中益氣，特別適合身體虛弱者食用。

不宜這樣吃

①芋頭有小毒，不宜過多食用，易導致悶氣或胃腸積滯。

②不宜吃沒熟透的芋頭。食用沒熟透的芋頭，易導致腹脹、腹瀉。

③芋頭中含豐富的澱粉，進入人體後會快速轉化為糖，不適合糖尿病患者食用。

削芋頭皮時，先倒點醋在手中，搓一搓再削，能避免皮膚發癢。

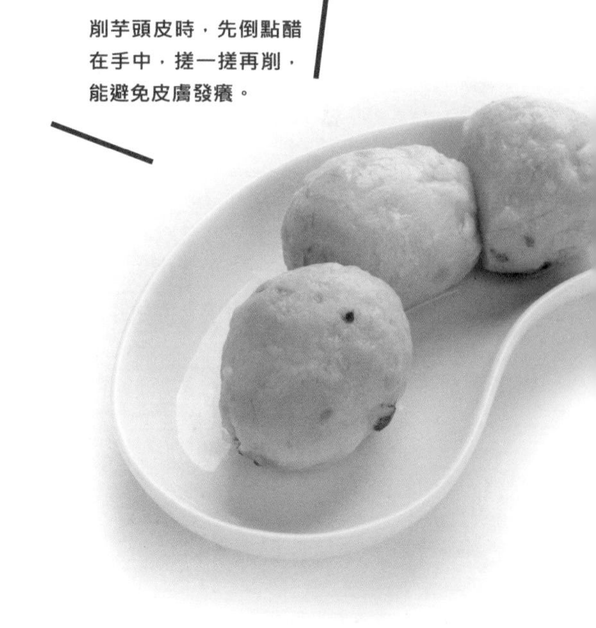

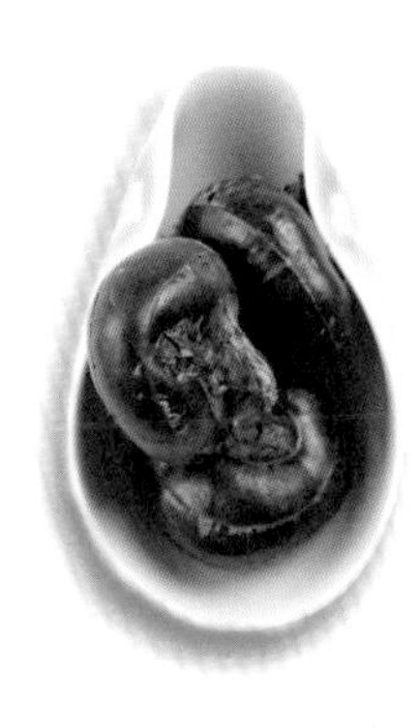

荸薺

別名 馬蹄、水栗

性味 味甘，性寒

功效 有解毒、利尿、清熱瀉火的作用，可用於肺熱咳嗽、痰濃難咳

熱量（千卡）	61
碳水化合物（克）	14.2
蛋白質（克）	1.2
脂肪（克）	0.2
膳食纖維（克）	1.1
維生素A（微克）	3
維生素B_1（毫克）	0.02
維生素B_2（毫克）	0.02
維生素E（毫克）	0.65
鈣（毫克）	4
磷（毫克）	44
鉀（毫克）	306
鎂（毫克）	12

營養價值

荸薺是典型的藥食同源食物，脆嫩多汁，對熱病津傷、口渴、糖尿病有一定治療作用。荸薺中磷含量是所有莖類蔬菜中最高的，可促進人體生長發育，尤其是骨骼、肌肉的發育。荸薺入藥，有清熱化痰、開胃消食、生津潤燥的功效，中醫常用來治療陰虛肺燥、咳嗽多痰等。

保健作用

①保護心臟：荸薺中磷、鉀元素含量較高，進入人體後可與鎂元素協同作用，維持血管彈性，保護心臟，預防心血管疾病。

②消炎抗菌：荸薺含有一種叫「荸薺英」的物質，能抑制金黃色葡萄球菌、大腸桿菌、綠膿桿菌等細菌，有抗炎抑菌作用。

③生津潤燥：荸薺質嫩多汁，食用後可生津止渴，滋陰潤燥。

食用方法

荸薺既可作水果，又可作為蔬菜，可蒸熟、煮食、燉食，還可絞汁服用。食用時最好去皮。烹製荸薺時宜與肉類、蔬菜等搭配食用，如荸薺燉肉、四季豆炒荸薺等，能讓營養更為均衡。

不宜這樣吃

①不宜生吃。荸薺生於地下，易感染寄生蟲，生食易患寄生蟲病。

②脾胃虛寒、消化能力弱者，以及大便溏瀉和血瘀者不宜多食。

③荸薺不宜帶皮吃。荸薺皮的表皮易聚集寄生蟲和有毒物質，所以不宜帶皮吃。

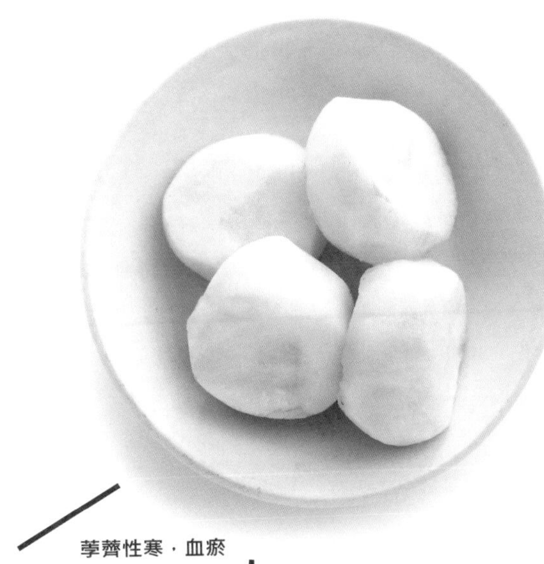

荸薺性寒，血瘀體質者及脾胃虛寒者不宜多食。

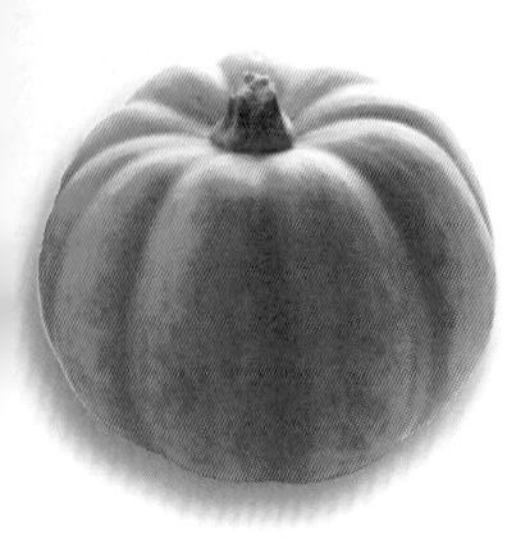

南瓜

別名 金瓜、倭瓜、番瓜
性味 味甘，性溫
功效 有補中益氣、化痰排膿的作用

熱量（千卡）	23
碳水化合物（克）	5.3
蛋白質（克）	0.7
脂肪（克）	0.1
膳食纖維（克）	0.8
維生素A（微克）	148
維生素B_1（毫克）	0.03
維生素B_2（毫克）	0.04
維生素E（毫克）	0.36
鈣（毫克）	16
磷（毫克）	24
鉀（毫克）	145
鎂（毫克）	8

營養價值

南瓜中含有果膠及多種維生素，這有利於體內毒素的排出，有一定的解毒作用。南瓜中大量的膳食纖維可結合體內多餘的膽固醇，降低血液膽固醇含量，起到預防動脈硬化的作用。南瓜中的鈷，可促進人體新陳代謝，促進造血功能，刺激胰島素分泌，非常適合血糖指數較高的人食用。此外，南瓜中含有豐富的維生素A，可保護視力。

保健作用

①預防糖尿病：南瓜中含有鈷元素，可刺激胰島素分泌，有助於糖尿病患者控制血糖。

②潤腸通便：南瓜中的膳食纖維能刺激腸胃蠕動，可潤腸通便。

③保護視力：南瓜含豐富的維生素A，可保護眼睛，使皮膚柔軟細嫩，有防皺去皺功效。

食用方法

南瓜可煮食、蒸食，也可炒食，或搗成南瓜泥與其他穀物搭配製作成多種糕點。在食用南瓜時，最好減少主食攝入量。

不宜這樣吃

①南瓜性溫，脾胃熱盛者不宜多食。

②南瓜性偏壅滯，氣滯中滿者宜慎食。

③服用中藥期間不宜食南瓜。

④南瓜不宜與大量主食一同食用。

切開的南瓜，可以用紙將剖面覆蓋，然後放入保鮮袋，置於冰箱中可放5、6天。

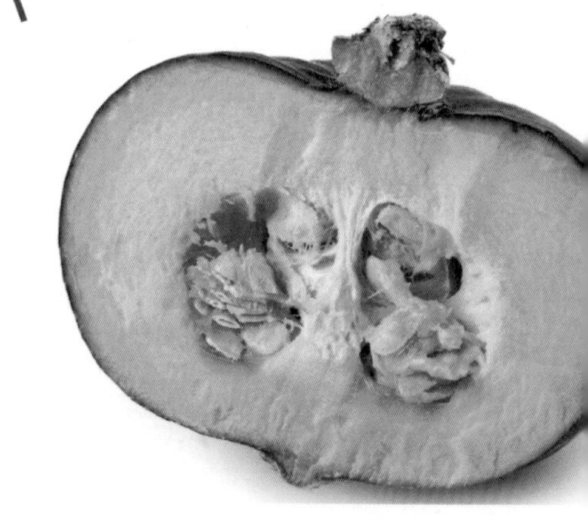

蘆筍炒南瓜

原料：南瓜、蘆筍各 200 克，油、鹽、蒜末各適量。

做法：

1. 南瓜去皮、瓤，洗淨，切成片；蘆筍洗淨，切段。
2. 鍋中倒油燒熱，放蒜末爆香，再下南瓜片翻炒，加少許水燜 3 分鐘。
3. 放蘆筍段炒勻，再燜 1~2 分鐘，調入鹽即可。

南瓜與蘆筍都為低熱量食物，南瓜可降糖，蘆筍含蘆丁能抗癌，兩者搭配，食療效果更好。

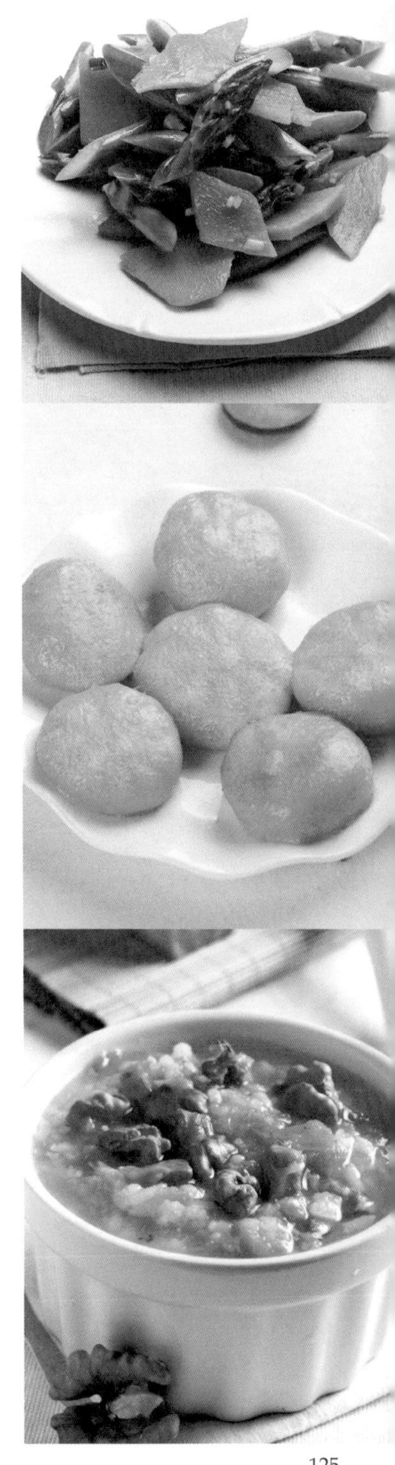

豆沙南瓜餅

原料：南瓜 50 克，糯米粉 100 克，紅豆沙 80 克，糖、食用油適量。

做法：

1. 南瓜去皮、瓤，洗淨，放蒸鍋中蒸軟，倒出多餘的水後，壓成泥。
2. 將糯米粉、少許糖倒入南瓜泥中拌勻，不需要加水，揉成麵團。
3. 麵團分成幾小團，用手壓成餅胚，包上適量紅豆沙，壓成餅。
4. 鍋置火上，倒入少許油，放入麵餅，煎至兩面金黃即可。

南瓜與糯米搭配，有助於降壓、降脂，但因澱粉含量高，糖尿病患者宜控制攝入量。

核桃南瓜粥

原料：小南瓜 1/4 個，白米 50 克，核桃 30 克。

做法：

1. 南瓜洗淨，去皮、瓤，切成大塊；白米淘洗乾淨；核桃去殼，取仁，切碎。
2. 南瓜與白米一起放入鍋中，大火煮開後，放入核桃，改小火慢熬成粥即可。

南瓜所含微量元素鈷、鋅、銅等能促進人體胰島素的分泌，常吃可有效預防糖尿病、高血壓及肝臟的一些病變。

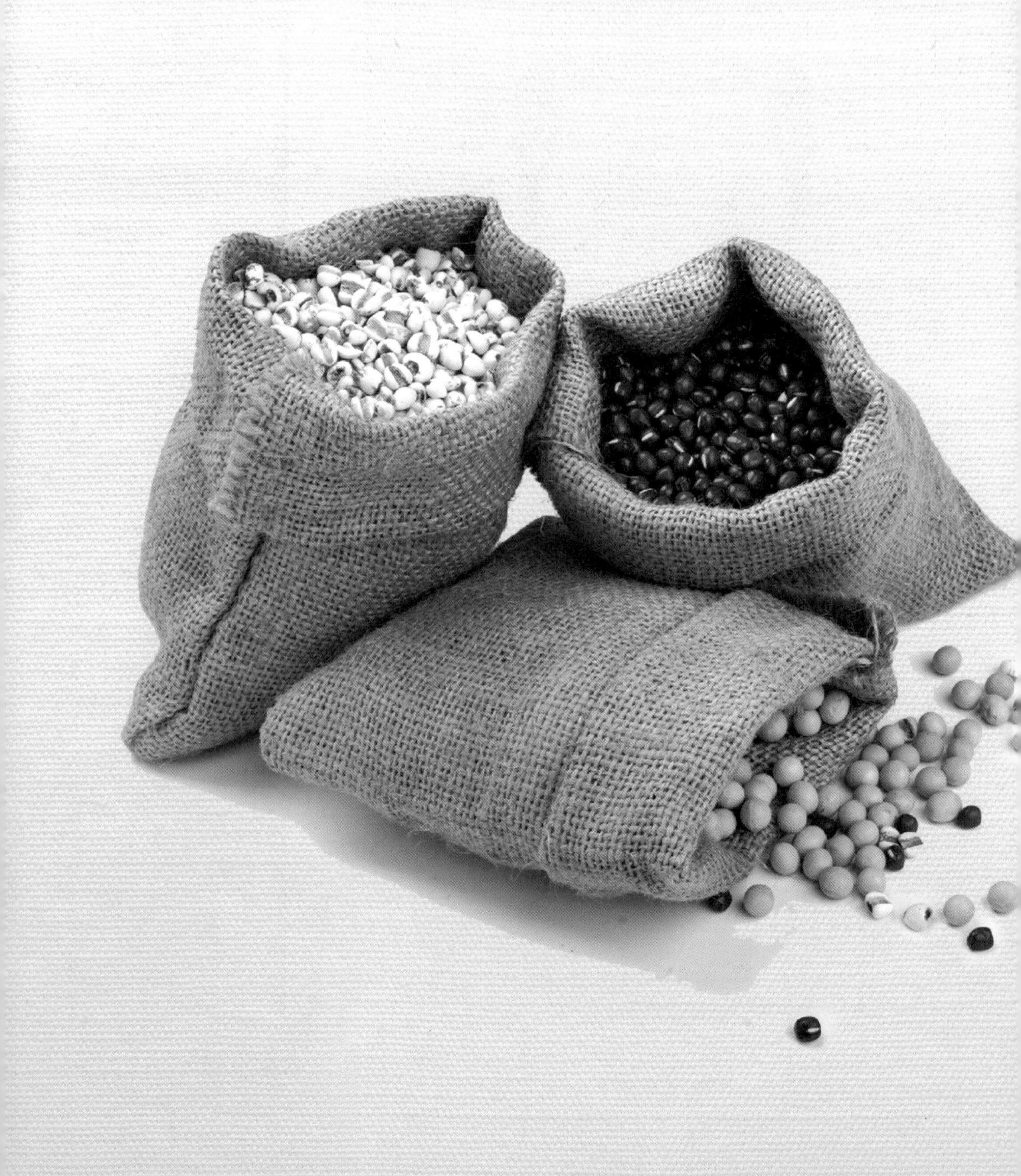

PART 3

調理五穀餐 對症特簡單

藥食同源，健康的身體源於飲食。食物雖不能像藥物一樣救人於性命危急之際，但食物會滴水穿石，潛移默化地滋養身體。食物與藥物相輔相成，身體更為健康。所謂「毒藥攻邪，五穀為養」，對症食療五穀方，簡簡單單獲健康。

高血壓

高血壓人群宜控制能量攝入，多食用複合醣類，如澱粉等，少吃葡萄糖等單醣。由於五穀雜糧中所含醣皆為複合型，較為適合高血壓人群食用。相對於其他食物，馬鈴薯、糙米、大麥等含有豐富的鉀，而各種豆類，尤其是綠豆、黑豆因含有豐富的維生素，有利於保護血管，高血壓人群宜多吃。

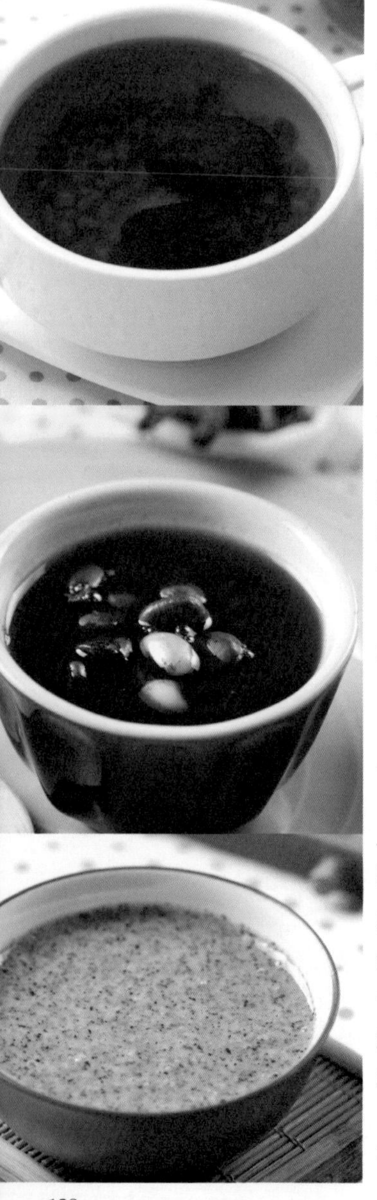

葉棗綠豆湯

原料：乾銀杏葉 10 克（或新鮮品為 30 克），大棗 5 個，綠豆 60 克，白糖適量。

做法：

1. 乾銀杏葉洗淨，切碎；大棗洗淨，用溫水浸泡片刻；綠豆洗淨。
2. 乾銀杏葉放入砂鍋內，加水 2 碗，用小火燒開，煮 20 分鐘。
3. 撈出銀杏葉，加入大棗、綠豆及白糖，繼續煮 1 小時。
4. 煮至綠豆熟爛（如水不足可中間加水）即成。

可養心血，降血壓，解暑熱，適用於預防高血壓和冠心病的發作。

夏枯草黑豆湯

原料：黑豆 50 克，夏枯草 30 克，冰糖適量。

做法：

1. 夏枯草浸泡、洗淨，用紗布或煲湯袋裝好；黑豆洗淨後，浸泡 12 小時。
2. 將兩者一起放進砂鍋內，加入清水 1,250 毫升（約 5 碗量），大火煲沸後改小火煲 30 分鐘，調入適量冰糖，即可。

此為兩人量，或一人一天分 3 次飲用，有清熱消暑、明目清肝火、滋腎陰、潤肺燥及降血壓的作用，尤其適宜日漸乾燥的秋暑日。

綠豆芝麻糊

原料：綠豆、黑芝麻各 500 克。

做法：

1. 把綠豆和黑芝麻一起放入鍋中乾炒，直至炒熟。
2. 晾涼後磨成粉。
3. 食用前用開水調成糊狀，即可。

清熱降壓，適用於高血壓等。

高血脂

高血脂是由於血液內膽固醇等成分升高而導致的慢性疾病，在飲食方面應格外注意避免高脂肪、高熱量、高膽固醇的食物攝入，飲食應以穀類食物為主，粗細搭配，多吃玉米、燕麥、豆類以及富含膳食纖維的食物，如燕麥、蕎麥，以及各種豆類，可將粗糧與白米、麵粉等細糧搭配食用。

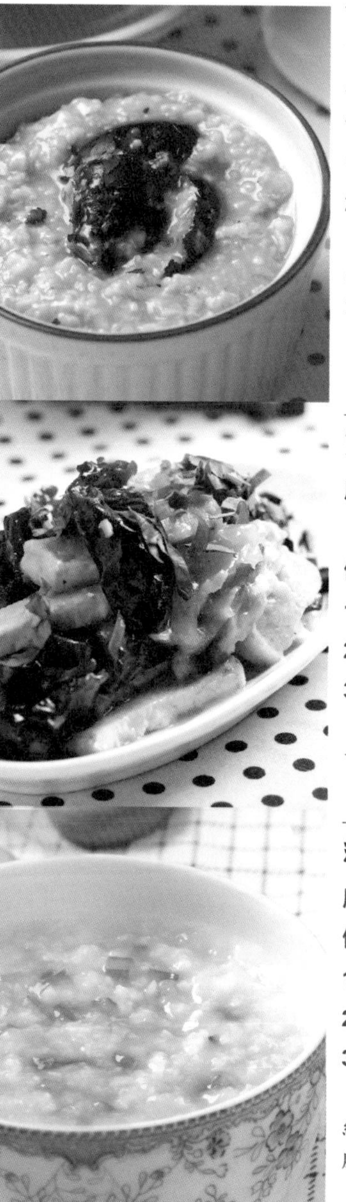

大棗燕麥粥

原料：大棗 50 克，燕麥片 100 克。

做法：

1. 大棗洗淨，去皮，去核，加水約 500 毫升煮沸。

2. 加入燕麥片攪勻，再煮沸 3~5 分鐘即可。

燕麥含豐富的膳食纖維，能促進體內多餘脂肪的排出，對高血脂有一定輔助治療作用。

雙耳炒豆腐

原料：豆腐 300 克，黑木耳、白木耳各 5 克，豆腐乳 3~5 克，油、鹽、胡椒粉、香菜各適量。

做法：

1. 黑、白木耳用清水泡發，洗淨。香菜洗淨切碎；豆腐洗淨，切塊。

2. 鍋中倒油燒熱，放豆腐塊及豆腐乳煎炒，加入黑、白木耳快速翻炒。

3. 調入鹽、胡椒粉，撒上香菜碎攪勻即可。

可滋補氣血，能降血壓、降血脂，適合高血脂患者經常食用。

綠豆海帶粥

原料：綠豆、白米、海帶各 50 克。

做法：

1. 綠豆、白米分別淘洗乾淨；海帶洗淨，切碎。

2. 綠豆、白米加足量水，大火燒開後，放海帶碎。

3. 煮至米熟粥成即可。

綠豆中含磷脂類物質，可減少膽固醇在血管內壁的沉積；海帶中的多醣膳食纖維可降血脂，兩者搭配有利於降低體內膽固醇。

糖尿病

糖尿病是由於血糖升高或胰島素分泌不足引起的代謝性疾病，在飲食上要格外注意糖和熱量的攝入。從營養方面看，五穀雜糧及豆類基本都適合糖尿病患者食用，需要注意的是，糖尿病患者宜控制每日攝入的食物總量。

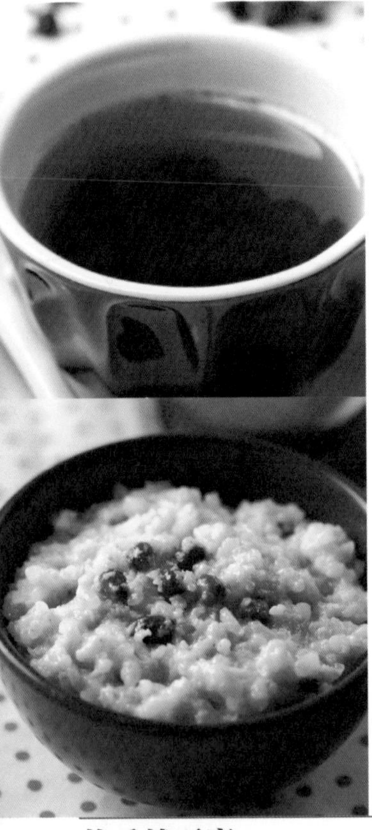

黃精黑豆湯

原料：黑豆、黃精各 30 克，蜂蜜半匙。

做法：

1. 黃精、黑豆洗淨，倒入砂鍋內，加冷水 3 大碗，浸泡 10 分鐘。
2. 大火煮開，改小火慢燉 2 小時，調入蜂蜜，當茶飲。
3. 每次 1 小碗，每日 2 次。

可補中益氣、強腎益胃，對食多易饑、形體消瘦的糖尿病人有一定輔助療效。

紅豆小米飯

原料：小米、紅豆各 50 克，白米 30 克。

做法：

1. 紅豆洗淨，加足量清水，大火煮開，改小火煮至開花，撈出。
2. 白米、小米分別洗淨，放入電鍋中，加紅豆及適量水，蓋上蓋子。
3. 啟動「煮飯」程式，直到飯蒸好即可。

可作為主食，每次食用 100~200 克，能健脾養血、消腫解毒，適用於糖尿病、營養不良性水腫者。

苦瓜燒豆腐

原料：豆腐 100 克，苦瓜 150 克，油、鹽各適量。

做法：

1. 豆腐洗淨，切片；苦瓜洗淨，去瓤，切成薄片。
2. 鍋中倒油燒熱，下豆腐片及少許鹽，小火慢煎至豆腐兩面金黃。
3. 放入苦瓜翻炒至苦瓜熟即可。

可清熱止渴，適用於燥熱型糖尿病人。

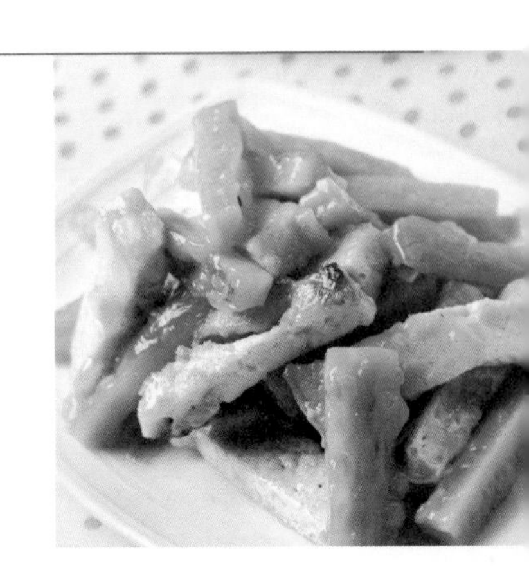

胃痛

造成胃痛的原因有很多，針對不同原因的胃痛需要進食不同的食物。總體來說，胃痛宜多吃溫暖的、易於消化的食物。由於白米、麵粉中碳水化合物結構經加熱後，產生糊化反應，易於消化，適合胃痛的人食用。最好不要單獨煮食糙米、薏仁等粗糧，以免粗糧中豐富的膳食纖維刺激腸胃蠕動，加重胃痛症狀。

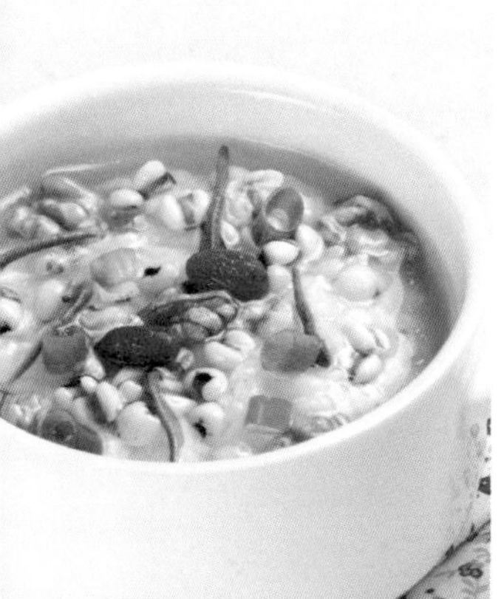

金銀花薏仁粥

原料：金銀花、薏仁各 20 克，蘆根 30 克，冬瓜子仁、桃仁各 10 克，白米 50 克。

做法：

1. 金銀花、蘆根、冬瓜子仁、桃仁洗淨，用冷水浸泡 30 分鐘，大火煮開後，改小火煎煮 15 分鐘，去渣取汁。
2. 白米、薏仁淘洗乾淨，加藥汁，同煮成稠粥。

可清熱化痰、健脾利濕，對慢性胃炎引起的胃痛有一定的緩解作用。

羊肉高粱米粥

原料：羊肉、高粱米各 100 克，鹽適量。

做法：

1. 高粱米洗淨；羊肉洗淨，切丁。
2. 高粱米與羊肉丁加足量水一同放入鍋中，大火煮開後，改小火熬煮成粥。出鍋前，加鹽調味。每日 1~2 次，趁溫熱食用。

羊肉與高粱米搭配，能暖脾胃、助消化，尤其適用於脾胃虛弱導致的消化不良、腹部隱痛等症，但內熱濕盛的人不宜食用。

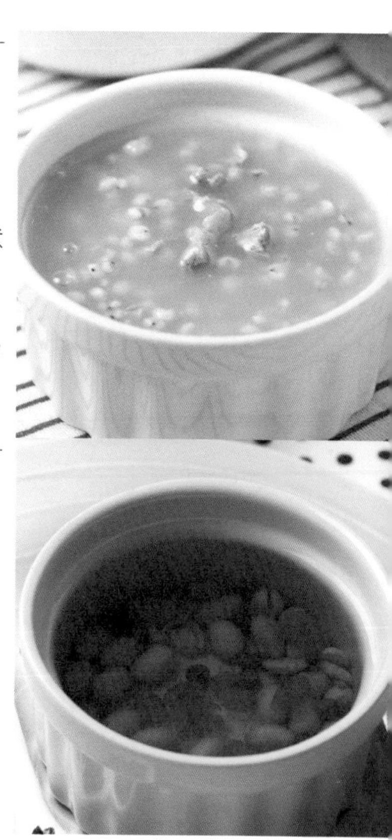

花椒煮黃豆

原料：黃豆 30 克，花椒 3 克，鹽適量。

做法：

1. 黃豆和花椒分別洗淨，一同放入鍋中，加水 500 毫升。
2. 大火燒開後，改小火煮至豆爛，調入鹽，連湯帶豆食用。

可健脾寬中、和胃止嘔，適用於胃痛、反胃嘔吐等。

感冒

病毒、著涼、陰虛內熱等都是導致感冒的主要原因，不同原因導致的感冒需要進食不同的食物。病毒性感冒飲食宜清淡、易於消化，白米粥、清淡的麵條都是較好的選擇。著涼或陰虛內熱導致的感冒則需要解表發汗，而五穀雜糧中淡豆豉等具有解表和中的功效，可用淡豆豉搭配白米、糯米、生薑、蔥白等煮粥食用。

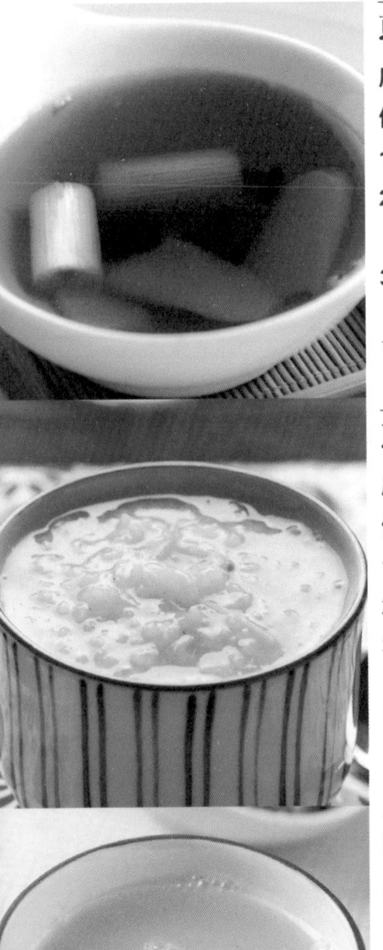

蔥豉湯

原料：連鬚蔥白 30 克，淡豆豉 10 克，生薑 3 片，米酒 30 毫升。

做法：

1. 連鬚蔥白洗淨，切段。

2. 將蔥白、淡豆豉、生薑加水 500 毫升，大火煮開後，加米酒煎煮 3~5 分鐘。

3. 趁熱飲用。喝後蓋被發汗。

可解表和中，適用於風寒感冒。

蔥白生薑糯米粥

原料：糯米 20 克，生薑 7 片，蔥白 7 根，醋適量。

做法：

1. 糯米、生薑、蔥白分別洗淨。

2. 糯米、生薑放入砂鍋內，加水煮沸兩次，加入蔥白，煮至粥成。

3. 加入兩匙醋，攪勻，趁熱食用，連服 1~2 劑。喝後蓋被發汗。

可解表發汗，最適用於風寒感冒初期。

綠豆流感茶

原料：綠豆 50 粒，青茶葉 1~3 克，冰糖 15 克。

做法：

1. 綠豆洗淨，放入臼中搗碎。

2. 將綠豆碎、青茶葉、冰糖一起放入杯中，用沸水沖泡，燜 20 分鐘。

3. 每日 1 劑，代茶飲。

可清熱解表、疏風解毒，對感冒引起的咽喉腫痛、熱咳有治療效果。

咳嗽

咳嗽是人體清除呼吸道內分泌物或異物的保護性呼吸反射動作，飲食上應多吃養陰生津的食物，如百合、蓮子、白木耳、荸薺、鮮藕等，以及各種新鮮蔬菜等柔潤食物。這些食物可搭配白米、小米、糯米、豆腐等食用。

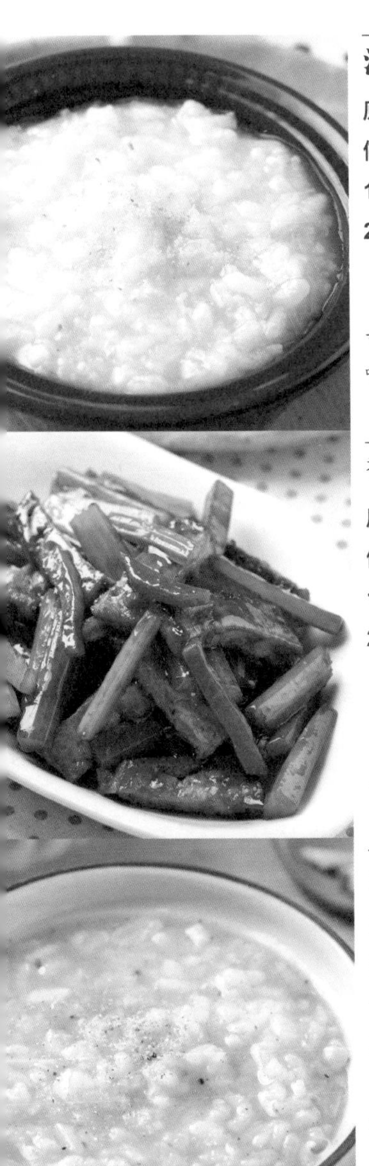

沙參白米粥

原料：白米 50 克，北沙參 15 克，冰糖適量。

做法：

1. 白米洗淨；北沙參搗碎。
2. 白米與北沙參、冰糖一同放入砂鍋中，加水適量，大火煮開，改小火煮至粥成即可。

可滋陰清熱、潤肺養胃、祛痰止咳，尤其適用於慢性咽喉炎、支氣管哮喘等病。

香芹炒豆干

原料：香芹 200 克，豆干 150 克，油、鹽、蔥花、雞精各適量。

做法：

1. 香芹摘去老葉、黃葉，洗淨，切段。豆干洗淨，切條。
2. 鍋中倒油燒熱，放入蔥花煸香，下豆干煸炒，調入鹽炒至入味，盛出待用。鍋中再倒入少許油，放入香芹煸炒，待香芹略軟，倒入豆干再次翻炒，調入雞精即可。

可以清肺熱、養胃、利水，尤其適用於肺熱咳嗽、煩渴。

白芨糯米粥

原料：糯米 50 克，白芨 10 克，冰糖、蜂蜜各適量。

做法：

1. 糯米洗淨；白芨研末。
2. 糯米加水煮粥，待粥將熟時，放入白芨粉，調入冰糖、蜂蜜，邊煮邊攪。
3. 再煮 2、3 沸即可。當早、晚餐食用。

糯米可補中益氣，白芨能補肺止血，兩者搭配適用於乾咳無痰及肺結核。

咽炎

咽炎應多食具有滋陰增液、滋養肺腎、清熱化痰、潤喉利咽等功效的食物，可多進食荸薺、鮮藕、綠豆、梨、白木耳、百合等食物，避免食用過冷、過燙以及刺激性食物。在製作食物方面也宜多煮湯熬水，增加水攝入。

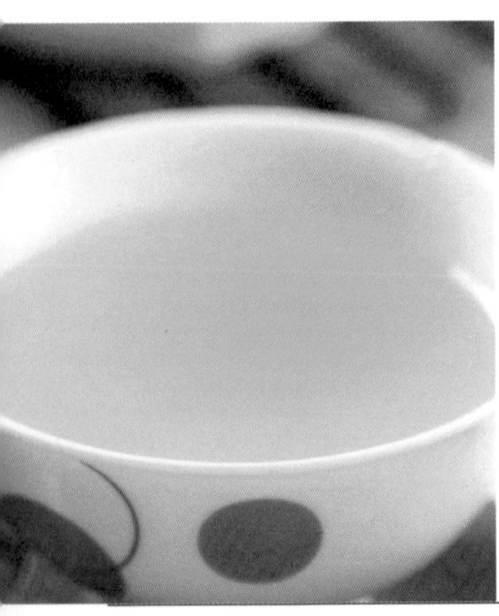

青橄欖綠豆飲

原料：青橄欖 20 克，綠豆 15 克，竹葉 3 克，柳丁 1 個。

做法：

1. 青橄欖洗淨，去核；柳丁帶皮洗淨，切碎；綠豆、竹葉洗淨。
2. 將青橄欖、柳丁碎、綠豆、竹葉加水 750 毫升，放入砂鍋中煎煮 1 小時。
3. 關火後，靜置片刻，取上面較清澈的汁液飲用。

橄欖味甘、澀、酸，有清肺利咽、生津解毒的功效，與綠豆、竹葉、柳丁搭配能生津止渴、清胃除煩，對咽喉腫痛、口中乾渴，食少氣逆非常有益。

綠豆百合湯

原料：綠豆 20 克，乾百合 3 克，冰糖適量。

做法：

1. 綠豆洗淨；乾百合泡發，洗淨。
2. 綠豆、百合加足量水，大火燒開，調入冰糖。
3. 繼續煎煮 20~30 分鐘。食豆飲湯，分 2 次服用。

百合有潤肺止咳、養陰清熱的功效；綠豆能清熱、治丹毒，兩者搭配，尤其適合於咽喉乾燥、灼熱疼痛。

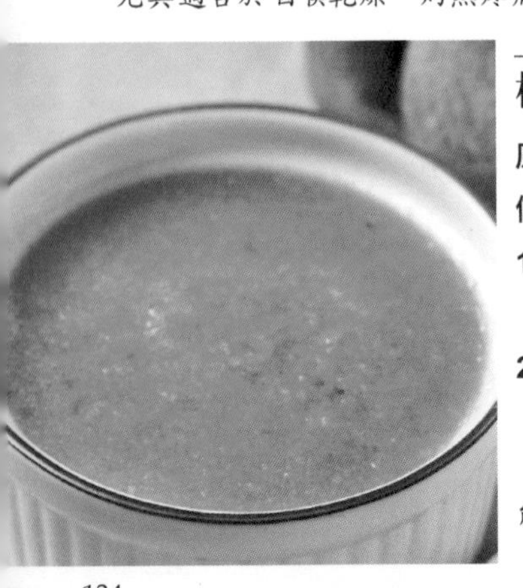

柿藕杏梨糊

原料：柿餅 250 克，蓮藕 200 克，雪梨 1 個，杏仁 100 克。

做法：

1. 蓮藕去皮，切片，冷水入鍋，煮開後，撈出。柿餅撕爛，放入熟藕片中燜泡 2 小時。雪梨洗淨，去核，切片；杏仁洗淨。
2. 將雪梨片、杏仁、藕片、柿餅一起放入攪拌機中打勻，即可食用。每日吃 2 次，每次 2 匙。

能降氣止咳平喘、生津、化痰、清熱，適合慢性咽炎患者食用。

失眠

失眠的人要多攝入具有養心安神、促進睡眠功效的食物，五穀雜糧中小麥、小米、大棗、核桃、百合、龍眼、蓮子都具有養心安神的作用，豆類中的黃豆、黑豆及其製品中含有植物激素成分，有助於調節情緒，平和心情，也有助於安神助眠。

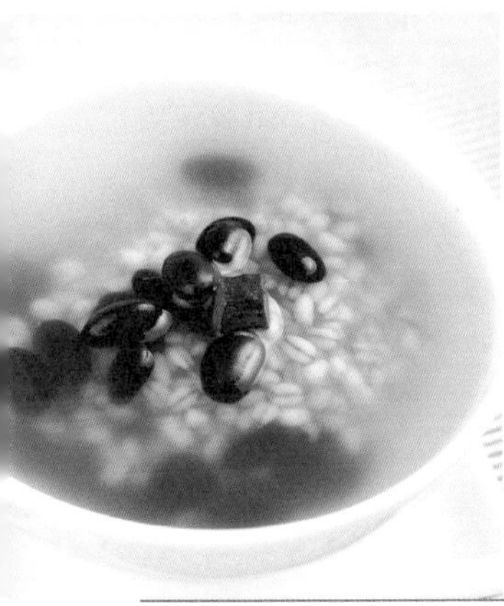

麥豆交藤湯

原料：小麥 45~60 克，黑豆 30 克，夜交藤 15 克。

做法：

1. 小麥、黑豆、夜交藤分別洗淨。

2. 小麥、黑豆、夜交藤一同放入鍋中，加適量水，煎煮成湯。

3. 每日 1 碗，分 2 次服。

可滋養心腎、安神，適用於心腎不交之失眠、心煩等症。

酸棗仁米粥

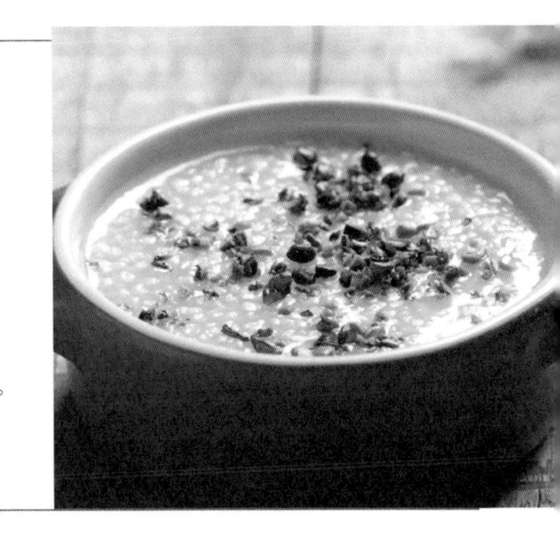

原料：小米 100 克，酸棗仁 15 克，蜂蜜適量。

做法：

1. 小米洗淨；酸棗仁搗成末。

2. 小米加水，大火煮開後，改小火熬煮成粥。

3. 待粥將熟時，調入酸棗仁末、蜂蜜食用，每日 2 次。

可補脾潤燥、寧心安神，適用於夜寐不寧、大便乾燥等症。

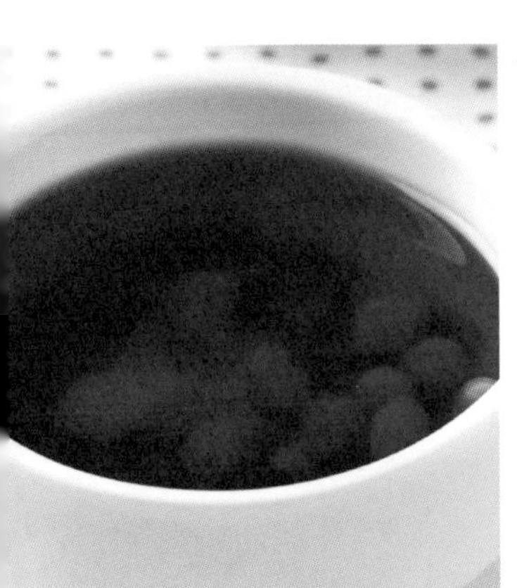

百合三豆飲

原料：花生 40 克，綠豆 30 克，紅豆、乾百合各 20 克。

做法：

1. 花生、綠豆、紅豆分別洗淨；乾百合泡發後，洗淨。

2. 花生、綠豆、紅豆、百合加足量水，大火煮開後，改小火熬煮 40 分鐘。

3. 吃豆飲湯。

可補血、安神、清熱、消腫，適用於陰虛虧損所致失眠多夢。

頭痛

頭痛是臨床上的常見症狀，病因很多，如心血管疾病導致的頭暈、頭痛，及偏頭痛等，穀類、黃豆、花生等食物含有維生素 B 群，能保護心血管和神經系統，舒緩壓力，可緩解偏頭痛，而豆腐、葵花子、杏仁、腰果等食物中富含鎂，對心血管疾病引起的頭暈、頭痛有一定輔助食療效果。

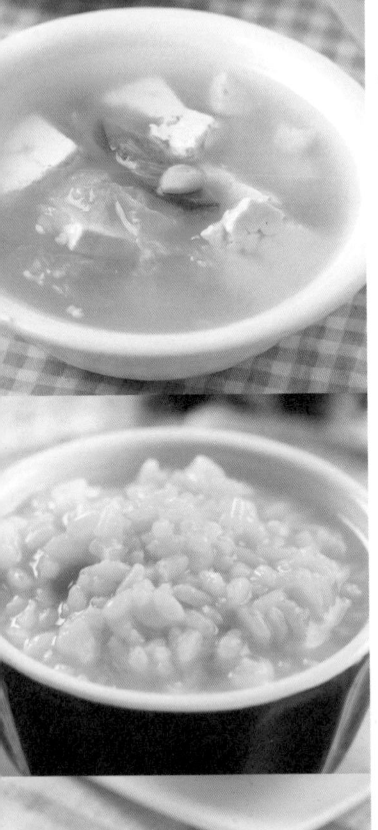

白木耳杏仁豆腐湯

原料：泡發白木耳 15 克，甜杏仁、小米各 50 克，豆腐片 150 克，豬瘦肉 200 克，鹽、火腿丁各適量。

做法：

1. 小米、甜杏仁洗淨，甜杏仁去衣；豬瘦肉洗淨，切成粒。
2. 鍋中倒水燒沸，放入除豆腐外的所有材料，大火燒開，撇去浮沫，改小火燉 1 小時。放入豆腐，調入鹽，佐餐食用。

能健脾開胃、清熱潤燥，適用於頭痛、失眠、大便不暢等症。

桑菊豆豉粥

原料：桑葉 10 克，甘菊花、豆豉各 15 克，白米 50 克。

做法：

1. 桑葉、甘菊花、豆豉冷水浸泡 30 分鐘，煎水取汁；白米 50 克。
2. 白米與桑葉豆豉汁一起放入砂鍋中，大火煮開，改小火，熬煮成粥即可。

有疏風清熱、清肝明目的作用，尤其適合於風熱所致偏頭痛，可緩解頭痛、頭脹、口渴便祕症狀。

玉米油菜

原料：玉米粒 150 克，油菜 200 克，火腿 100 克，鹽、香油各適量。

做法：

1. 玉米粒洗淨，放入沸水中燙 3 分鐘，撈出，瀝乾。
2. 油菜擇洗乾淨，放入沸水中燙 2 分鐘左右，撈出，擠乾水分，切段。
3. 火腿切丁。將玉米粒、油菜段、火腿丁放一起，加鹽、香油拌勻即可。

玉米富含礦物質，與富含蛋白質的火腿搭配，對補血、造血有幫助，能有效緩解頭暈症狀。

水腫

中醫認為治療水腫有發汗、利小便兩種方法，腰以上水腫，則以發汗為主，腰以下水腫，則應利小便，因此在飲食上應多食有祛濕利水、清熱消腫功效的食物。五穀雜糧中紅豆、薏仁、黃豆等皆有清熱利水的作用，可煮湯食用。

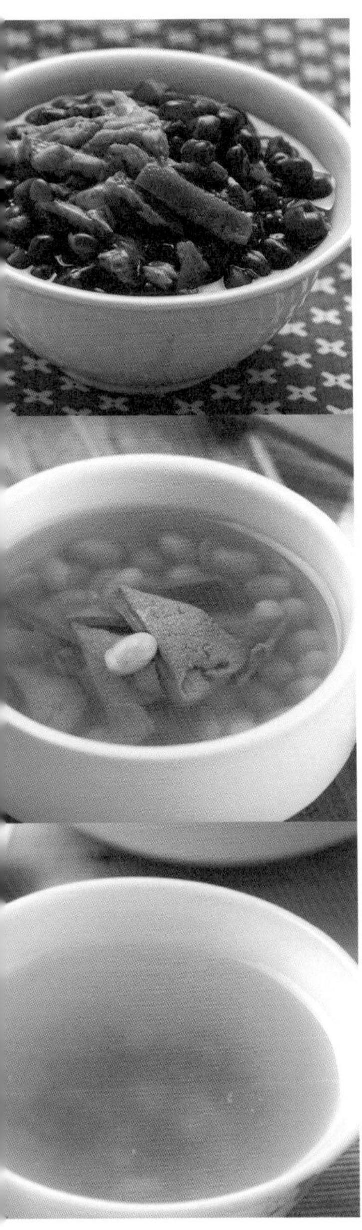

紅豆鯉魚湯

原料：鯉魚 1 條，紅豆 100 克，薑絲、料酒、鹽各適量。

做法：

1. 鯉魚去鱗及內臟、洗淨；紅豆洗淨，冷水入鍋，大火煮開後，轉小火煮至豆皮開裂。
2. 放入鯉魚，調入料酒、薑絲，小火煮至肉熟豆爛，調入少許鹽提味即可。

紅豆味甘，性平，能清熱利水、散血消腫；鯉魚也有補脾健胃、利水消腫的作用，兩者搭配，尤其適用於水腫。

黃豆燉豬肝

原料：黃豆 50 克，豬肝 250 克，米酒、醬油、鹽、雞精各適量。

做法：

1. 豬肝洗淨，切片，用沸水沖淋一下，加入米酒、鹽醃 15~20 分鐘。
2. 黃豆洗淨，加水煮至八分熟，放入豬肝，大火煮開，調入米酒、醬油、雞精、鹽。
3. 燉 30 分鐘即成，連湯飲用。

可健脾寬中、潤燥消水、補肝養血，適用於肝虛水腫、妊娠水腫等。

薏仁湯

原料：車前子、玉米鬚各 15 克，澤瀉 10 克，薏仁 60 克。

做法：

1. 薏仁、玉米鬚、車前子、澤瀉分別洗淨，車前子用紗布袋包好。
2. 將薏仁、玉米鬚、澤瀉以及車前子布包一起放入鍋中，加足量水，大火煮開，改小火熬煮 20~30 分鐘。每日飲 2 次，連服 3 日。

車前子、澤瀉、玉米鬚皆有利水滲濕功效，薏仁有利水消腫、健脾去濕的作用，這幾者搭配適合水腫、小便不利人群。

貧血

鐵元素能與血紅蛋白結合，增加輸氧量，能緩解貧血症狀，而維生素 C 及維生素 B_{12} 能促進血紅蛋白再生，也能有效緩解貧血，因此貧血患者宜多食用富含鐵元素、維生素 C 及維生素 B_{12} 的食物，五穀雜糧中黃豆、核桃仁、大棗、紅豆、花生、枸杞子、龍眼等都含有豐富的鐵，適合貧血患者多食。

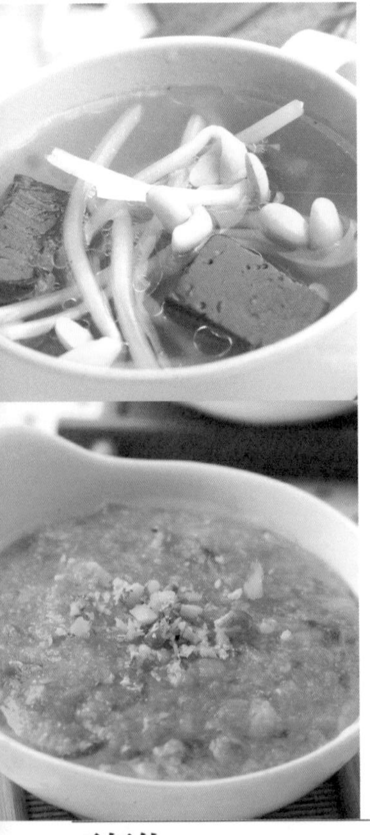

黃豆芽豬血湯

原料：黃豆芽、豬血各 200 克，油、蒜末、蔥花、薑末、米酒、鹽各適量。

做法：

1. 黃豆芽去根，洗淨；豬血洗淨，切小塊。
2. 鍋中倒油燒熱，放入蒜末、蔥花、薑末爆香，下豬血，並烹入米酒，加水煮沸。放入黃豆芽煮熟，調入鹽食用。

黃豆芽可清熱利濕；豬血能潤肺補血，兩者搭配適用於血虛頭暈及缺鐵性貧血。

核桃仁豌豆泥

原料：鮮豌豆粒 200 克，熟核桃仁、藕粉各 30 克，白糖適量。

做法：

1. 鮮豌豆粒洗淨，放入水中，大火煮開後，改小火煮 15~20 分鐘，撈出，搗成泥。在藕粉中放入適量冷水，調成稀糊狀；核桃壓碎。
2. 鍋內放適量水燒開，加入白糖、豌豆泥攪勻，待煮開後，將調好的藕粉緩緩倒入，攪成稀糊狀。撒上核桃碎。可作點心食用。

能潤燥滑腸、補腎，適用於貧血，並伴隨腸燥便祕者。

五紅飲

原料：大棗、紅豆、枸杞子、紅皮花生各 15 克，紅糖適量。

做法：

1. 大棗、紅豆、枸杞子、紅皮花生分別洗淨。
2. 大棗、紅豆、枸杞子、紅皮花生與適量水一起放入砂鍋中，大火煮開，改小火熬煮 15~20 分鐘。調入紅糖，再煮 5 分鐘即可飲用。

能健脾補血，養血止血，補肝腎，促進血循環，五者搭配，可有效緩解貧血引起的頭暈眼花、臉色蒼白等症。

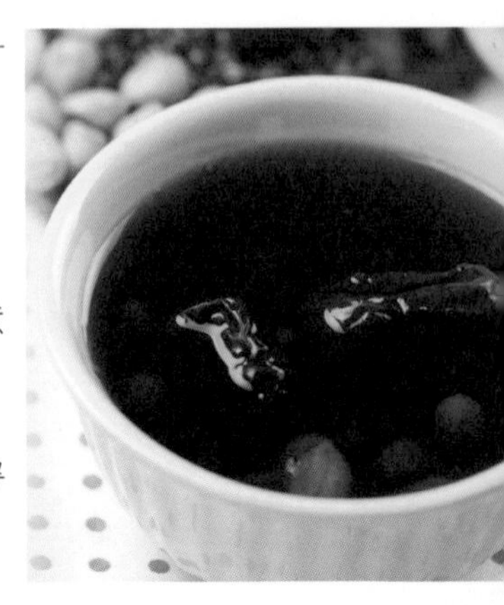

食欲不振

食欲不振是臨床疾病的一種症狀，導致其出現的原因有很多，如腸胃疾病、神經性厭食等。在不明導致食欲不振的原因時，食物應以提供熱量為主，可選用富含碳水化合物的米、麵、粗糧等，輔以牛奶、豆製品等食物。在烹製方法上，應增加口味感受，重視有開胃作用的食物。

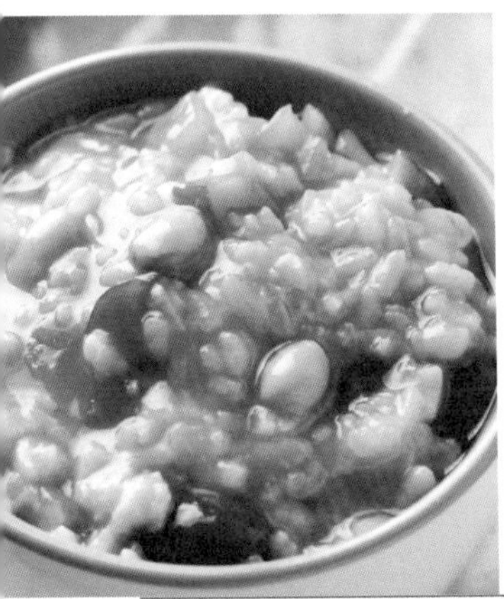

鹹臘八粥

原料：白米、青菜 50 克，銀杏肉 5 克，黃豆、芋頭、荸薺、蠶豆、栗子肉各 10 克，鹽適量。

做法：

1. 黃豆、蠶豆洗淨，用清水浸泡 10 小時，使其膨脹。芋頭、荸薺去皮，洗淨，切丁；青菜擇洗乾淨，切段；白米洗淨。
2. 除青菜外所有材料放鍋中煮粥，1 小時後，放入青菜、鹽即可。

可補肝益腎、健脾利濕、促進食欲，適用於脾胃虛弱、食欲不振。

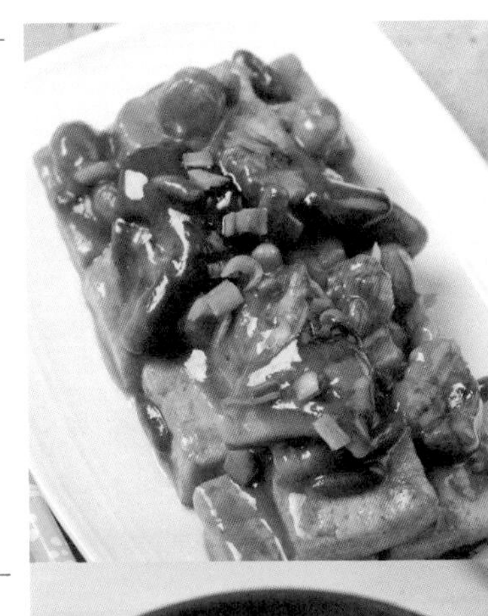

八寶豆腐

原料：豆腐塊 200 克，洗淨的蘑菇 50 克，熟花生仁、熟葵花子仁、熟核桃仁各 15 克，油、蔥花、鹽、醬油、香油各適量。

做法：

1. 鍋中倒適量油燒熱，放入豆腐塊，改小火慢煎至兩面金黃，取出。
2. 將所有材料放入砂鍋中，調入醬油、鹽，倒入適量熱水，煮沸。
3. 撒上蔥花，淋入香油，佐餐食用。

有開胃、助消化的作用，適用於老年人及消化功能不良者常食。

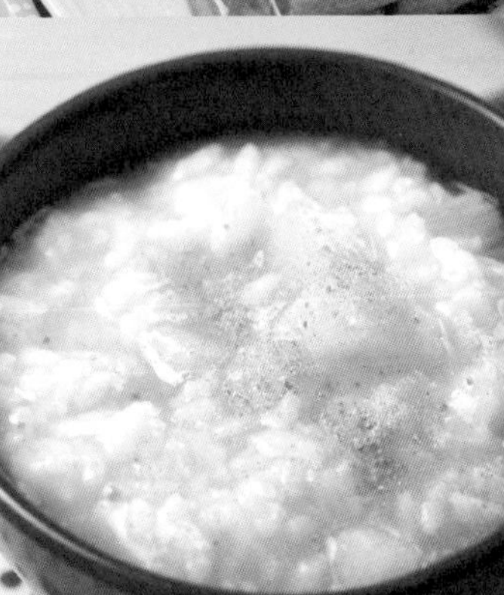

糯米內金粥

原料：糯米 50 克，雞內金 15 克，淮山藥 45 克。

做法：

1. 淮山藥去皮，洗淨，切丁；雞內金焙乾，研末；糯米洗淨。
2. 糯米加足量水放入鍋中，大火煮開，放入淮山藥，改小火慢慢熬煮。
3. 待粥將成時，撒入雞內金粉，熬煮至粥熟即可。

可活血通經、健胃消食，尤其適合於氣滯血瘀所致的消化不良、脘腹脹滿等症。

便祕

通常非疾病性的便祕皆是由腸動力不足導致的，因此便祕人群在飲食上宜多攝入富含水分或膳食纖維的食物，粗糧、堅果比較符合便祕患者的飲食營養需求。此外，五穀雜糧粥含有大量水分，也適合便祕者食用。

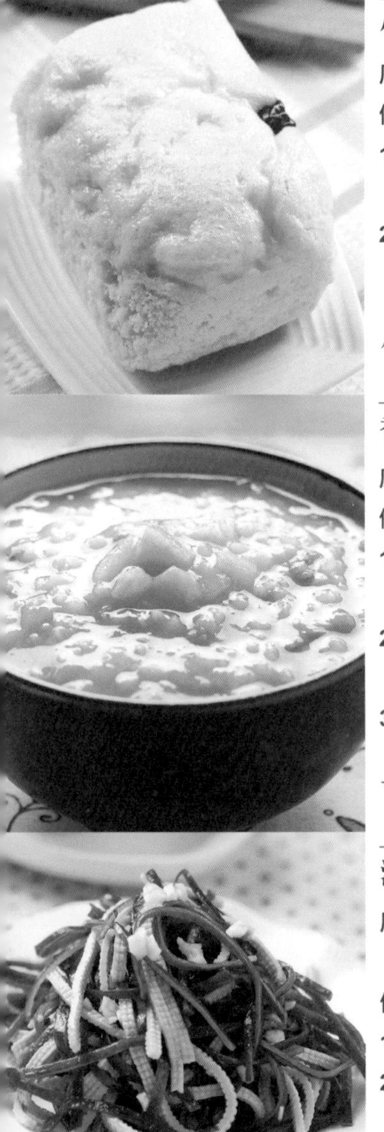

小米蒸糕

原料：小米粉 400 克，玉米粉、白糖各 100 克，發酵粉、小蘇打各適量。

做法：

1. 小米粉、玉米粉、發酵粉放入盆內混合均勻後，倒入適量溫水拌勻，製成麵糊，放置溫暖處，使其發酵。
2. 放入白糖、小蘇打攪勻。麵糊放入碗內，麵糊冷水入蒸鍋，大火蒸冒汽後，繼續蒸 15~20 分鐘，取出切成小塊食用。

小米粉與玉米粉搭配，營養豐富，可清腸通便。

香蕉蘋果粥

原料：白米 50 克，香蕉半根，蘋果半個。

做法：

1. 白米洗淨；香蕉去皮，取肉，壓成泥；蘋果洗淨，去皮、核，切成丁。
2. 白米加足量水，放入砂鍋中，大火煮開，改小火熬煮 15 分鐘左右。
3. 放入蘋果丁、香蕉泥，煮至粥成即可。

可刺激胃腸蠕動，常食可預防各種便祕。

涼拌海帶豆腐絲

原料：豆腐絲 100 克，乾海帶 10 克，鹽、白糖、白醋、香油、蒜末各少許。

做法：

1. 乾海帶泡發，洗淨，切絲。
2. 海帶絲與豆腐絲放在一起，調入鹽、白糖、白醋、蒜末、香油，拌勻即可。

可潤腸通便，適用於老年便祕者，對預防大腸癌有一定效果。

腹瀉

腹瀉的發生多是由於脾胃虛弱、內感外邪、內傷飲食所致，應多吃具有調和脾胃、補脾溫腎、消食導滯的食物，穀類食物、豆腐以及馬鈴薯、地瓜、栗子、枸杞子等皆有健脾開胃的作用，基本上都適合腹瀉者食用。由於膳食纖維可刺激腸胃蠕動，增加大便次數，糙米、薏仁、大麥、蕎麥等富含膳食纖維的五穀不適合腹瀉者食用。

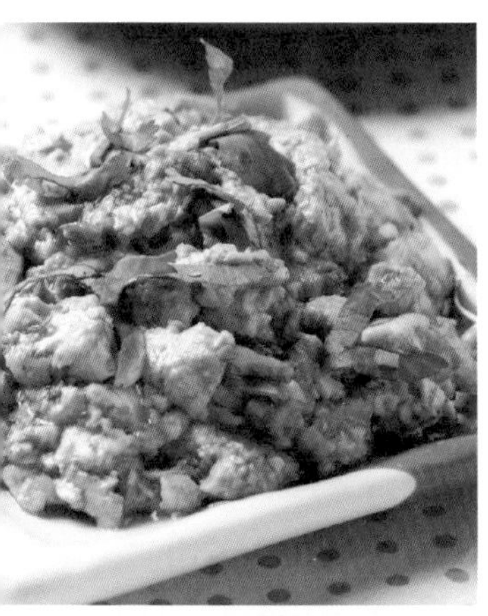

醋豆腐

原料：豆腐 300 克，醋 50 克，鹽、油、蔥花各適量。

做法：

1. 豆腐洗淨。
2. 鍋中倒油燒熱，放入蔥花爆香，下豆腐，用鍋鏟壓成泥翻炒。
3. 調入醋，加水，調入鹽，翻炒 3~5 分鐘。趁熱空腹食用，每日 2 次，連服 5~7 天。

能調和脾胃、清熱生津、收斂止瀉，適用於腹瀉反復不愈、體質虛弱等。

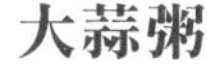

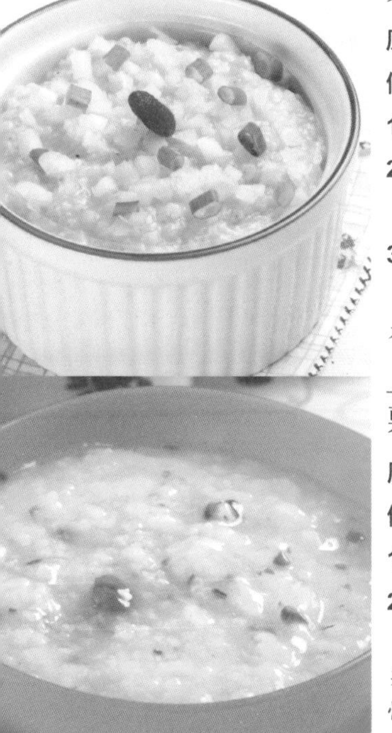

大蒜粥

原料：大蒜 2 瓣，黑豆 30 克，白米 50 克，蔥花適量。

做法：

1. 白米淘洗乾淨；大蒜洗淨，切碎；黑豆洗淨，浸泡 2 小時。
2. 黑豆與浸泡黑豆的水一起放入鍋中，大火煮開後，改小火，煮至黑豆將熟，放入白米繼續煮。
3. 再次煮沸時，放入大蒜，直至豆、米皆熟，撒上蔥花即可。

大蒜與黑豆一起煮粥，能補腎、殺菌，緩解腹瀉。

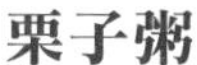

栗子粥

原料：白米 50 克，栗子 12 個。

做法：

1. 白米洗淨；栗子去殼，取肉，切碎。
2. 白米與栗子加水共同煮粥。可供早、晚餐食用。

栗子可益氣、厚腸胃、補腎，與白米一同煮粥能溫補腸胃，對老年人慢性腹瀉、腎虛等症有明顯的食療作用。

粉刺

粉刺是因皮脂腺分泌異常導致的，與飲食有非常密切的聯繫。易生粉刺的人宜多吃富含維生素 A 和維生素 B 群的食物，這兩種物質有益於上皮細胞的增生，能預防毛囊角化，緩解粉刺。五穀雜糧中的大麥、小麥、小米等粗糧中含有豐富的維生素 B 群，堅果中的核桃仁、葵花子，豆類中的黃豆、綠豆、綠豆芽、豆腐等皆可多食。

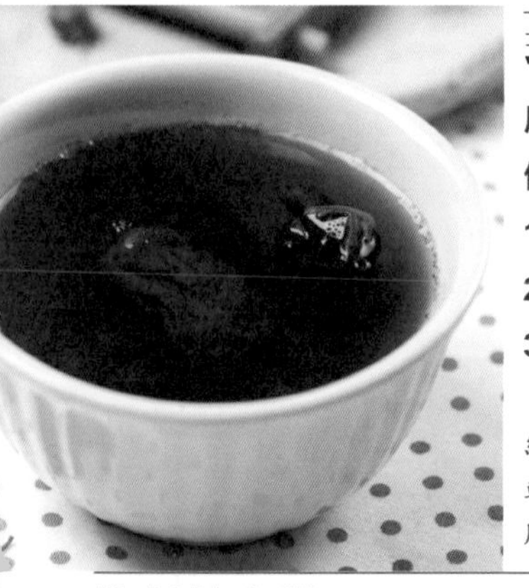

玫瑰仁綠豆飲

原料：綠豆 15 克，甜杏仁 10 克，玫瑰花 6 克，大棗 4 個，白糖適量。

做法：

1. 綠豆、大棗、甜杏仁、玫瑰花分別洗淨；玫瑰花用紗布包好。
2. 將以上四味食材一同放入鍋內，加水適量煎煮 20~30 分鐘。
3. 揀出玫瑰花布包，加白糖調味服食。每日 1 杯。

綠豆有清熱解毒、消暑、利尿的功效；玫瑰花、甜杏仁有美白肌膚、軟化血管的作用，與大棗四者搭配，可清熱解毒、涼血清肺，適用於肺胃積熱型粉刺。

枸杞鴿肉粥

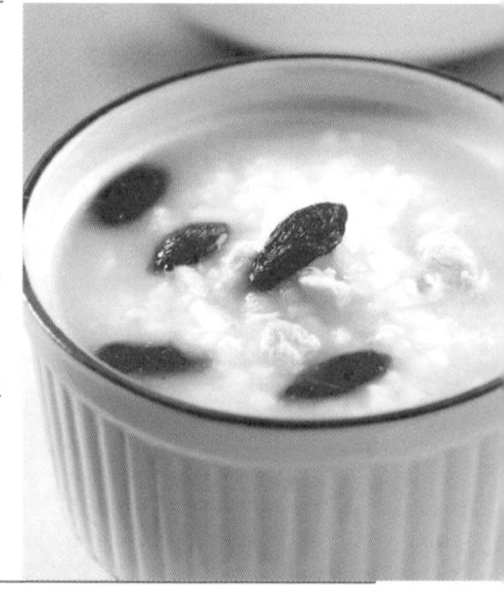

原料：枸杞子 30 克，鴿肉、白米各 50 克，鹽、香油各適量。

做法：

1. 鴿肉洗淨，入沸水中燙 3 分鐘，取出洗淨，切碎。
2. 枸杞子、白米分別洗淨，加足量水放入鍋中，大火煮沸，放入鴿肉碎，改小火熬煮。
3. 粥將成時，調入鹽、香油，拌勻。每日 1 碗，分 2 次食用，連服 5~8 日。

有養陰潤膚、排邪托毒、消癰退腫的作用，適用於皮膚感染生粉刺者。

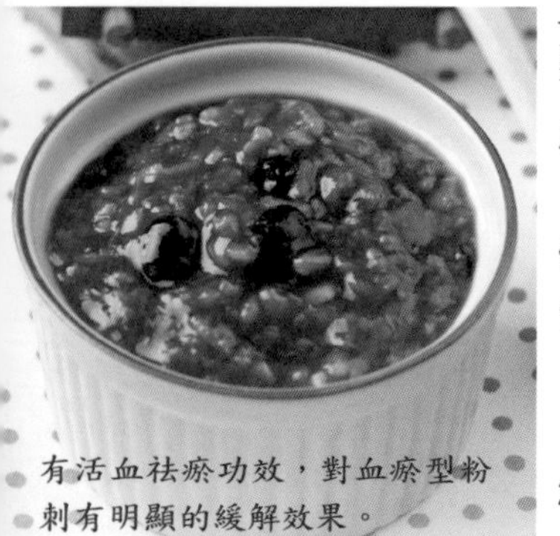

有活血祛瘀功效，對血瘀型粉刺有明顯的緩解效果。

藥豆粥

原料：益母草 15 克，蘇木 8 克，桃仁 5 克，黑豆、白米各 50 克，紅糖適量。

做法：

1. 蘇木、桃仁、益母草洗淨，加足量水放入砂鍋中，大火煎煮 30 分鐘，去渣取汁。黑豆、白米分別洗淨；黑豆放入清水中浸泡 2~3 小時。
2. 將黑豆連同浸泡黑豆的水，以及白米一起放入鍋中，加入藥液，大火煮開，改小火熬煮。煮至粥成，調入紅糖食用。

濕疹

患濕疹時食物應以清淡為主，多食具有利水滲濕功效的食物，烹製食物時宜少放鹽和糖，以免造成體內水和鈉過多的瀦留，加重濕疹。五穀雜糧中綠豆、紅豆、扁豆、蓮子、蕎麥、大棗、豆漿等皆有清熱利濕作用，可適當多食。此外，糙米、薏仁及堅果中含有豐富的礦物質，也有助於調節生理功能，減輕濕疹症狀。

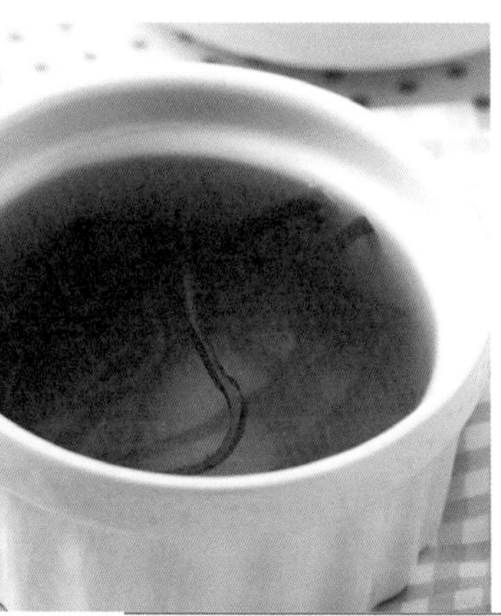

豆草海帶湯

原料：綠豆 30 克，乾海帶 3 克，魚腥草 15 克，白糖適量。

做法：

1. 綠豆、魚腥草洗淨；乾海帶泡發，洗淨，切絲。

2. 將綠豆、海帶、魚腥草一起放入鍋中，大火煮 20~30 分鐘。

3. 加適量白糖調味。吃海帶、綠豆，飲湯。每天 1 次，7 天為一療程。

海帶能利尿、排毒養顏；綠豆可清熱解毒；魚腥草能排膿消癰、利尿通淋，三者搭配適用於各種濕疹。

車前瓜皮薏仁飲

原料：薏仁、冬瓜皮各 30 克，車前草 15 克。

做法：

1. 冬瓜皮、薏仁、車前草分別洗淨。

2. 三者一同放入砂鍋中，加適量水，大火煎煮 20~30 分鐘。

3. 喝湯，吃薏仁。每天 1 碗，連服 7~10 日。

冬瓜皮、車前草、薏仁都有利水滲濕功效，三者搭配對脾胃濕盛型濕疹有一定效果。

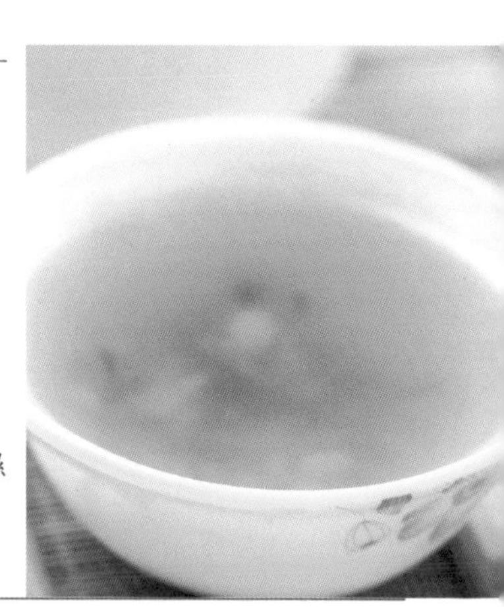

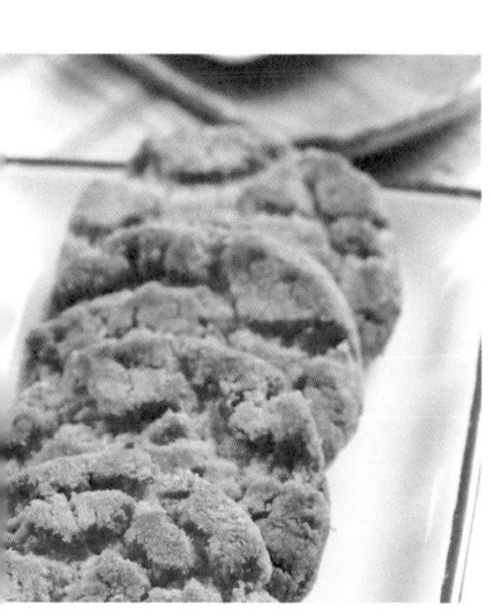

三仁餅

原料：核桃仁、松子仁各 15 克，花生仁 20 克，麵粉 200 克，茯苓粉 100 克，發酵粉適量。

做法：

1. 核桃仁、松子仁分別搗碎；花生仁去皮，搗碎。麵粉、茯苓粉放一起混合，加水、發酵粉和成麵團，放置溫暖處醒 30 分鐘。

2. 把堅果仁碎揉入麵團中，擀成餅，放入預熱好的烤箱 180℃烤 15 分鐘。

能養血潤燥、滋陰除濕，適用於陰傷濕熱型濕疹。

腳氣病

飲食中缺乏維生素 B 群就易導致或加重腳氣病，生活中適當補充維生素 B_1 可緩解腳氣症狀，而未被精磨的五穀，如白米、小麥粉、小米、玉米等含有豐富的維生素 B_1，堅果中葵花子、花生、杏仁、腰果也含有豐富的維生素 B 群和礦物質，常食有助於緩解腳氣症狀。

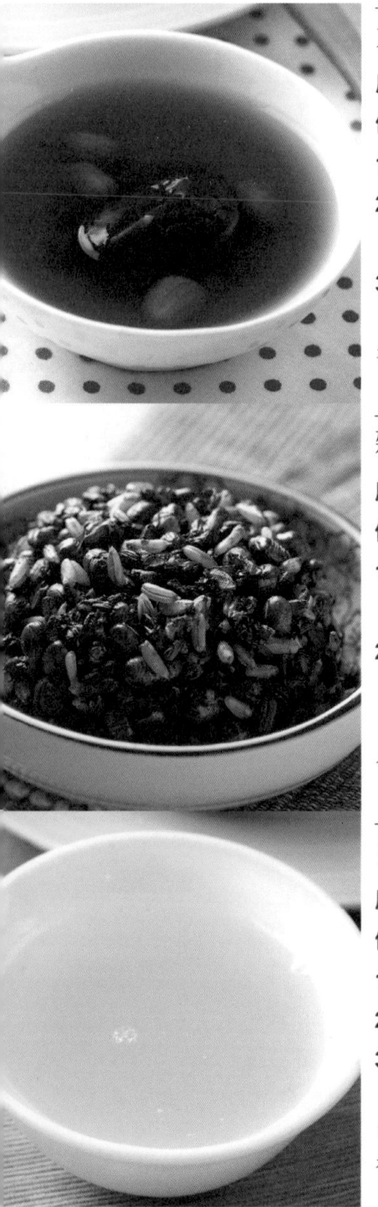

大棗花生紅豆湯

原料：大棗 5~10 個，紅豆、紅衣花生各 50 克。

做法：

1. 大棗、紅豆、紅衣花生分別洗淨。

2. 將大棗、紅豆、紅衣花生加水，大火燒開後，轉小火熬煮 30~60 分鐘。

3. 食用棗、豆、花生，飲湯。

有滋養、補血益氣的功效，適用於虛寒性腳氣病。

雜糧飯

原料：黑米、薏仁、蕎麥、糙米、燕麥各 20 克，白米 100 克，紅豆 30 克。

做法：

1. 將黑米、薏仁、蕎麥、糙米、燕麥、紅豆洗淨，放入清水中浸泡 1~3 小時。白米淘洗乾淨，浸泡 10 分鐘。

2. 將白米及其他食材一起放入電鍋中，倒入適量泡過米的水，啟動「煮飯」程式。電鍋顯示蒸好米飯即可。

含有豐富的維生素 B 群，可緩解因維生素 B_1 缺乏而導致的腳氣病。

白扁豆散

原料：白扁豆適量，燈芯草 50 克。

做法：

1. 白扁豆洗淨，晾乾，磨成粉。

2. 燈芯草加水，放入砂鍋中大火煎煮 15~20 分鐘，去渣取汁。

3. 取 10 克扁豆粉，以燈芯草汁沖服。每日 3 次。

白扁豆能健脾化濕，燈芯草能通氣、散腫、止渴，兩者搭配對腳氣病水腫有很好的治療效果。

經痛

中醫記載「通則不痛，痛則不通」，經痛也是如此。經痛是胞宮不通導致的，可通過食用有活血止痛、溫經化瘀功效的食物來緩解症狀。堅果中大棗、枸杞子、龍眼具有活血、驅寒等功效，可適當多食。此外，烹製五穀雜糧時，加入具有活血補血、溫經止痛的中藥，也可緩解經痛。

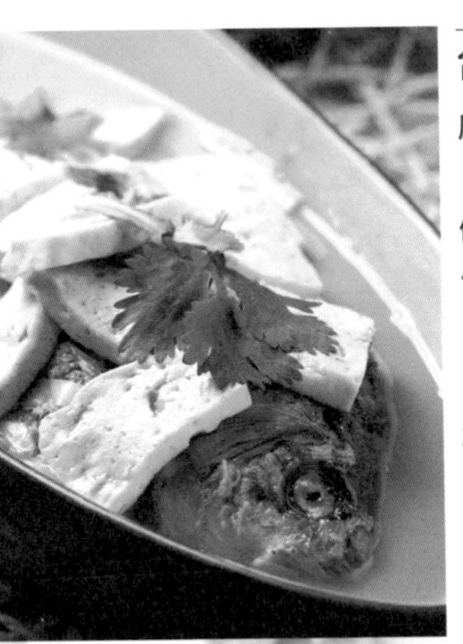

當歸豆腐魚湯

原料：豆腐塊 250 克，鯽魚 1 條（約 500 克），當歸 20 克，香菇 5 朵，白菜心 100 克，油、鹽、薑絲、香菜段各適量。

做法：

1. 鯽魚處理乾淨；香菇去蒂，洗淨，切片；鍋中倒油燒熱，下鯽魚、薑絲，小火慢煎至兩面金黃，倒入適量清水，放入香菇片、當歸，大火燒開。
2. 放入豆腐塊，調入鹽煮 5~10 分鐘，放入白菜心稍煮，出鍋前撒上香菜段。

有補血活血、溫經止痛的功效，月經量過多的女性不宜食用。

姜艾薏仁粥

原料：薏仁 20 克，白米 30 克，乾薑、艾葉各 10 克。

做法：

1. 薏仁、白米分別洗淨；乾薑、艾葉洗淨。
2. 乾薑、艾葉放入砂鍋中，加適量清水，大火煎煮 20~30 分鐘，去渣取汁。
3. 薏仁、白米加水煮粥，待米煮至八分熟時，加入藥汁，煮至粥成。

有溫經、化瘀、散寒的功效，適用於寒濕凝滯型經痛者。

益母大棗湯

原料：大棗 5~10 個，益母草 5 克，紅糖 10 克。

做法：

1. 益母草、大棗分別洗淨；大棗剖開。
2. 將大棗與益母草一同放入砂鍋中，加水，大火煎煮 10~20 分鐘。
3. 調入紅糖，再煮 5 分鐘。吃棗飲湯，每天早、晚各服 1 次。

可溫經養血、祛瘀止痛，對經期受寒或貧血造成的經痛有一定療效。

產後缺乳

產後缺乳的女性宜注意平衡攝取充足的營養，特別是增加蛋白質和鈣的攝入，可多食用黃豆、豆腐等食物。此外，堅果因含有豐富的油脂、礦物質、維生素，可加強產婦營養，使其心情舒暢，有助於乳汁分泌。產後缺乳者可用黃豆、豆腐、堅果等搭配高蛋白質、高鈣食物煮湯飲用。

花生豬蹄湯

原料：豬蹄 1 隻，花生 100 克，蔥白 2 根，米酒、鹽各適量。

做法：

1. 花生洗淨；蔥白洗淨，切段；豬蹄洗淨，切成小塊。
2. 豬蹄、蔥白、花生一同放入砂鍋中，加水適量，用小火煮 30 分鐘。
3. 烹入米酒，加鹽，煮至豬蹄熟爛，食肉，飲湯。

能疏肝解鬱、通乳，尤其適用於肝鬱氣滯型產後缺乳。

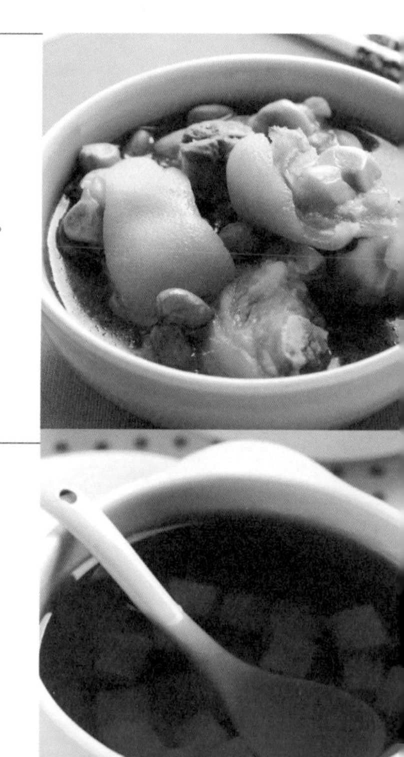

米酒豆腐紅糖飲

原料：豆腐 150 克，米酒 50 毫升，紅糖適量。

做法：

1. 豆腐切小塊。
2. 豆腐、紅糖加適量水放入鍋中，大火煮開。
3. 倒入米酒，再次煮開即可。食豆腐，飲湯，每日 1 次，連食 5 天。

豆腐能寬中益氣、消脹利水；紅糖可補血；米酒能活血散瘀，三者搭配，能活血散瘀、消腫，對氣血壅滯型產後缺乳有效。

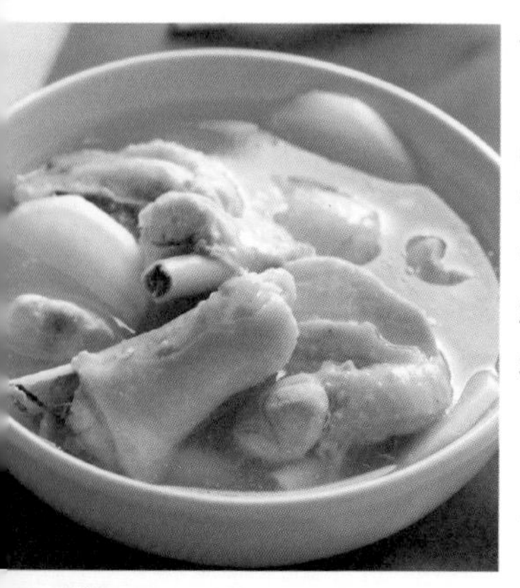

山藥母雞湯

原料：母雞 1 隻，山藥 200 克，米酒、薑片、鹽各適量。

做法：

1. 母雞洗淨、切塊；山藥去皮，切片。
2. 雞肉塊冷水入鍋，加薑片，大火煮開，撇去浮沫。
3. 淋入米酒，下山藥片，再次煮開，調入鹽，改小火煲 2 小時，吃肉，飲湯。

山藥能補中益氣、健脾開胃，母雞肉可補氣補血，兩者搭配可用於脾胃虛弱而致的乳汁不足。

小兒水痘

水痘患者飲食應遵從清淡、多水的原則，宜多吃易消化且營養豐富的流質和半流質食物，如稀粥、米湯、麵條、麵包、豆漿等，也可以適當食用五穀雜糧搭配中藥或肉類食物製作成的具有清熱解毒、利水消腫的湯。

馬齒莧荸薺糊

原料：鮮馬齒莧 30 克，荸薺 100 克，冰糖適量。

做法：

1. 鮮馬齒莧洗淨，搗汁。
2. 荸薺去皮，洗淨，搗成糊。
3. 將荸薺糊倒入鍋中，倒入馬齒莧汁，攪勻，調入冰糖，小火煮開即可。

馬齒莧有清熱利濕、解毒消腫、消炎的功效；荸薺有解毒、利尿功效，兩者搭配適用於水痘已出或將出的發熱、煩躁者。

百合杏豆粥

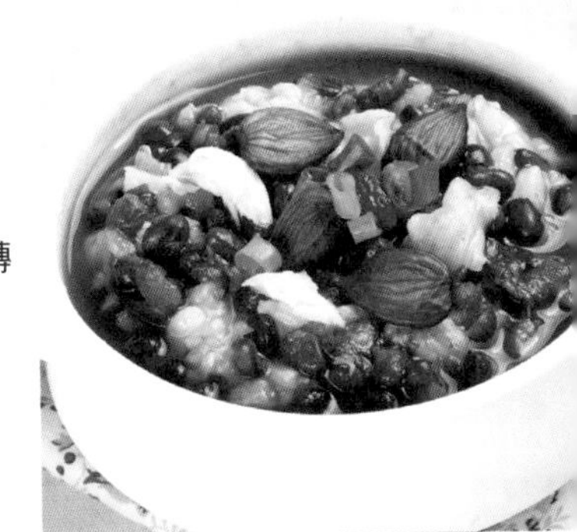

原料：紅豆、白米各 50 克，乾百合 3 克，甜杏仁 10 克，白糖適量。

做法：

1. 乾百合泡發，洗淨；甜杏仁、紅豆、白米分別洗淨。
2. 將百合、甜杏仁、紅豆、白米一同入鍋，加水適量，大火燒開，轉小火熬煮成稀粥。
3. 調入白糖攪勻。每日 1 次，趁熱食用。

可清熱利濕、滋陰潤肺，適用於水痘恢復期。

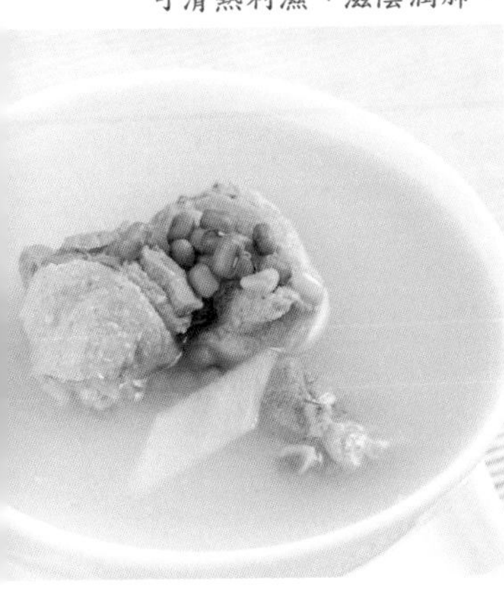

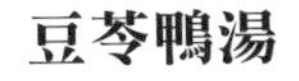

豆苓鴨湯

原料：鴨肉 200 克，土茯苓 10 克，綠豆 20 克，鹽各適量。

做法：

1. 鴨肉洗淨，切塊；綠豆洗淨。
2. 將鴨肉、綠豆、土茯苓一起放入砂鍋內，加適量清水，大火煮開後，改小火煲 4 小時。待鴨肉熟爛時，調入鹽即可。飲湯吃肉，隨時食用。

鴨肉有除水腫、祛瘡腫的作用，綠豆和茯苓有清熱利濕的功效，三者搭配能清熱解毒、利水消腫，適用於水痘。

小兒遺尿

小兒遺尿宜多吃有溫補固澀、清補作用的食物，穀類中的糯米、黑豆、芡米、小麥麵粉，堅果中的枸杞子、核桃仁，以及山藥等都有溫補固澀作用，可適當多食。穀類中的薏仁、蓮子、豆腐、綠豆、紅豆等有固澀作用，也宜適當食用。

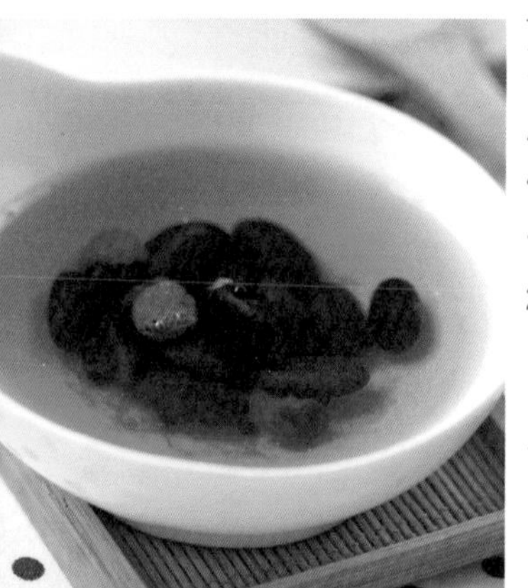

雙子黑豆湯

原料：韭菜子 3 克，覆盆子 5 克，黑豆 10 克。

做法：

1. 韭菜子、覆盆子、黑豆洗淨，放入鍋中，加水適量。
2. 大火煮開，改用小火慢燉至黑豆熟爛。每日服 1~2 次。

韭菜子、黑豆有補腎助陽的功效，與覆盆子搭配能固精縮尿，適用於小兒遺尿。

芡實核桃山藥粥

原料：白米 50 克，芡米、核桃仁各 20 克，山藥 30 克。

做法：

1. 白米、芡米分別洗淨；山藥去皮，洗淨，切塊。
2. 芡米加足量水，放入鍋中，大火煮開，改小火煮 15 分鐘，放入白米，再煮 10 分鐘。放入核桃仁、山藥，煮至粥成。

芡米有收斂鎮靜作用；山藥有補腎助陽的功效，與核桃、白米搭配能健脾補腎，對小兒遺尿有一定效果。

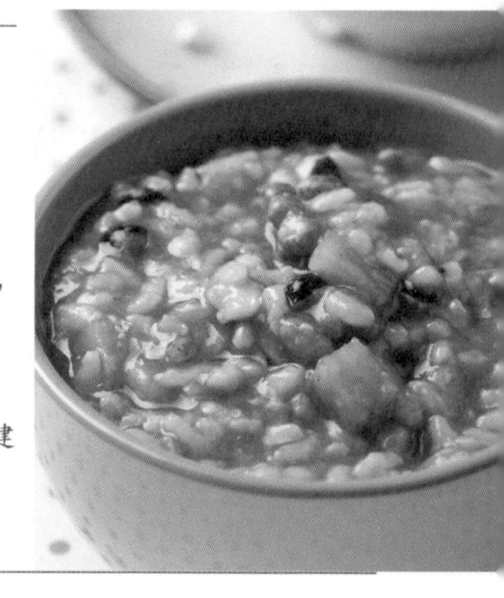

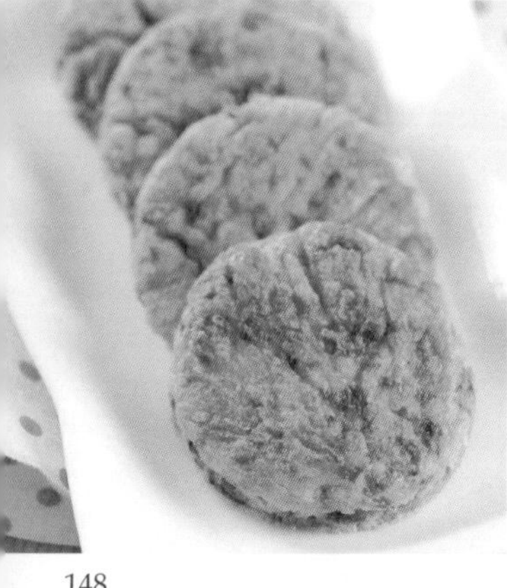

韭菜子餅

原料：韭菜子 10 克，麵粉 60 克，油、鹽各適量。

做法：

1. 韭菜子研末，加入麵粉中。加適量水、鹽，和成麵團，醒 15~30 分鐘。
2. 將麵團揉勻，擀薄，並塗上一層油，從麵坯一邊開始卷起，將薄麵坯卷成粗卷。將粗麵卷分成大小合適的量，擀成餅。
3. 鍋中倒油燒熱，放入生面餅，烙至兩面金黃，取出，當點心食用。

韭菜子有補腎助陽的功效，與麵粉搭配能溫腎止遺。

流行性腮腺炎

俗稱「豬頭皮」，發病期間需要多飲水，多吃富含營養，並易於消化的半流食或軟食，五穀雜糧粥或者米糊、豆漿是很好的選擇。在食物種類選擇方面，宜選用具有清熱解毒、軟堅散結作用的食物，如綠豆、紅豆、豆芽、豆腐、荸薺、蓮藕等。

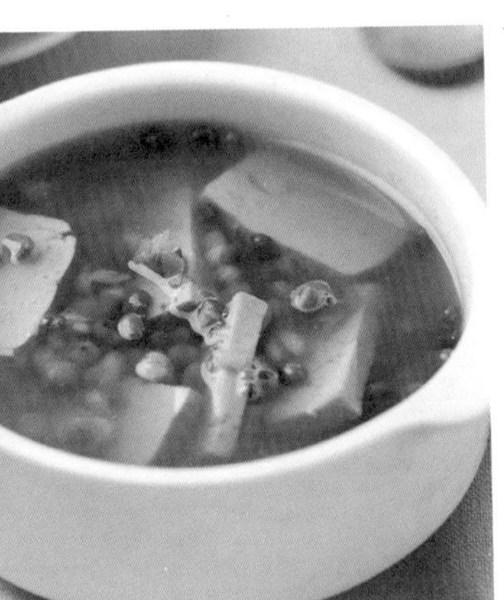

豆腐綠豆湯

原料：綠豆、豆腐各 30 克，冰糖適量。

做法：

1. 綠豆洗淨，浸泡 1 小時；豆腐切塊。
2. 綠豆放入鍋中，加清水適量，大火煮開，改小火煮 30 分鐘，煮至綠豆熟爛。
3. 放入豆腐塊，繼續煮 20 分鐘。調入冰糖，待冰糖溶化即可。每日 1 次。

可清熱解毒、軟堅散結，對小兒流行性腮腺炎有輔助食療效果。

二豆紅糖糊

原料：綠豆 200 克，黃豆、紅糖各 100 克。

做法：

1. 綠豆、黃豆洗淨，與足量水一起放入鍋中，大火燒開，再轉小火熬煮 20~30 分鐘，調入紅糖繼續熬煮。
2. 待綠豆、黃豆熟後，用勺子擠壓和攪拌，直到變成稀糊狀，食用。每日 1 碗，分數次食用，連服數日。

可清熱消腫，適用於小兒腮腺炎初期，可明顯減輕症狀。

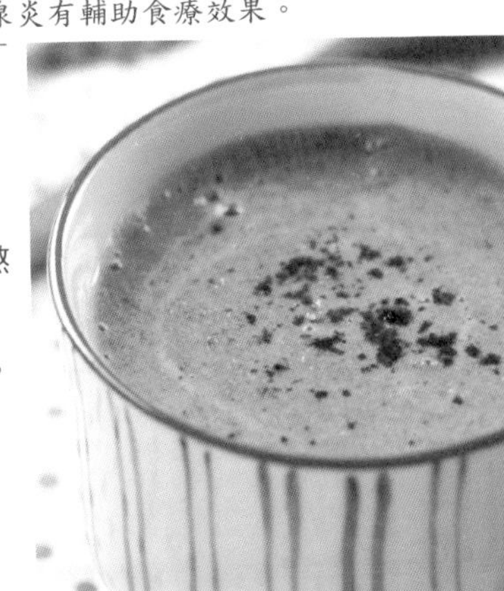

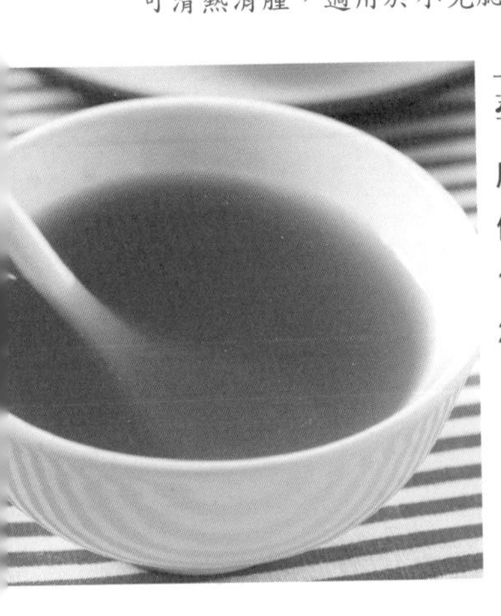

荸藕茅根茶

原料：荸薺、蓮藕、鮮茅根各等量。

做法：

1. 荸薺去皮，洗淨，切塊；蓮藕去皮，洗淨，切塊；鮮茅根洗淨。
2. 荸薺、蓮藕、鮮茅根加適量水同煮 20~30 分鐘，去渣取汁，飲用。

荸薺、蓮藕、鮮茅根有清熱涼血、生津止渴的功效，代茶飲，對流行性腮腺炎有明顯的緩解作用。

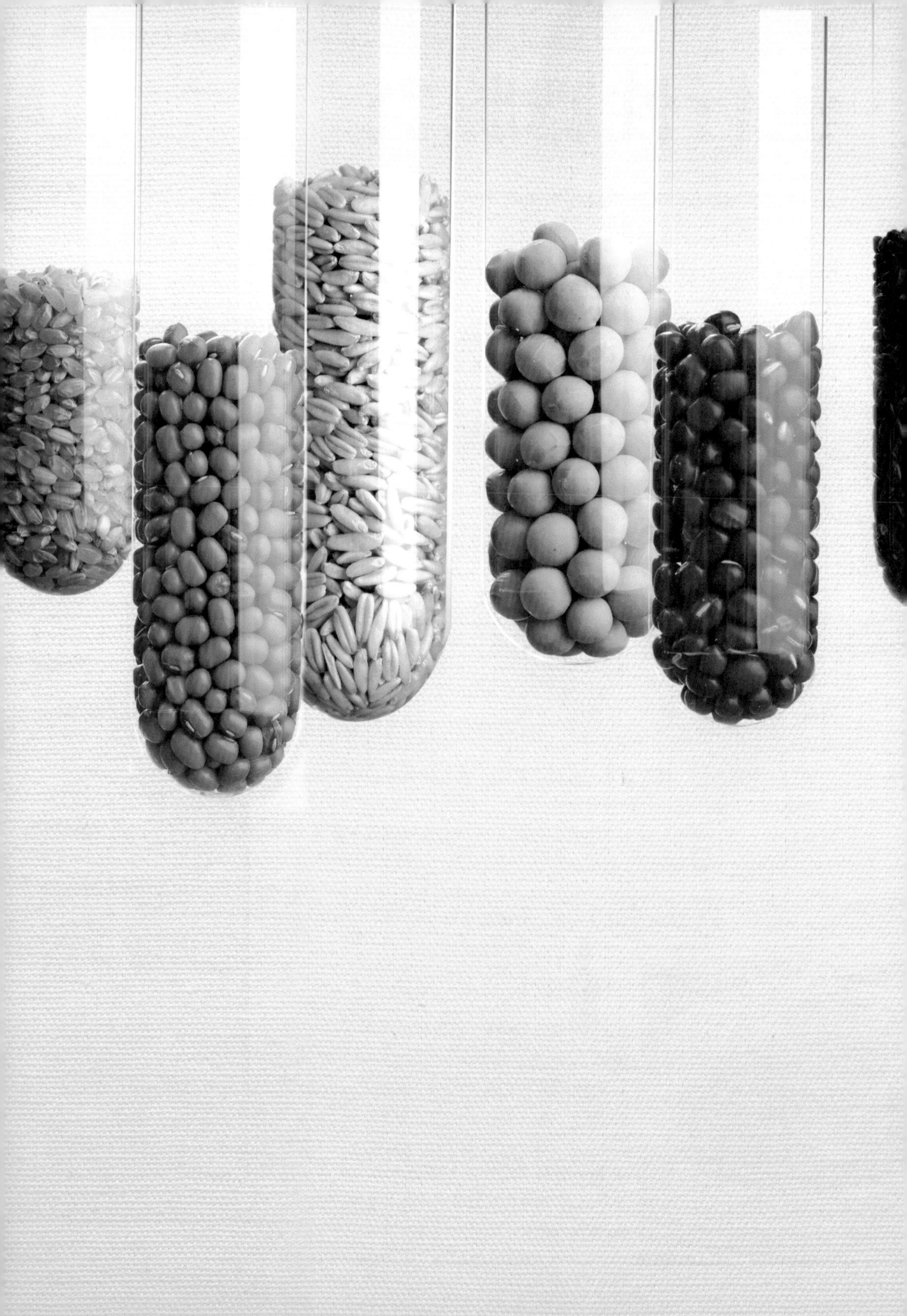

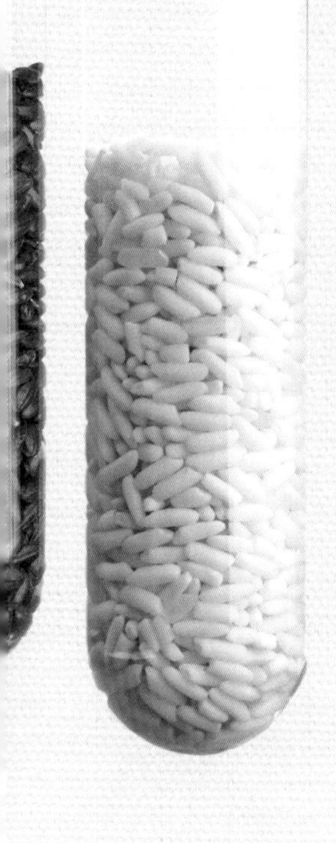

PART 4

營養五穀餐 呵護全家健康

五穀雜糧是膳食寶塔的塔基，是最好的基礎食物和最主要的能量來源，成年人每天攝入 250~400 克的穀物，就能有效預防相關慢性病的發生。巧妙搭配五穀雜糧，烹製營養的五穀餐，呵護全家人的健康。

健康益智五穀餐

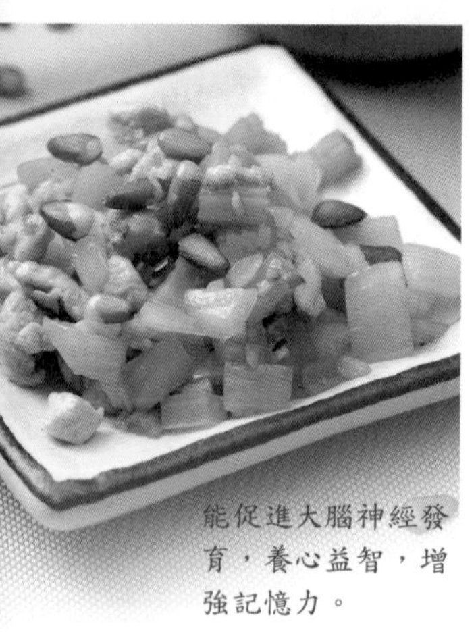

能促進大腦神經發育，養心益智，增強記憶力。

松子西芹雞丁

原料：熟松子 50 克，雞胸肉、西芹各 150 克，洋蔥丁 100 克，油、鹽、白糖、醬油、蒜末各適量。

做法：

1. 雞胸肉去皮，洗淨，切丁，用醬油、白糖、鹽醃 15 分鐘；熟松子去殼，取仁。
2. 西芹去老葉，洗淨，放入沸水中燙 2 分鐘，撈出，切丁；鍋中倒油燒熱，下蒜末爆香，放雞肉丁快速翻炒。待雞肉變色，放洋蔥、西芹快速翻炒兩下，調入鹽翻炒至雞肉熟。臨出鍋前撒上松子仁即可。

魚頭豆腐湯

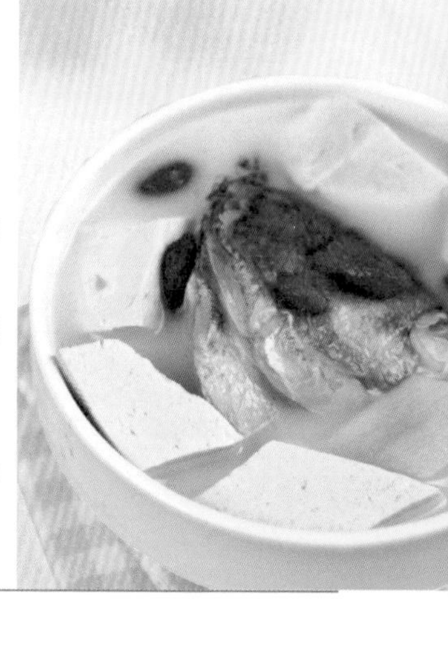

原料：魚頭 1 個，板豆腐 150 克，油、薑片、蔥段、鹽、枸杞子各適量。

做法：

1. 魚頭洗淨；板豆腐切大小適宜的片；枸杞子洗淨。
2. 鍋置火上，倒油燒熱，下薑片、蔥段爆香，放魚頭煎至兩面金黃，放冷水。
3. 下豆腐片，大火燒開後，改小火煲 15~20 分鐘，放入枸杞子，用鹽調味即可。

魚頭、豆腐都富含優質蛋白，而魚頭中含有豐富的魚油，可為腦細胞提供營養，有健腦益智的功效。

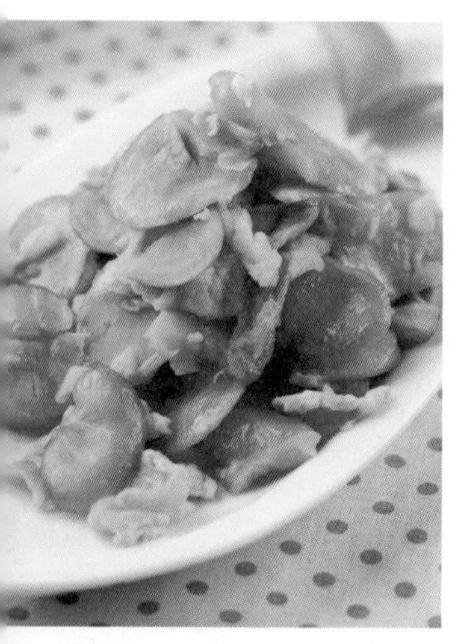

蠶豆炒雞蛋

原料：蠶豆 150 克，雞蛋 2 個，油、鹽各適量。

做法：

1. 蠶豆去皮，放入冰箱冷凍室冷凍 2 小時，取出，洗淨，冷水入鍋，煮開後，改小火煮 15~20 分鐘，撈出，瀝乾水。雞蛋打入碗中，打散。
2. 鍋中倒油燒熱，下蠶豆炒 2 分鐘左右，調入鹽翻勻，盛出。
3. 鍋中再次倒少許油燒熱，滑入雞蛋，翻炒。
4. 待雞蛋成形時，倒入炒好的蠶豆，翻炒均勻即可。

富含優質蛋白及卵磷脂等營養物質，有增強記憶的功效。

核桃蛋糕

蛋糕口感綿軟，還可消除腦疲勞，很受孩子喜歡。

原料：熟核桃仁碎 30 克，熟蓮子泥 80 克，低筋麵粉 100 克，牛奶 50 毫升，雞蛋 3 個，白醋 2 滴，糖 80 克，植物油適量。

做法：

1. 雞蛋打入盆中，將蛋黃、蛋白分開；向蛋白中分次加 2 勺白糖，攪打至蛋白成奶油狀。剩餘白糖放入蛋黃中攪拌均勻，倒入牛奶、麵粉、熟核桃仁碎、熟蓮子泥、白醋 2 滴攪拌成麵糊。將蛋白分兩次倒入麵糊中，上下攪拌均勻。
2. 電鍋內倒入少許植物油，預熱後，將麵糊倒入電鍋，按下煮飯鍵。煮飯鍵跳起時，用毛巾將氣孔蓋住，燜 20 分鐘，如此反復 2 次。

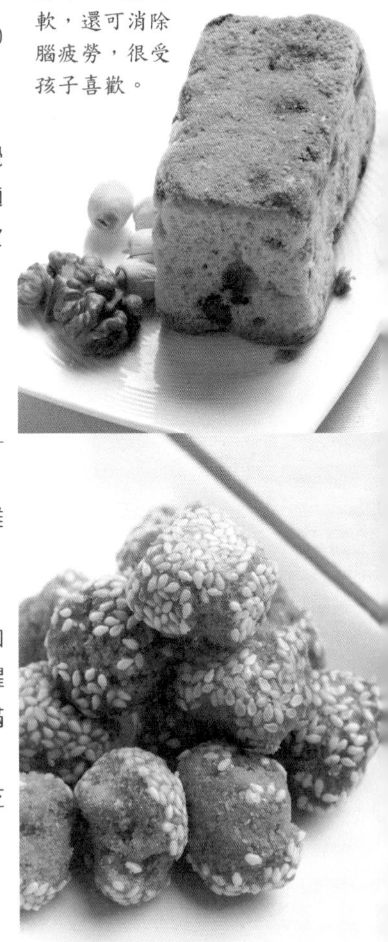

葵花子芝麻球

原料：低筋麵粉 300 克，芝麻、葵花子仁碎各 50 克，豬油 30 克，雞蛋 2 個，小蘇打 5 克，泡打粉 3 克，油適量。

做法：

1. 低筋麵粉、小蘇打、泡打粉和葵花子仁碎混合過篩。雞蛋打散，加入白砂糖和豬油攪勻，慢慢加入麵粉，加適量水，和成麵團，醒 30 分鐘。麵團揉勻，搓成長條後，分成小塊，並搓成圓球，沾滿芝麻。
2. 鍋中倒油燒至六分熱，放入麵球，轉小火炸至浮起時，撈出；待芝麻球晾涼後，再放入六分熱油中炸一回，撈出，放涼即可食用。

含豐富的亞油酸，可增加記憶力，深得孩子喜歡。

南瓜牛奶飲

原料：南瓜 120 克，牛奶 150 毫升，煉乳 10 克。

做法：

1. 南瓜去皮、瓤，切丁，放入蒸鍋中隔水蒸 10 分鐘，取出。
2. 蒸好的南瓜放入攪拌機中，倒入牛奶、煉乳，攪打均勻，取出即可。

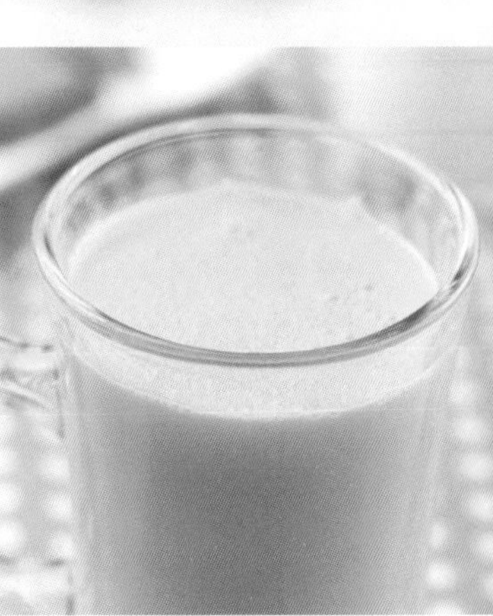

牛奶、煉乳中含豐富的鈣、蛋白質和胺基酸，易被大腦吸收，南瓜與牛奶、煉乳搭配，口味清新，可緩解孩子過度用腦導致的腦疲勞。

抗老防衰五穀餐

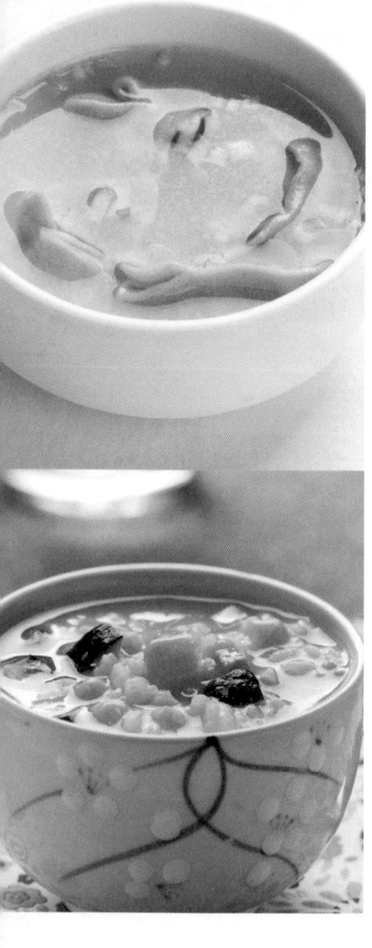

豆粉餛飩

原料：羊肉 250 克，芡米粉、豆粉各 200 克，雞蛋 1 個，蔥、蒜、鹽、醬油、油、蝦皮各適量。

做法：

1. 羊肉切碎；蔥、蒜洗淨，切末，放入羊肉中調成肉餡，打入雞蛋，調入油、鹽、醬油攪勻。芡米粉、豆粉加少許鹽及適量水和成麵團，擀成餛飩皮。
2. 取適量羊肉餡，包入餛飩皮中，包成餛飩。鍋中加水煮開，放入餛飩，撒入少許鹽、蝦皮，煮開後，改小火煮至餛飩浮起，再煮 2~3 分鐘即可。

可補腎助陽，補中益氣，尤其適合於體質虛弱者食用。

香菇玉米粥

原料：嫩玉米粒 50 克，白米 30 克，香菇 3 朵，絲瓜、豬瘦肉各 20 克，油、鹽各適量。

做法：

1. 豬瘦肉洗淨，切粒，加鹽醃片刻；嫩玉米粒、白米洗淨。
2. 香菇去蒂，洗淨，切丁；絲瓜去皮，洗淨，切片。
3. 白米、嫩玉米粒加適量水，滴兩滴油，大火燒開，放入豬瘦肉、香菇、絲瓜煮開後，改小火熬煮成粥，調入鹽即可。

補肝腎、健脾胃、益氣血，潤腸通便，可抗老防衰，益胃和中。

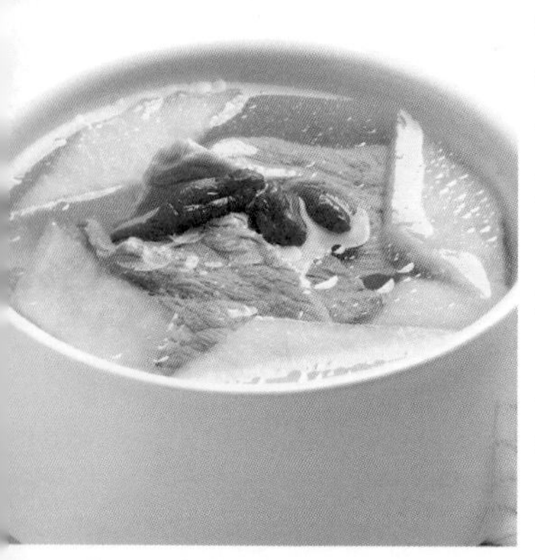

山藥枸杞煲牛肉

原料：山藥 150 克，牛肉 200 克，鹽、薑片、枸杞子各適量。

做法：

1. 牛肉洗淨，切塊；山藥去皮，洗淨，切片。
2. 砂鍋中倒水，放入牛肉塊、薑片煮開，撇去浮沫，放入山藥，調入鹽改小火慢煲 2 小時。
3. 煲至牛肉將熟時，放入枸杞子，煲至牛肉熟爛即可。

牛肉含優質蛋白及大量胺基酸，有補益氣力、抗衰老的功效；山藥能補脾養胃、生津益肺，兩者與枸杞子搭配能抗衰老，強壯筋骨。

糙米茶

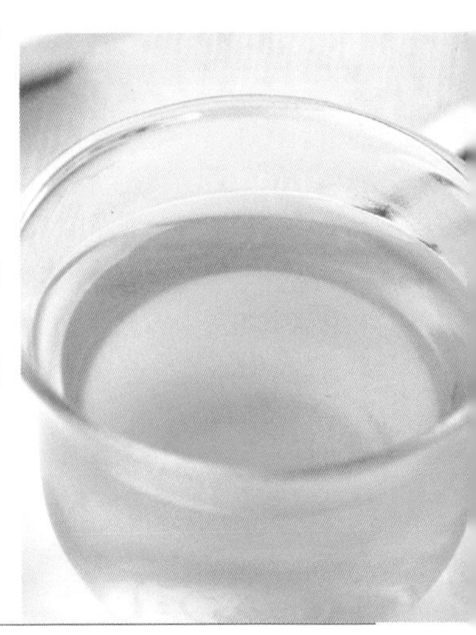

原料：糙米 100 克，白開水 1,000 毫升。

做法：

1. 糙米洗淨，晾乾。
2. 鍋置火上燒熱，調小火，放入糙米慢炒，用鍋鏟不停地翻炒，使米粒不爆裂。將米粒炒至黃褐色後，盛出。
3. 鍋中倒水燒開，放入糙米，關火，蓋上蓋子燜 5 分鐘。取茶汁飲用即可。

糙米味甘，性溫，有健脾養胃，潤腸通便，提高人體免疫力的作用，中老年人常飲可促進新陳代謝，有助於預防心腦血管疾病。

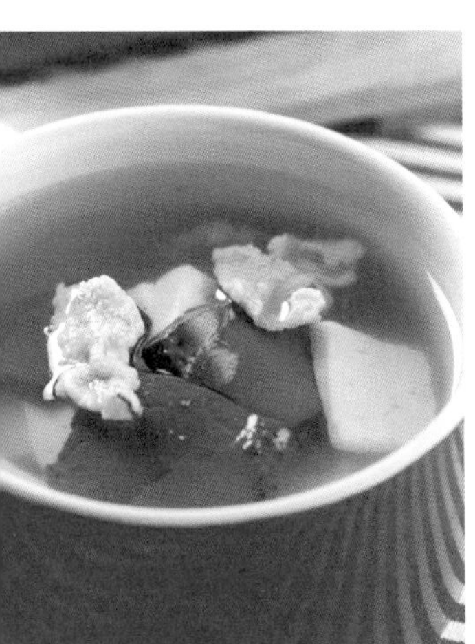

豬血瘦肉豆腐湯

原料：豆腐塊、山藥各 100 克，豬血塊 200 克，豬瘦肉絲 50 克，鹽、薑末各適量。

做法：

1. 砂鍋中加水，放入豬瘦肉絲、豬血塊、薑末，大火燒開，撇去浮沫。
2. 放入豆腐塊、山藥塊，調入鹽，改小火慢煲 15~20 分鐘即可。

山藥、豆腐、豬血搭配可健脾補腎、益氣養血，對中老年人出現的骨質疏鬆有輔助食療作用。

豆棗白木耳鵪鶉蛋湯

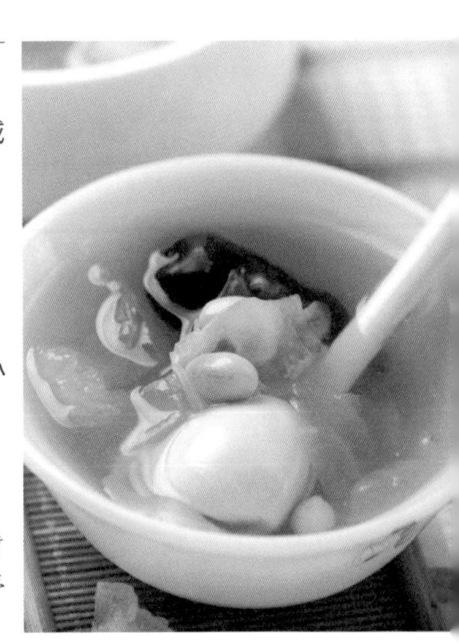

原料：泡發白木耳 15 克，黃豆 50 克，大棗 5 個，鵪鶉蛋 4 個，鹽或白糖各適量。

做法：

1. 黃豆洗淨，浸泡 2 小時；大棗洗淨；鵪鶉蛋洗淨，煮熟，撈出，去殼。
2. 砂鍋中加適量清水，放入黃豆、大棗、白木耳，大火煮開後，改小火燉煮至白木耳熟爛。
3. 放入鵪鶉蛋，再煮 20~30 分鐘，按口味調入鹽或白糖，飲湯吃蛋。

鵪鶉蛋可為大腦細胞提供營養；白木耳能潤肺止咳；黃豆可補充優質蛋白；大棗能補血補氣，四者搭配能緩解健忘失眠、神疲肢倦、多夢易醒等症狀。

美膚養顏五穀餐

南瓜燕麥飯

原料：南瓜 100 克，燕麥、白米各 50 克，蔥花適量。

做法：

1. 南瓜去皮、瓤，洗淨，切塊。
2. 燕麥、白米分別洗淨，加水放入電鍋中。
3. 將南瓜塊放到最上面，啟動煮飯鍵。
4. 煮飯鍵跳起後，燜 5~10 分鐘，開鍋，攪勻，撒上蔥花即可。

南瓜能減肥降脂，燕麥能刺激腸胃蠕動，有潤腸通便功效，兩者搭配可促進體內毒素的排出，有助於美膚養顏。

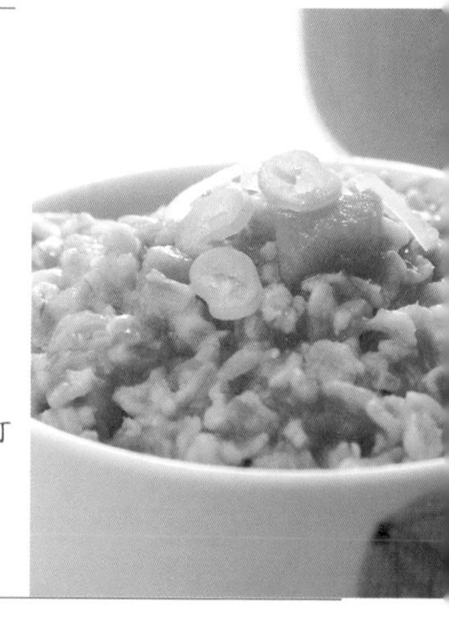

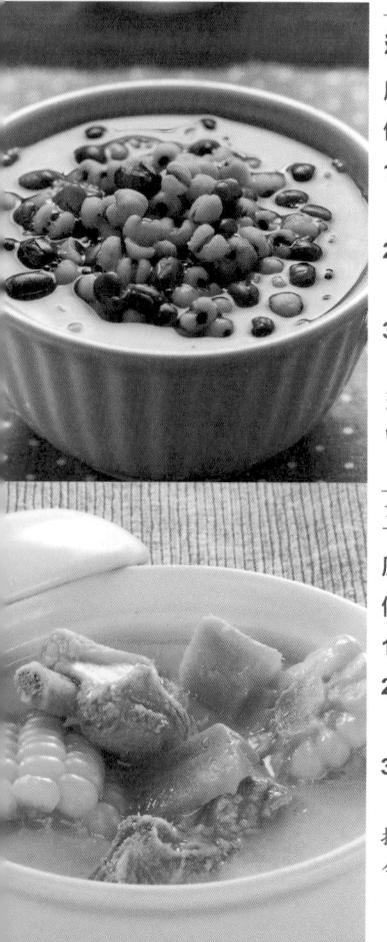

紅豆薏仁粥

原料：紅豆 100 克，薏仁 50 克。

做法：

1. 紅豆洗淨，放入鍋中，大火煮開後，改小火熬煮 30~50 分鐘，煮熟待用。
2. 薏仁洗淨，放入高壓鍋中，加足量水，大火燒開後，改小火燒 15~20 分鐘。
3. 薏仁煮爛後，加入煮好的紅豆攪勻，再煮 5 分鐘即可。

薏仁可美白祛濕，有健脾胃的功效；紅豆能利水消腫，兩者搭配能美白肌膚，消腫祛濕。

玉米燉排骨

原料：玉米 150 克，排骨 200 克，蔥段、薑片、鹽、雞精各適量。

做法：

1. 玉米洗淨；排骨洗淨，放入沸水中燙 3~5 分鐘，撈出，沖去血沫。
2. 砂鍋中放入適量清水，放入排骨、玉米、蔥段、薑片，大火燒開，改小火燉 30 分鐘。
3. 調入鹽、雞精，再煮片刻，直到排骨熟爛為止。

排骨有滋陰潤燥、益精補血的作用，與玉米搭配煲湯，可改善氣血，令人膚色紅潤。

薑棗枸杞雞湯

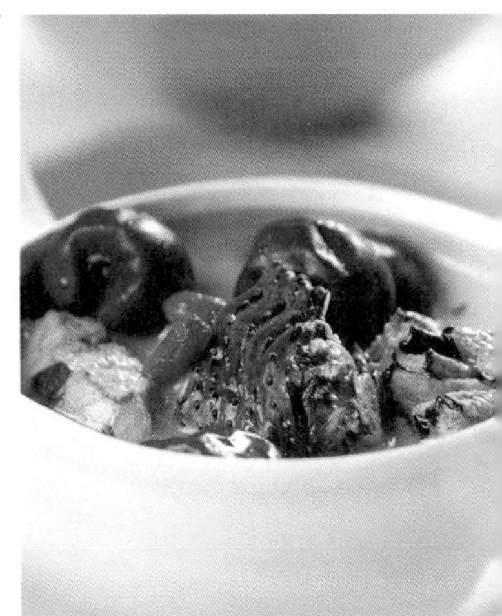

原料：烏骨雞 1 隻，生薑 20 克，大棗 8 個，枸杞子 10 克，鹽適量。

做法：

1. 烏骨雞宰殺，洗淨；枸杞子、大棗洗淨；生薑洗淨，去皮，切片。
2. 將烏骨雞、枸杞子、大棗、生薑加適量水一起放入砂鍋中，大火煮開後，改小火煲 2 小時。
3. 加鹽調味即可。

生薑、大棗、枸杞子、烏骨雞肉都具有溫補作用，經常食用可補精氣，補血扶羸，使人肌膚飽滿、膚色紅潤。

八寶祛濕粥

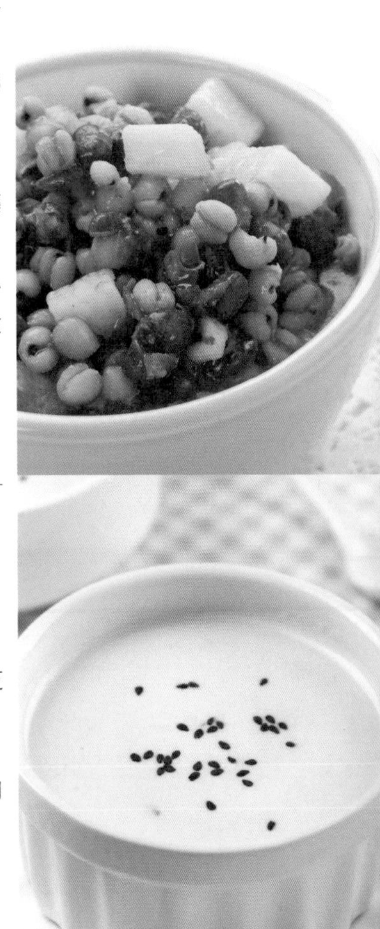

原料：薏仁、芡米、扁豆各 10 克，白米 50 克，去心蓮子、紅豆各 15 克，大棗 5~10 個，山藥 30 克。

做法：

1. 薏仁、芡米、扁豆、白米、去心蓮子、紅豆、大棗分別洗淨；山藥去皮，切丁。
2. 除白米外，以上材料加水適量，放入砂鍋中，大火燒開後，改小火煎煮 40 分鐘左右。放入白米，煮至米熟成粥。每日早、晚各食 1 碗。

能健脾利濕，緩解臉部油脂分泌過多，可緩解女性臉部黃褐斑。

杏奶芝麻茶

原料：杏仁、核桃仁、黑芝麻各 100 克，牛奶 250 毫升，冰糖適量。

做法：

1. 杏仁、核桃仁與牛奶、冰糖一起放入攪拌機中打勻。
2. 將杏仁牛奶倒入碗中，放入沸水中隔水熱 5 分鐘，取出，撒上黑芝麻即可。

杏仁、核桃仁、黑芝麻、牛奶搭配能延緩皮膚衰老，抗皺去皺，可潤膚養顏。

元氣能量五穀餐

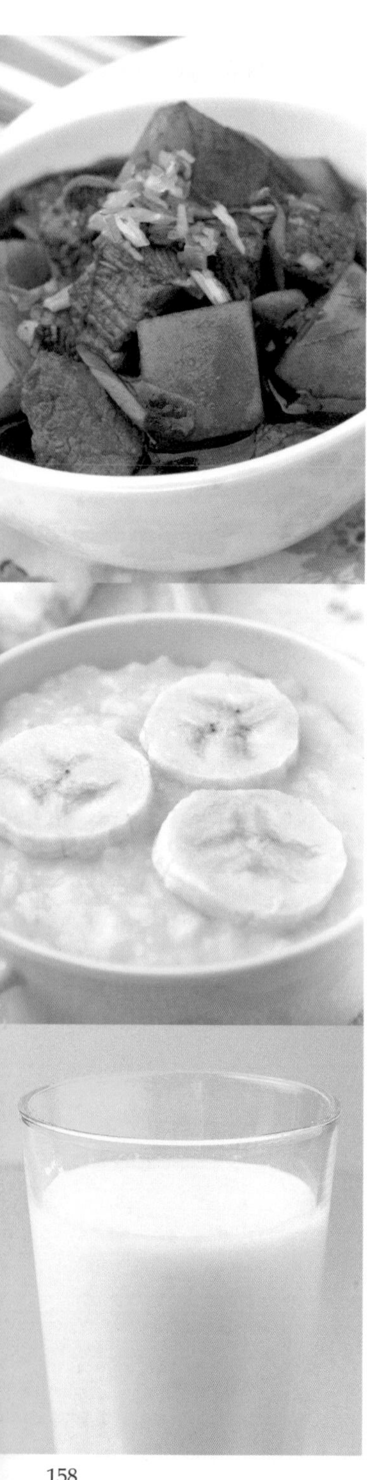

馬鈴薯燉牛肉

原料：馬鈴薯 1 個，牛肉 150 克，油、鹽、料酒、薑絲、蔥花、雞精各適量。

做法：

1. 馬鈴薯去皮，洗淨，切塊；牛肉切塊。
2. 鍋中倒油燒熱，放牛肉塊、薑絲快速翻炒，待牛肉變色後，放入馬鈴薯翻炒。烹入料酒翻炒至馬鈴薯塊略有焦色，加水，沒過馬鈴薯和牛肉。
3. 將牛肉、馬鈴薯倒入砂鍋中，調入鹽、雞精，大火煮開，改小火燉 1~2 個小時。出鍋前，撒上蔥花即可。

兩者搭配燉湯可促進腦部分泌血清素，有助於使頭腦清明，補充能量。

牛奶香蕉燕麥粥

原料：牛奶 250 毫升，燕麥片 50 克，白米 30 克，香蕉 1 根。

做法：

1. 白米洗淨；香蕉去皮，切片，備用。
2. 白米加水放入鍋中，大火燒開，加入燕麥片，調小火煮 15~20 分鐘。
3. 倒入牛奶，放入香蕉片，攪勻，再煮 5 分鐘即可。

香蕉、燕麥中含豐富膳食纖維，能刺激胃腸蠕動，緩解交感神經的過分活躍，有助於減壓。

玉米牛奶飲

原料：甜玉米 1 根，牛奶 250 毫升，鮮奶油 25 毫升。

做法：

1. 玉米剝去外皮，搓下玉米粒，洗淨，晾乾。
2. 將玉米粒、牛奶、鮮奶油一起放入鍋中煮沸，改小火燉煮 5 分鐘左右。
3. 將燉煮好的玉米牛奶，放入攪拌機中反復攪拌，直到攪打均勻，倒出即可。

甜玉米中糖含量較為豐富，糖分的攝入能令人愉悅。玉米與牛奶、鮮奶油搭配，適合心情低落時飲用。

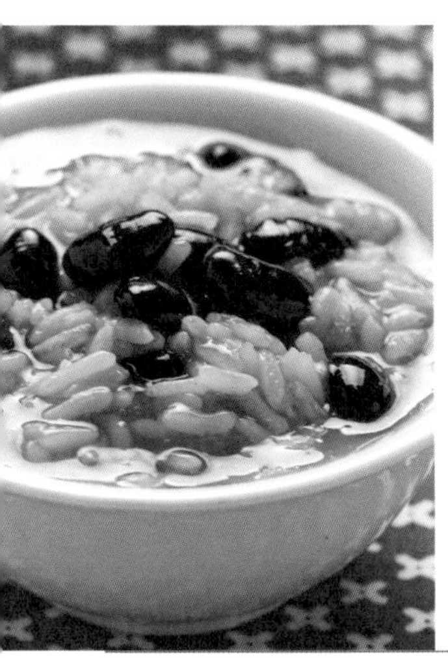

黑豆糯米粥

原料：黑豆 30 克，糯米 60 克。

做法：

1. 黑豆洗淨，放入清水中浸泡 2~3 小時；糯米洗淨。
2. 黑豆連同浸泡黑豆的水，以及糯米一起放入鍋中，大火煮開後，改小火熬煮成粥。

黑豆中的碳水化合物轉化為能量可保持人一整天的精力，與糯米搭配，能促進大腦活躍。

椿苗核桃沙拉

原料：核桃 180 克，香椿苗 200 克，鹽、香油各適量。

做法：

1. 香椿苗去根洗淨，切碎。
2. 核桃去殼，取肉，將核桃仁放入溫水中浸泡 1 小時，撕去核桃仁外衣。
3. 將香椿苗、核桃仁放一起，加鹽、香油拌勻即可。

核桃中含有豐富的油脂，能緩解心臟、血管的壓力；香椿苗含有豐富的維生素和胡蘿蔔素，能給身體健康帶來好處。

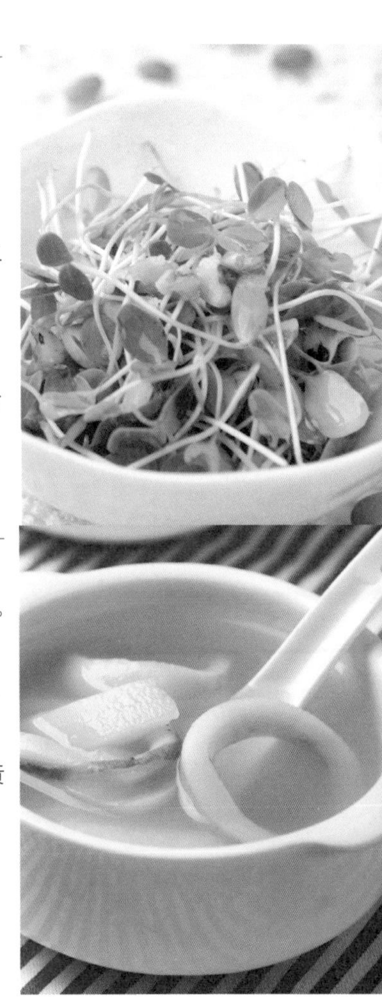

山藥魷魚湯

原料：山藥、魷魚各 200 克，黃耆 10 克，油、鹽、薑絲、料酒各適量。

做法：

1. 山藥去皮，洗淨，切塊；魷魚收拾乾淨，刻十字刀，用鹽、薑絲、料酒醃 15 分鐘。
2. 鍋中倒油燒熱，放剩下的薑絲爆香，加適量水，下山藥、魷魚、黃耆煮開。
3. 調入鹽、料酒，改小火煮至山藥、魷魚熟即可。

可緩解疲勞，改善肝臟功能，補益氣血，使人保有元氣。

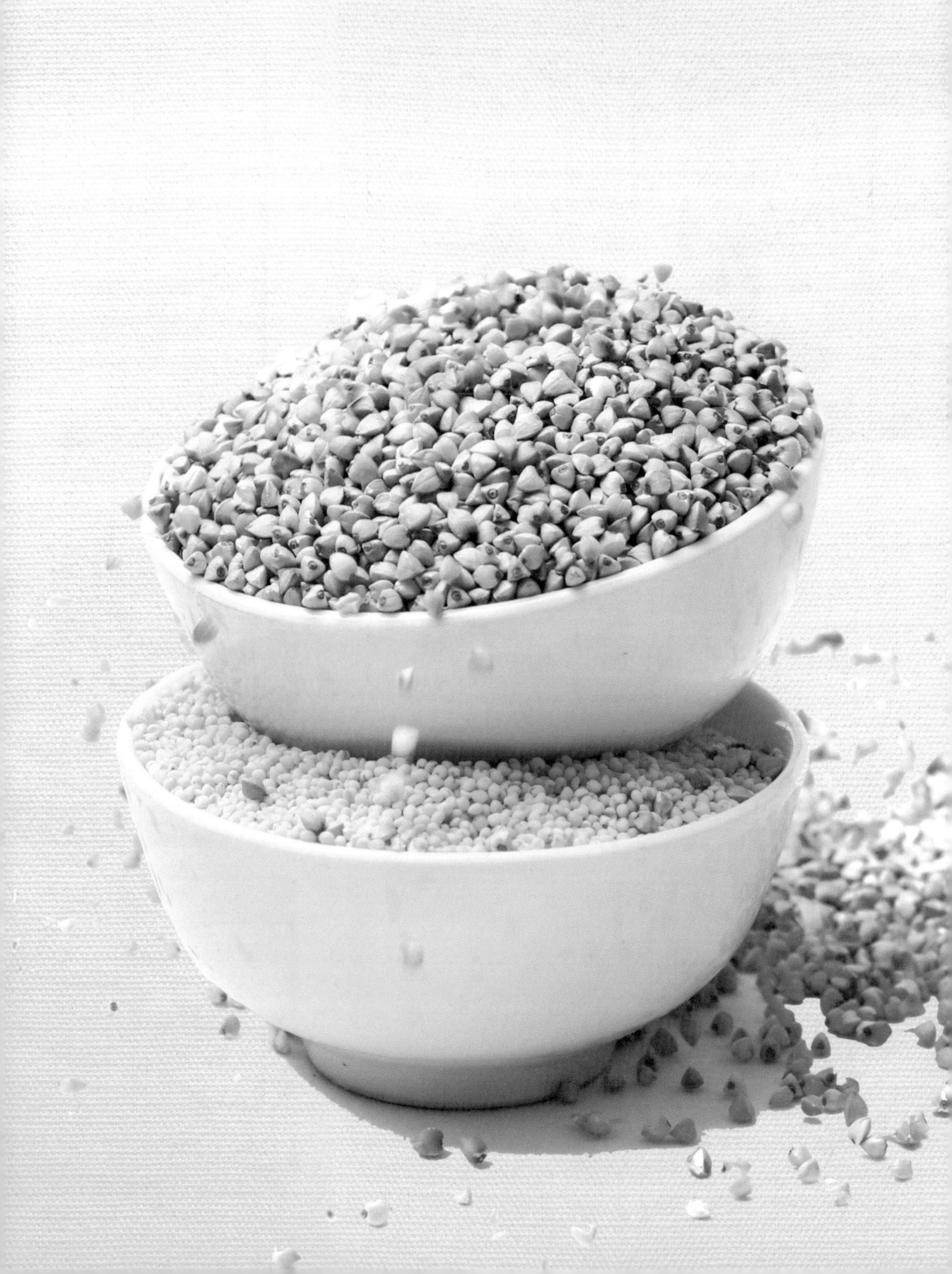

PART 5

特色五穀餐 週週不重複

《本草綱目》記載穀類有 33 種，豆類有 14 種，雖然隨著歷史的演進，現代市場上的常見穀類、豆類沒有那時那麼多，但巧妙搭配，也可以週週不重複。五穀餐簡單又營養，無論繁忙還是悠閒，隨手抓一把豆穀放入鍋中或煮或煲，一份營養又美味的五穀餐就好了。

活力早餐

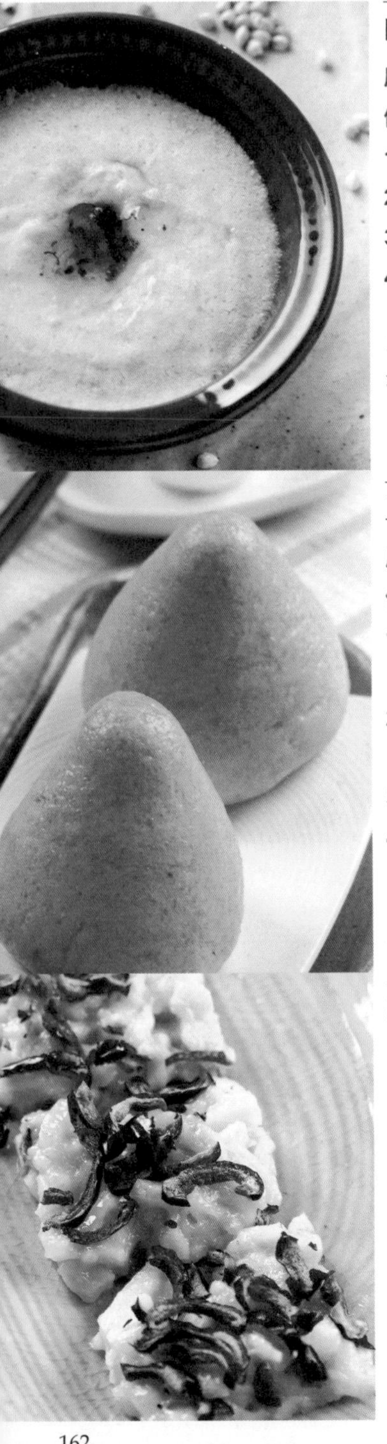

山藥麵糊

原料：蕎麥麵 100 克，山藥 150 克，白糖、糖桂花各適量。

做法：

1. 山藥去皮，洗淨，切段，放入鍋中蒸 15 分鐘，搗成泥。
2. 蕎麥麵用開水攪拌成稀糊。
3. 蕎麥稀糊、山藥泥放入鍋中，拌勻，用小火煮至稍沸。
4. 加入白糖攪勻，撒上糖桂花即可。

蕎麥麵與山藥搭配製作麵糊，能健脾養胃、利腸通便，可提供一天的活力。

玉米豆粉窩頭

原料：玉米粉 250 克，白米粉 150 克，黃豆粉 200 克。

做法：

1. 玉米粉、白米粉、黃豆粉放在一起混合均勻後，加入適量沸水和成麵團。
2. 將麵團切成小塊，在手心中團成圓錐形，用大拇指在錐底戳一個孔。
3. 逐漸擴大其孔，並使錐體表面光滑。
4. 將做好的窩頭放入蒸籠，大火蒸 30 分鐘即可。

玉米粉搭配大豆粉、白米粉營養豐富，有健身醒神的功效，早上吃兩個玉米豆粉窩頭，搭配一碗五穀雜糧粥，讓你一天都有好精神。

藕線糕

原料：藕 250 克，糯米粉 50 克，大棗 3~5 個，白糖適量。

做法：

1. 藕去皮，洗淨，切成細絲，放入清水中漂洗一次，撈出，瀝乾。大棗洗淨，去核，切細絲；藕絲加糯米粉、白糖拌勻。
2. 蒸鍋加水上火，蒸架置雙層紗布（或蒸籠布），放上糯米粉藕絲，用鍋鏟將四邊攏成四方形，上面撒大棗絲。燒開後繼續蒸 3~10 分鐘，關火，取出藕絲糕，冷卻切塊即可食用。

藕絲糕可健脾開胃、養血生肌。

蛋花粥

原料：白米 50 克，雞蛋 1 個，白糖適量。

做法：

1. 白米洗淨，加足量水，放入鍋中，大火煮開，改小火熬煮 15~20 分鐘。
2. 雞蛋打散，滑入粥中，攪勻。
3. 待粥成蛋熟時，調入白糖攪勻即可。

白米與雞蛋搭配，完美地結合了碳水化合物和蛋白質，非常符合人體對早餐的營養需求。

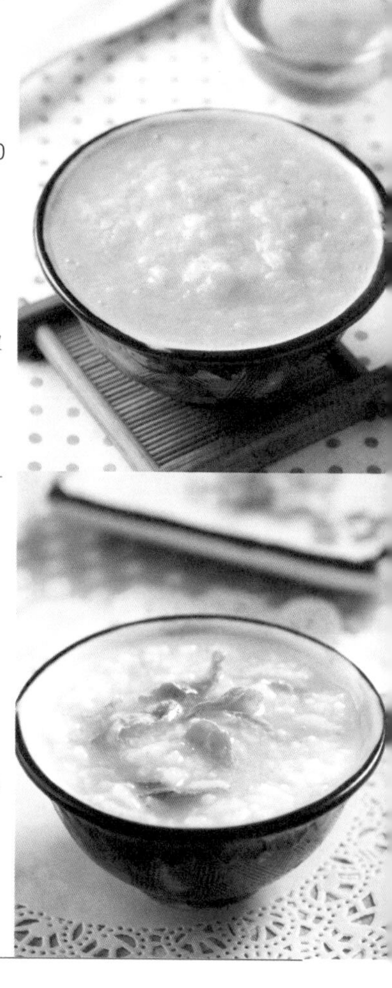

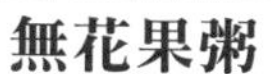

無花果粥

原料：白米 50 克，無花果 30 克（或無花果乾 15 克），冰糖適量。

做法：

1. 無花果洗淨，切碎；白米洗淨。
2. 白米加足量水，放入鍋中，大火煮開，放入無花果碎，攪勻。
3. 改小火熬煮至米熟，調入冰糖即可。

無花果味甘，性平，能補脾益胃、潤腸通便，早餐喝一碗清淡的無花果粥有利於體內毒素的排出，有助於保持一天好精神。

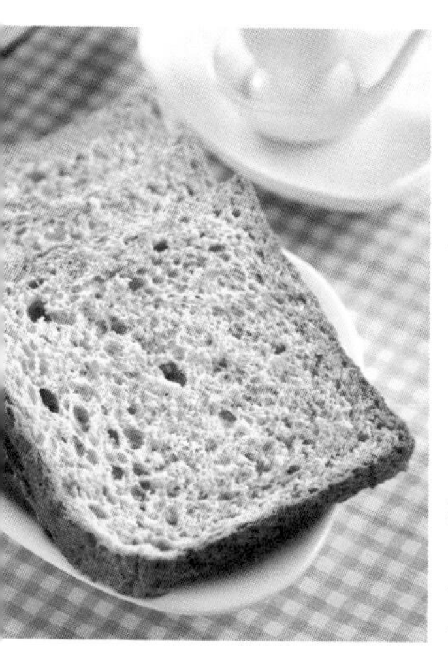

全麥麵包

原料：全麥麵粉 250 克，白砂糖、無鹽奶油各 20 克，鹽、酵母粉各 5 克，水 140 毫升。

做法：

1. 將酵母倒入已混合好的全麥麵粉、白砂糖、鹽中，和成麵團，加入無鹽奶油，並揉勻，放置溫暖處發酵 2~5 小時。將麵團分成 2 等分，滾圓後醒 10 分鐘，擀成橢圓形的麵片，並從麵片上端向內卷，製成麵包坯。發酵 2 小時。
2. 麵包坯放入預熱的烤箱中，以 180℃火力烘烤 25 分鐘即可。

含有豐富的膳食纖維和維生素，可促進體內毒素的排出，保護人體健康。

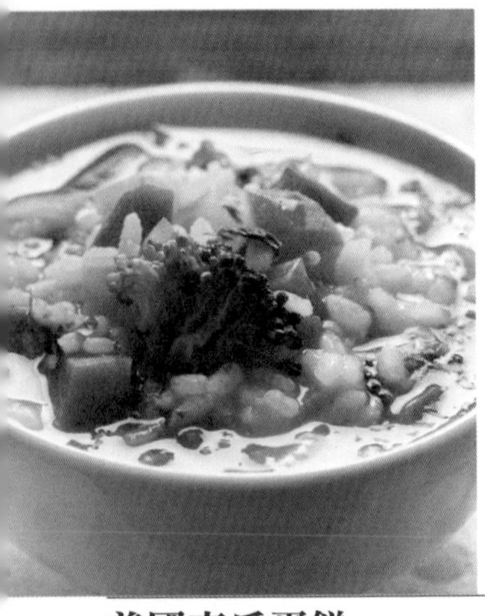

蔬菜粥

原料：白米50克，綠花椰、油菜各30克，胡蘿蔔20克，鹽、香油適量。

做法：

1. 白米洗乾淨；綠花椰、油菜、胡蘿蔔分別洗淨，切碎。
2. 白米加水，大火煮開，改小火熬煮10分鐘左右，放入綠花椰、油菜、胡蘿蔔碎等，再次煮沸。
3. 調入鹽、香油，煮至粥成即可。

蔬菜中含有豐富的膳食纖維和維生素，與白米搭配煮粥，平衡了人體早上對維生素、膳食纖維的需求，有助於提起精神。

美國南瓜蛋餅

原料：美國南瓜1個，小麥麵粉200克，雞蛋3個，油、鹽、五香粉各適量。

做法：

1. 美國南瓜洗淨，擦成絲，放入小麥麵粉、雞蛋、鹽、五香粉和適量水攪成麵糊。
2. 攪好的麵糊靜置5分鐘。
3. 鍋中放少許油燒熱，舀兩勺麵糊放入鍋中，用鍋鏟攤平，待餅邊略微翹起時，翻面。
4. 煎至兩面金黃即可。

蛋餅是營養豐富且製作起來非常方便的食物，如果手法熟練，10分鐘就可以製作完成，非常符合營養而又簡單的早餐特點。

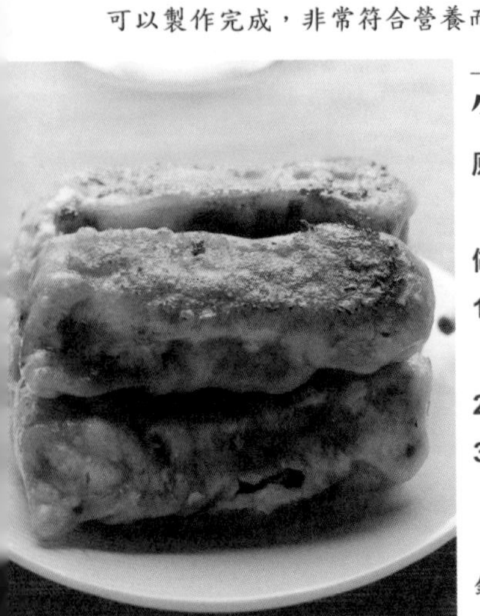

小白菜鍋貼

原料：麵皮250克，小白菜300克，豬肉餡100克，雞蛋1個，油、鹽、蔥末、薑末、雞精各適量。

做法：

1. 小白菜擇洗乾淨，剁碎，擠去水分，加豬肉餡、雞蛋、鹽、蔥末、薑末、雞精，並調入少許油，攪拌成餡。
2. 在麵皮中包上小白菜餡，將麵皮對折成半圓形，並輕輕捏攏。
3. 鍋中倒少許油燒熱，將鍋貼依次擺入鍋中，小火煎至麵皮焦黃時，加少許水，蓋上蓋子，燜10分鐘左右即可。

鍋貼是非常好的早餐選擇，而且還可以提前包好，很方便。

薏仁合棗漿

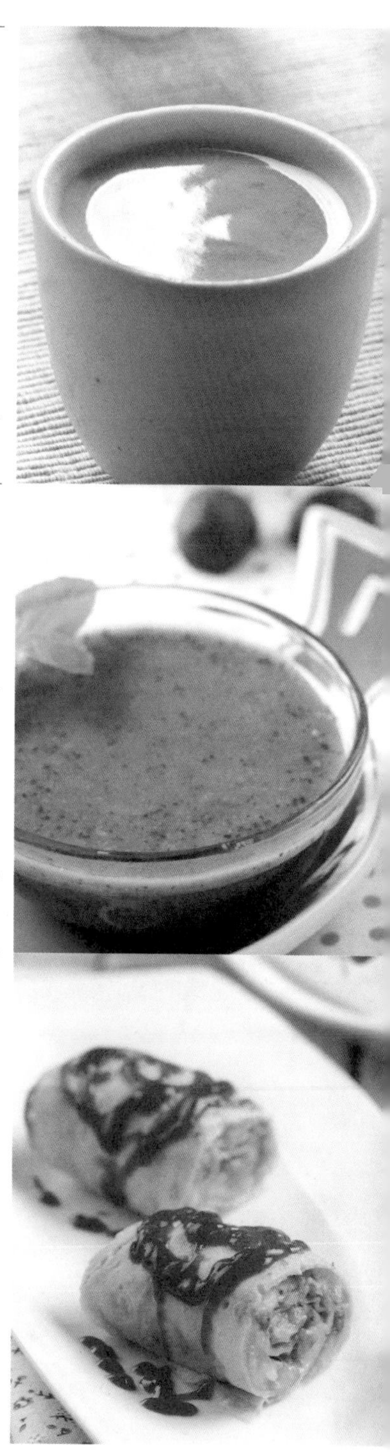

原料：黃豆、薏仁各 1/3 杯，大棗 5~10 個，乾百合 5 克，白糖適量。

做法：

1. 黃豆、薏仁洗淨，放入清水中泡 6~8 小時；乾百合泡發，洗淨，撈出。
2. 大棗洗淨，去核，切碎，放入黃豆、薏仁浸泡液中泡 1 小時。
3. 將所有材料放入豆漿機中，加適量水，啟動「五穀豆漿」程式。
4. 待豆漿成後，調入白糖飲用。

豆漿中含有豐富的優質蛋白，早餐喝一杯豆漿，搭配兩個小包子可以為繁忙的上午工作提供充足的營養。

香濃栗子糊

原料：白米 50 克，栗子 10~15 個，白糖適量。

做法：

1. 白米洗淨，放入清水中浸泡 30 分鐘。
2. 栗子洗淨，用刀劃開表面的殼，然後用沸水沖泡 3~5 分鐘，撈出後去殼，取肉，切碎。
3. 將白米、栗子肉加適量水放入豆漿機中，啟動「米糊」程式。食用前調入白糖即可。

栗子有強腎的作用，與補中益氣的白米搭配，最適宜秋冬季節早、晚食用。

香蕉雞蛋捲

原料：熟核桃仁 3~5 個，香蕉 1 根，雞蛋 1 個，油、番茄醬汁各適量。

做法：

1. 香蕉去皮，取肉，剖開兩半；熟核桃仁壓碎，撒在香蕉上，並用刀將核桃仁壓入香蕉中。
2. 雞蛋打散。
3. 鍋中倒油燒熱，倒入雞蛋液，並適當搖晃鍋，使雞蛋成為餅狀，煎熟。
4. 將香蕉放入雞蛋餅中卷起，盛出，切成段，撒上番茄醬汁即可。

雞蛋與水果、堅果搭配是典型的優質蛋白和維生素、膳食纖維以及亞油酸的搭配，能為大腦提供能量，而且口味甜香，非常適合小朋友的口味。

營養午餐

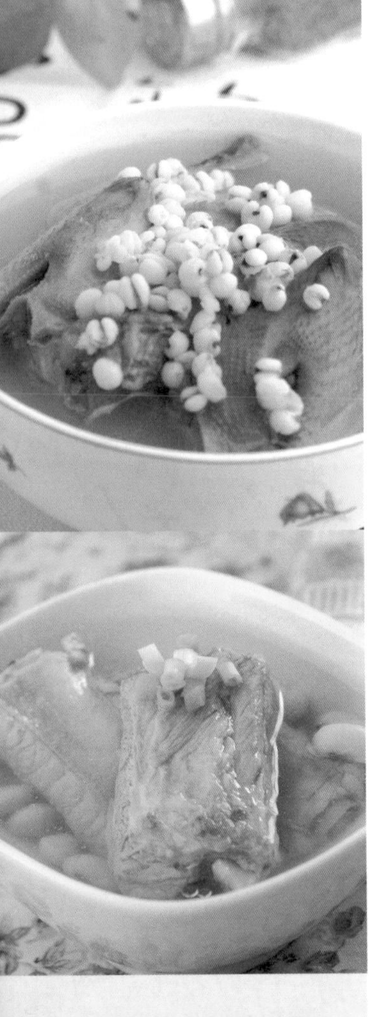

薏仁煲老鴨

原料：薏仁 150 克，老鴨 1 隻，油、鹽、薑片、蔥段、料酒、胡椒粉各適量。

做法：

1. 老鴨去毛、內臟，洗淨，放入沸水中燙 3~5 分鐘，撈出切塊；薏仁洗淨。
2. 鍋中倒油燒至六分熱，下薑片、蔥段爆香，放入適量清水，烹入料酒。
3. 下薏仁、鴨肉大火燒開後，改小火煲至肉七分熟時，調入鹽、胡椒粉煮至肉爛即可。

薏仁含膳食纖維，能清熱祛濕；鴨肉富含蛋白質，兩者搭配營養豐富，能及時給身體提供能量，保證下午的工作、生活。

黃豆排骨湯

原料：黃豆 100 克，排骨 200 克，鹽、料酒、薑片、蔥花各適量。

做法：

1. 黃豆洗淨，晾乾，不加油放入鍋中焙至表皮呈現老黃色，取出。
2. 排骨洗淨，斬斷，放入沸水中燙 5 分鐘，撈出，洗淨血沫。
3. 砂鍋中放入適量水，下排骨、薑片，烹入料酒，大火煮開，放入黃豆，改小火煲至排骨、黃豆熟爛，調入鹽、蔥花即可。

黃豆、排骨中胺基酸種類可互補，能調節大腦神經，補充大腦能量及消除疲勞，尤其適合作午餐或者疲勞的時候食用。

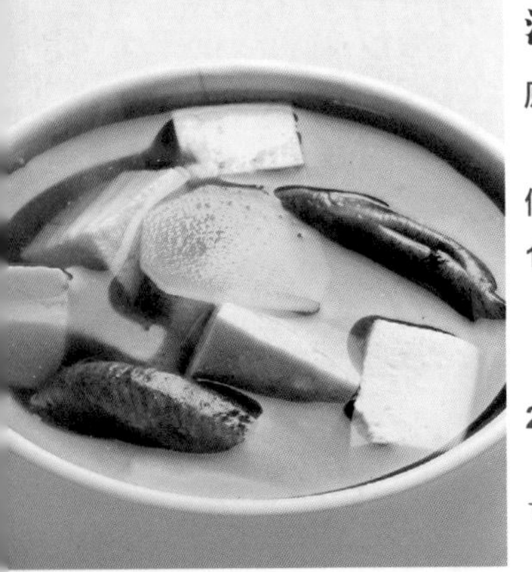

泥鰍豆腐煲

原料：板豆腐 100 克，活泥鰍 150 克，泡發香菇 2 朵，油、鹽、料酒、薑片各適量。

做法：

1. 泥鰍放盆中養一、兩天，令其吐沙，取出後將泥鰍去鰓、腸，洗淨；豆腐切片。鍋置火上，倒油燒熱，放薑片爆香，放入泥鰍稍煎，烹入料酒，倒入適量冷水，關火，將湯水倒入砂鍋中。
2. 下豆腐、香菇大火煮開後，轉小火煲 15~20 分鐘，調入鹽即可。

可滋補強身，且脂肪含量很少，有助於下午提起精神。

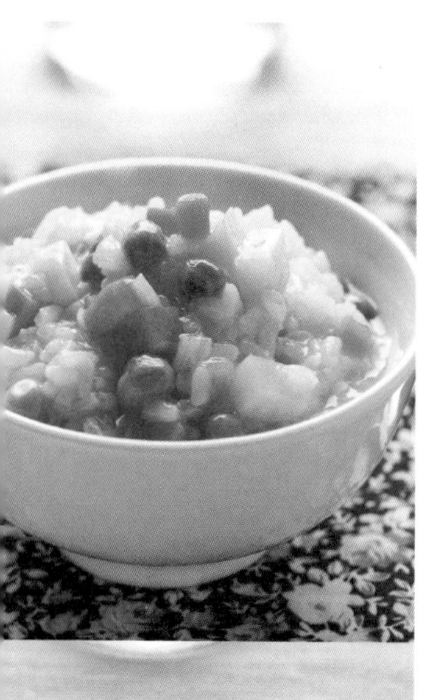

馬鈴薯豌豆飯

原料：馬鈴薯、豌豆粒、胡蘿蔔各 30 克，白米 100 克，油、鹽各適量。

做法：

1. 馬鈴薯去皮，洗淨，切塊；豌豆洗淨；胡蘿蔔洗淨，切丁；白米淘洗乾淨。
2. 鍋中倒油燒熱，放入馬鈴薯、胡蘿蔔、豌豆粒翻炒，調入鹽，翻炒兩下，關火盛出。
3. 將炒好的馬鈴薯、豌豆、胡蘿蔔與白米加適量水，一起放入電鍋中蒸飯，飯熟即可。

富含豐富的碳水化合物，進入身體後，能快速補充身體裡的糖，刺激大腦快速運轉，為下午的工作提供活力。

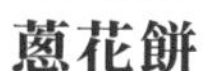

蔥花餅

原料：麵粉 300 克，雞蛋 1 個，蔥花 100 克，油、鹽各適量。

做法：

1. 在麵粉中打入雞蛋，加適量水和成麵團，醒 30 分鐘。擀成餅，倒適量油，抹勻，撒上蔥花，將餅從下向上卷起成長條狀，並捏緊兩端。
2. 將長條面每隔 5 公分切開，取一段，將其兩端捏緊，兩手向相反的方向擰兩下，再摁下，成小圓餅，擀成薄餅坯。
3. 鍋中倒油燒熱，放入薄餅，不斷翻面，直至餅熟。

含大量碳水化合物和脂肪，能為接下來的工作提供大量能量。

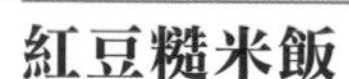

紅豆糙米飯

原料：紅豆 50 克，糙米 100 克。

做法：

1. 紅豆、糙米分別洗淨，浸泡 8~10 小時。
2. 將紅豆、糙米一起放入電鍋，加適量水，按下煮飯鍵。
3. 煮飯鍵跳起時，攪勻即可食用。

紅豆含有豐富的維生素 B 群，性溫、平，可補血補鐵、祛濕解毒，午餐搭配菜餚食用營養豐富，且口味更佳。

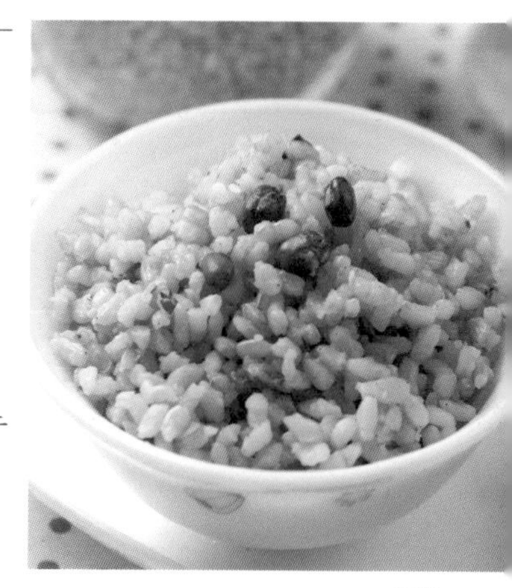

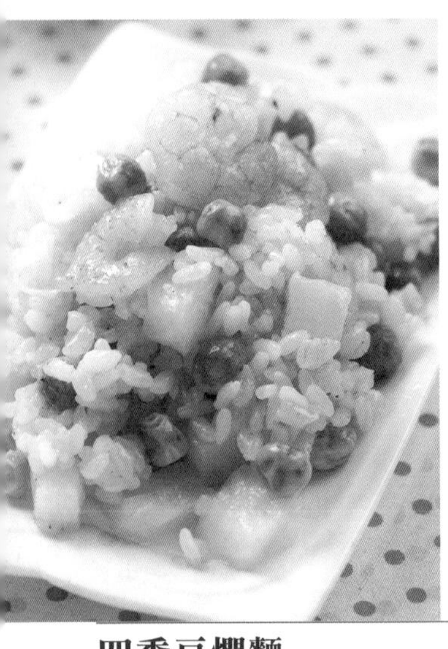

鳳梨蝦炒飯

原料：米飯 200 克，鳳梨 150 克，蝦仁 100 克，豌豆粒 50 克，油、鹽、雞精各適量。

做法：

1. 鳳梨去皮，切丁，放入鹽水中浸泡 10 分鐘，撈出，洗淨。
2. 蝦仁去殼、背線，洗淨；豌豆粒洗淨，入沸水中燙 3 分鐘，撈出，瀝水。
3. 鍋中倒油燒熱，放入蝦仁、豌豆粒快速翻炒至蝦仁變色，放入米飯，調入鹽、雞精翻炒均勻。放入鳳梨丁，攪勻，盛出即可。

米飯與鳳梨、蝦仁結合，既含有膳食纖維、優質蛋白，還含有豐富的碳水化合物，營養均衡、豐富，適合午餐時間短的上班族食用。

四季豆燜麵

原料：裸燕麥麵條 150 克，四季豆 100 克，油、蔥花、醬油、醋、蒜末各適量。

做法：

1. 四季豆擇洗乾淨，切段。鍋中倒油燒熱，放入蒜末爆香，下四季豆翻炒片刻，調入醬油、醋翻炒至豆香濃郁，加一碗水，大火煮開。
2. 另起一鍋，放水燒開，放入裸燕麥麵條，邊攪拌邊煮 2~3 分鐘撈出。
3. 將裸燕麥麵條放入四季豆中，蓋上蓋子，改小火燜煮 5~8 分鐘，撒上蔥花即可。

裸燕麥麵與四季豆搭配，可祛脂、清腸，而且口感清爽，非常好吃。

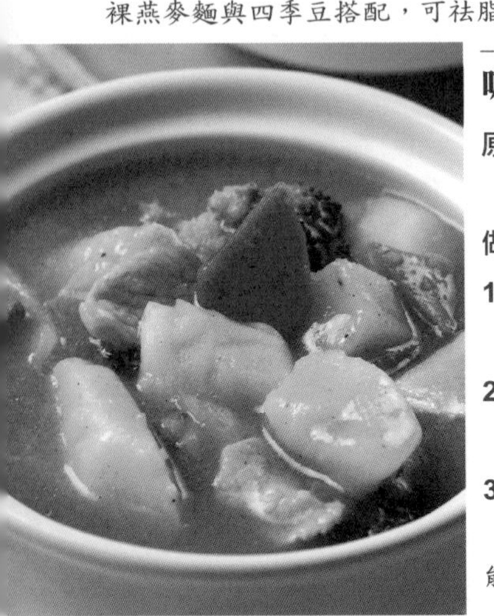

咖哩蔬菜煲

原料：馬鈴薯 1 個，綠花椰 150 克，胡蘿蔔半根，洋蔥半個，豬瘦肉 100 克，油、鹽、咖哩粉各適量。

做法：

1. 豬瘦肉洗淨，切塊；洋蔥、馬鈴薯分別去皮，洗淨，切塊；胡蘿蔔洗淨，切片；綠花椰掰成小朵，洗淨。
2. 鍋中倒油燒熱，放入瘦肉塊炒至肉變色，放入馬鈴薯、胡蘿蔔翻炒 1 分鐘，下綠花椰、洋蔥炒至洋蔥變軟，調入鹽、咖哩粉，炒勻。
3. 加水沒過蔬菜，煲至馬鈴薯熟爛即可。

能促進血液迴圈，有開胃的功效。

腐乳燒芋頭

原料：芋頭 2~4 個，紅色腐乳 2 塊，白糖 1 匙，淡醬油 1 匙，油、蔥花適量。

做法：

1. 芋頭去皮，洗淨，切滾刀塊。
2. 腐乳碾成泥，放入白糖、淡醬油、蔥花拌勻，再加入適量水調和。
3. 鍋中倒油燒至四分熱，放入芋頭塊，中火煎至表皮微黃盛出。
4. 將腐乳汁澆在芋頭上，拌勻即可。

芋頭能益脾養胃，補中益氣，澆上腐乳汁後口感鹹香，是非常好的下飯菜。

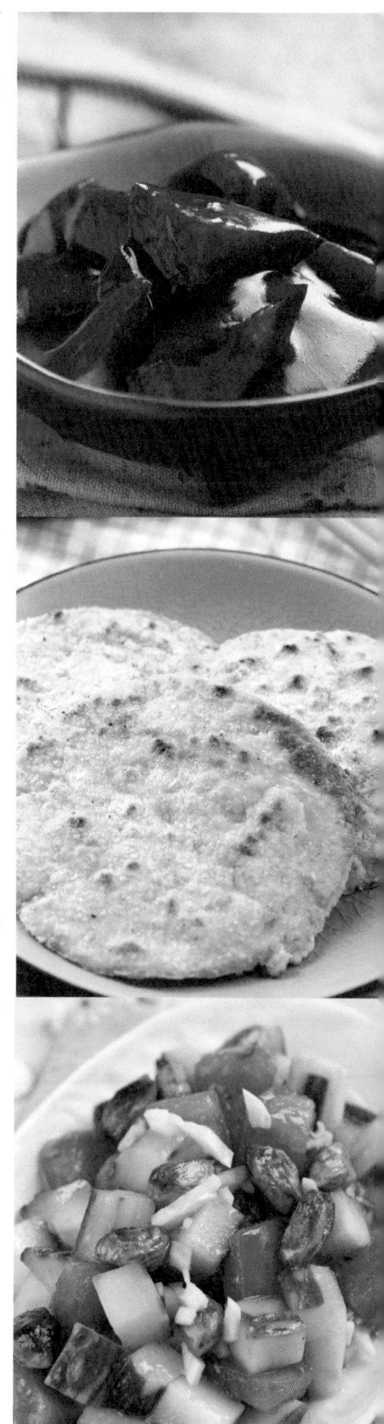

燕麥五香餅

原料：燕麥 500 克，油、鹽、五香粉各適量。

做法：

1. 燕麥洗淨，晾至表面沒有一點水，放入熱鍋中焙至香味出。
2. 取出燕麥，研為粉，加鹽、五香粉混勻，加適量水和成麵團。
3. 麵團放置溫暖處醒 30 分鐘，揉勻，將麵團分量，製成圓餅。
4. 鍋中倒油燒熱，放入燕麥圓餅，烙至兩面呈金黃色時取出，晾涼，隨吃隨取。

燕麥含有豐富的膳食纖維，有補益肝臟、降糖降脂功效，可搭配其他菜蔬食用。

開心果炒黃瓜

原料：開心果 50 克，黃瓜、番茄各 100 克，油、鹽、蒜末各適量。

做法：

1. 黃瓜洗淨，切丁；番茄洗淨，去皮，切粒；開心果去殼。
2. 鍋置火上，倒油燒熱，放入黃瓜炒熟，再放入番茄、開心果炒勻，調入鹽、蒜末拌勻即可。

開心果與黃瓜、番茄搭配，營養更為均衡，也有助於開心果中脂肪的分解，午餐時搭配其他主食食用，可提起精神。

甜品下午茶

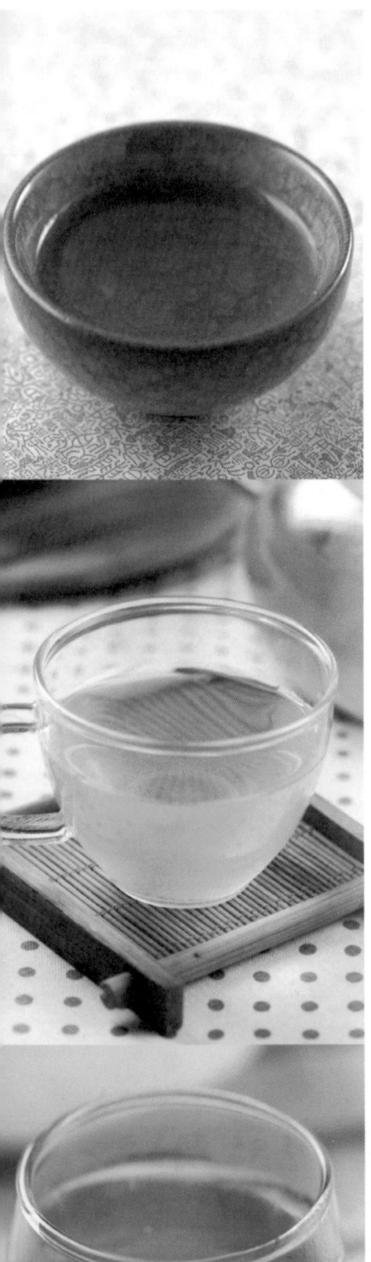

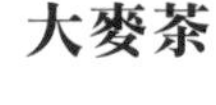

大麥茶

原料：脫殼大麥 300 克，冰糖適量。

做法：

1. 大麥挑去斷枝、殘葉，淘洗乾淨，放在篩子上曬乾。鍋置火上燒熱，改小火，均勻地放入大麥，快速攪拌、翻炒，盡量增加大麥與鍋的接觸面。
2. 炒至大麥外表焦黃，散發濃郁的麥香時，停火，不停攪拌大麥，直到鍋涼。取一匙炒好的大麥放入壺中，沖入沸水，燜 10~15 分鐘，倒出茶水，調入冰糖即可飲用。

大麥茶有養胃、暖胃、助消化的作用，四季皆宜，可長期飲用。

苦蕎茶

原料：苦蕎米 300 克。

做法：

1. 苦蕎米淘洗乾淨，放在篩子上曬乾。
2. 鍋置火上燒熱，改小火，均勻地放入苦蕎米，不停地攪拌、翻炒。
3. 炒至苦蕎米呈現出金黃色，聞到濃郁的香味時，停火，盛出。盛出後，也要不時翻攪一下，以免苦蕎中心熱量過高，致使中心苦蕎過熟。
4. 取一匙炒好的苦蕎放入壺中，沖入沸水，燜 10~15 分鐘，倒出飲用。

可軟化血管，改善微循環，下午疲勞的時候喝上一杯，能快速提起精神。

冬瓜蠶豆茶

原料：冬瓜子、冬瓜皮各 30 克，蠶豆 60 克。

做法：

1. 將冬瓜子、冬瓜皮、蠶豆放入砂鍋內，加清水 3 碗。
2. 大火燒開，改小火煎煮 20~30 分鐘。
3. 濾去茶渣，趁熱飲服。

可除濕、利水、消腫，久坐的上班族在下午喝上一杯，可有效緩解下肢水腫。

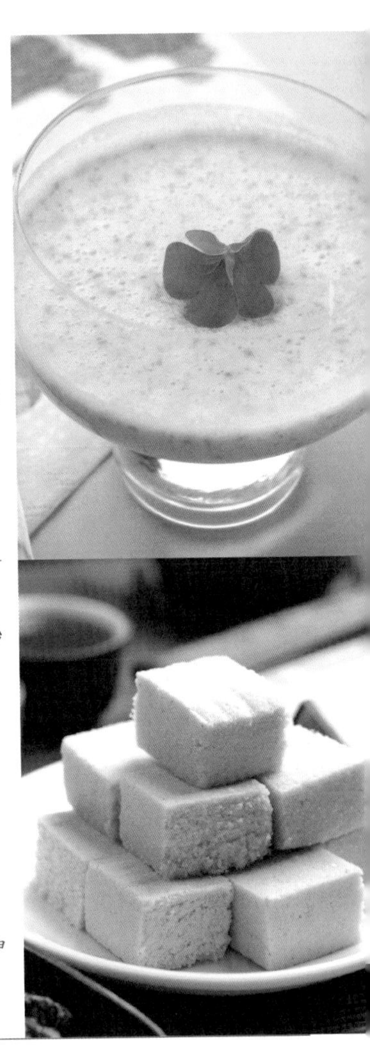

牛奶綠豆沙

原料：綠豆 120 克，鮮牛奶 300 毫升，白砂糖 40 克，冰塊 100 克。

做法：

1. 綠豆洗淨，浸泡 2~3 小時後，放入鍋中，大火燒開，並不斷撈出脫落的豆皮。
2. 煮至綠豆開花後撈出，放入冷水中，搓洗去綠豆外皮。
3. 將脫皮的綠豆放入鍋中，小火慢煮，直至綠豆可輕易捏碎，撈出，晾涼。
4. 將綠豆、鮮牛奶、白砂糖、冰塊一起放入攪拌機中攪打均勻，倒出即可。

牛奶綠豆沙甜爽可口，夏季午後吃一杯，可清熱解毒、止渴消暑。

綠豆糕

原料：綠豆麵 300 克，橄欖油 30 克，香油 3 克，蜂蜜 120 克，白砂糖 25 克。

做法：

1. 綠豆麵放入碗中，入蒸鍋蒸 30 分鐘。
2. 將蒸好的綠豆麵中的疙瘩全部碾碎，可用細麵粉篩篩一遍。
3. 把橄欖油、香油、蜂蜜、白砂糖放入綠豆麵中拌勻。
4. 將拌勻的綠豆麵放入模具中壓實，倒扣出即可。

下午喝茶時，搭配兩塊綠豆糕食用，能讓低迷的下午時光頓時精神起來。

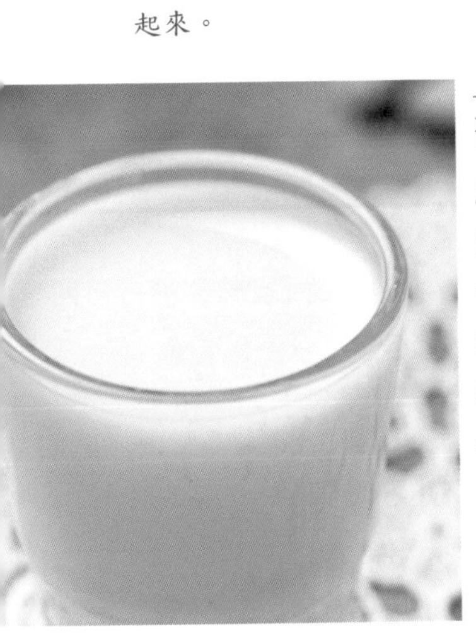

杏仁奶茶

原料：甜杏仁 50 克，糯米粉 25 克，牛奶 250 毫升，冰糖 20 克，水 100 毫升。

做法：

1. 甜杏仁洗淨，與牛奶一起放入攪拌機中打成杏仁漿。
2. 將糯米粉緩慢地調入杏仁漿中。
3. 鍋中倒入 100 毫升水，放入冰糖小火慢熬，直到冰糖完全融化。
4. 將杏仁米粉糊倒入鍋中，小火煮，邊煮邊攪拌，煮 3~5 分鐘即可。

能潤肺止咳，下午搭配綠豆糕或燕麥五香餅食用，可緩解大腦疲勞，提起精神。

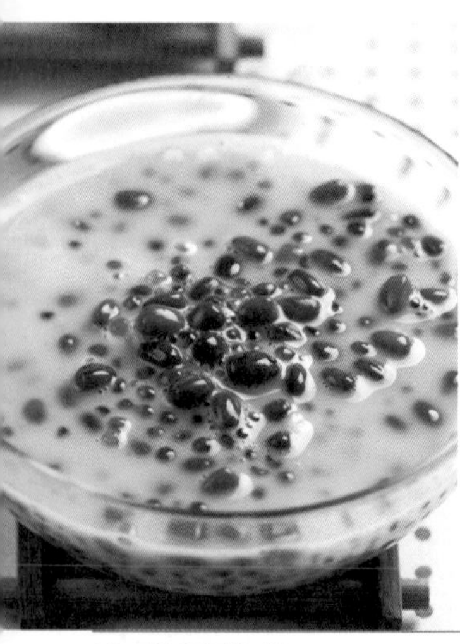

奶香西米露

原料：紅豆、西米各 50 克，牛奶 200 毫升，蜂蜜、冰糖適量。

做法：

1. 紅豆洗淨，加足量水，放入鍋中加冰糖煮熟，撈出，放入適量蜂蜜拌勻。
2. 鍋中清水煮沸後放入西米，中大火煮 10 分鐘，關火焖 15 分鐘，取出用冷水沖涼後，再次換水煮至無白心，撈出。
3. 杯中加入西米、蜜紅豆，沖入牛奶調勻飲用。

這樣吃更保健：紅豆、西米煮成西米露，口感甜香綿糯，適合夏季飲用。

大棗優酪乳

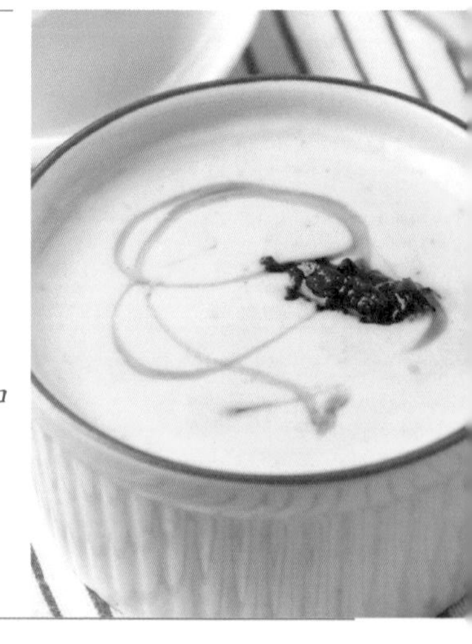

原料：大棗 5~10 個，低脂無糖優酪乳 150 毫升，蜂蜜適量。

做法：

1. 大棗洗淨，放入碗中，入蒸鍋，大火燒開後，繼續蒸 10 分鐘左右。
2. 取出大棗，去皮、核後，放入攪拌機中打碎。
3. 將打碎的大棗放入優酪乳中，調入蜂蜜，攪拌均勻即可。

大棗有養血安神、補虛益氣的作用，與優酪乳搭配，補益作用更好，口感更佳。

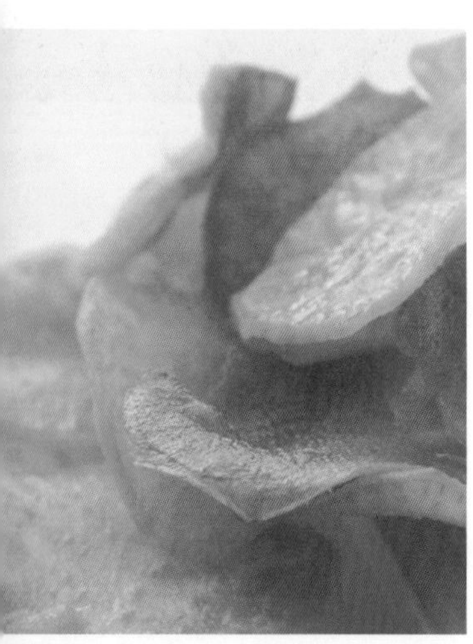

甜蜜地瓜乾

原料：地瓜適量。

做法：

1. 地瓜洗淨，放入蒸鍋中，大火蒸 30~50 分鐘，直至地瓜熟。
2. 取出地瓜，晾涼，剝去外皮，將其切成粗條，放置通風處晾 12~14 小時。將晾好的地瓜條依次擺放於微波爐專用盤中，放入微波爐，中高火轉 2 分鐘。
3. 取出，翻面，再放入微波爐中轉 2 分鐘。如此反復，直至地瓜條變得有韌性。取出直接放入密封容器中，或者稍晾後保存。

地瓜乾吃起來有嚼勁，可補充熱量，很適合搭配下午茶食用。

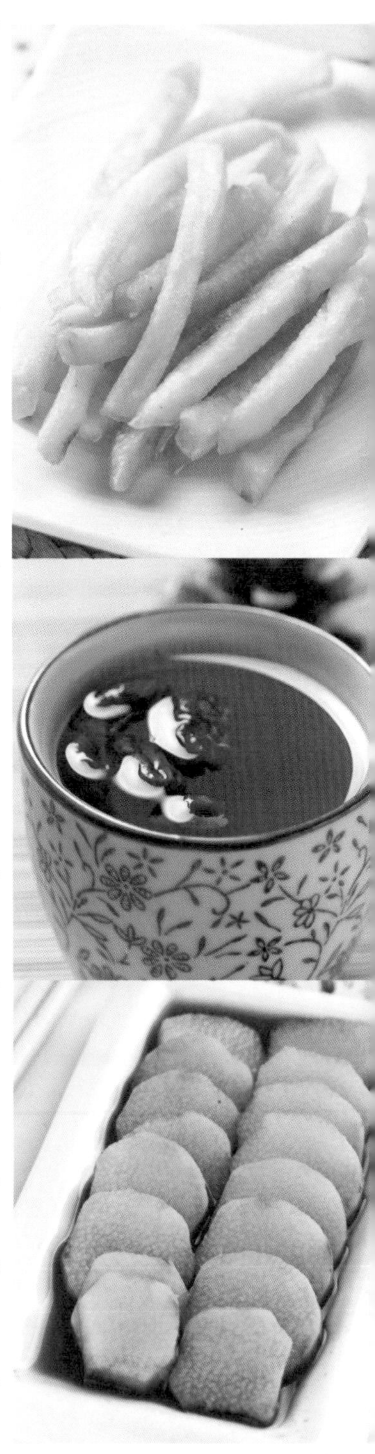

酥脆薯條

原料：馬鈴薯 1 個，油、鹽、胡椒粉、番茄醬汁各適量。

做法：

1. 馬鈴薯去皮，洗淨，切成約 1 公分粗的粗條，放入鹽水中泡 15 分鐘，撈出，瀝乾水分。
2. 鍋中倒足量油燒至乾筷子插入有氣泡冒出的溫度時，放入馬鈴薯條，不斷翻動。炸至馬鈴薯條呈金黃色時，撈出，瀝油，趁熱撒上鹽、胡椒粉。
3. 食用時，搭配番茄醬汁。

薯條含有豐富的熱量，搭配下午茶食用，能快速補充能量，讓疲勞的下午充滿精神。

大棗茶

原料：大棗 3~10 個，冰糖適量。

做法：

1. 大棗洗淨，剖開，去核。
2. 大棗肉加溫開水浸泡 2~8 小時，連水帶棗一起放入砂鍋中。
3. 小火熬煮 20 分鐘，吃棗飲湯。

大棗剖開，其所含營養成分更易溶於水中，常飲大棗水，可使膚色紅潤，有健腦益智，補血的功效。

藍莓山藥

原料：山藥 1 根，藍莓果醬適量。

做法：

1. 山藥去皮，洗淨，放入盤中。
2. 蒸鍋加足量水，大火燒開，將山藥盤子放入鍋中，大火蒸 20~30 分鐘，蒸熟，取出。
3. 將山藥切片，或用勺子壓成泥，堆成自己喜歡的形狀，撒上藍莓果醬即可。

山藥通過簡單的蒸製過程，完美地保留了山藥的營養，而且口味清爽綿甜，適合搭配下午茶食用。

美味晚餐

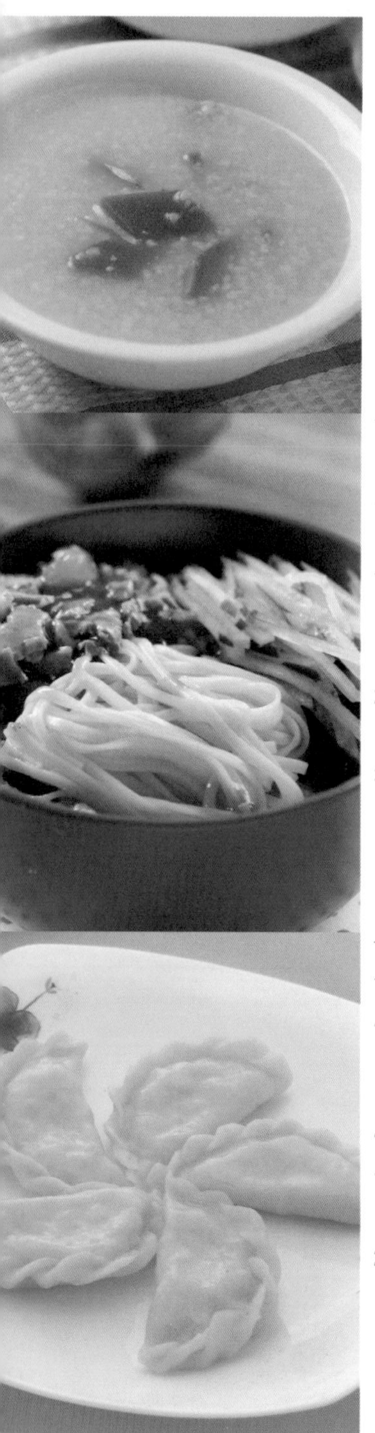

胡蘿蔔玉米粥

原料：玉米 100 克，胡蘿蔔 1 根。

做法：

1. 玉米淘洗乾淨，加水放入鍋中大火煮開後，改小火熬煮 1 小時。
2. 胡蘿蔔洗淨，切片，放入已煮 1 小時的玉米中，繼續熬煮。
3. 待玉米和胡蘿蔔都熟爛，即可盛出食用。

玉米與胡蘿蔔搭配能消食化滯、健脾養胃，最適宜晚餐食用。

三豆麵

原料：黃豆粉、麵粉各 90 克，綠豆粉、長豆粉各 60 克，番茄 1 個，雞蛋 1 個，黃瓜絲 150 克，油、鹽各適量。

做法：

1. 番茄洗淨，切塊；雞蛋打散；鍋中倒油燒熱，滑入雞蛋翻炒兩下，倒入番茄塊，調入鹽，炒至番茄軟爛盛出。
2. 豆粉麵粉混合在一起，加適量水揉成麵團，擀成薄片，切成均勻的細麵條。
3. 麵條放入沸水中煮熟，撈出，澆上番茄雞蛋鹵，撒上黃瓜絲即可。

易於消化，與番茄、雞蛋搭配能滋補強壯身體、延年益壽。

豆腐餃子

原料：豌豆粉、黃豆粉各 150 克，麵粉 200 克，香菇碎 300 克，豆腐泥 500 克，雞蛋 1 個，油、鹽、蔥末、薑末、蒜末、五香粉各適量。

做法：

1. 鍋中倒油燒熱，放入香菇碎快速翻炒至香菇熟，盛出。香菇碎加豆腐泥，調入上述調料，倒入適量油，打入雞蛋，攪勻調成餡。
2. 豌豆粉、黃豆粉、麵粉混合均勻，加水和成麵團，製成餃子皮。將豆腐餡包入餃子皮中，包成餃子，放入沸水中煮至餃子浮起、呈透明狀，撈出食用。

易於消化，且有滋補強壯、延年益壽的作用。

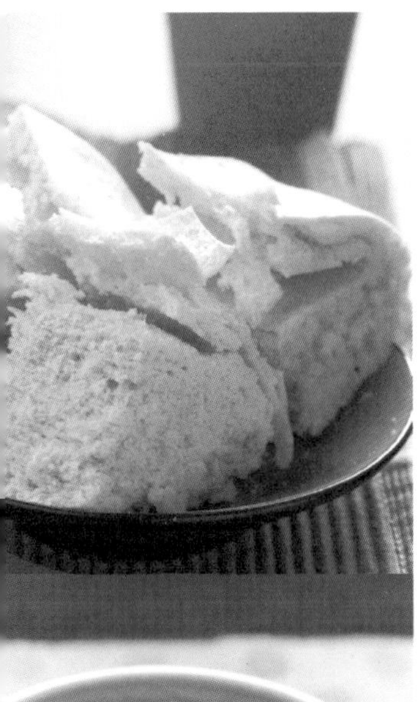

玉米發糕

原料：玉米粉 100 克，麵粉 200 克，牛奶 200 毫升，發酵粉 3 克，白糖適量。

做法：

1. 玉米麵粉與麵粉混合，加入白糖、發酵粉，倒入牛奶和成麵團。
2. 把麵團放置溫暖處醒 15 分鐘左右。
3. 用蛋糕模或者其他器具裝好麵團，使麵團正好填滿模具的 2/3。
4. 蒸鍋中加足量水，大火燒至冒汽，放入麵團，大火蒸 30 分鐘左右即可。

易於消化，與米粥等搭配食用，最適合作為早、晚餐食用。

白蘿蔔紅糖粥

原料：白蘿蔔 80 克，白米 50 克，紅糖適量。

做法：

1. 白蘿蔔洗淨，切絲；白米洗淨。
2. 白米加水放入鍋中，大火煮沸後，改小火熬煮 10 分鐘。
3. 放入白蘿蔔絲，調入紅糖，再煮 5~10 分鐘即可。

白蘿蔔能下氣消食、順氣健胃，晚餐食用，不會給胃腸造成負擔。

鮮肉包

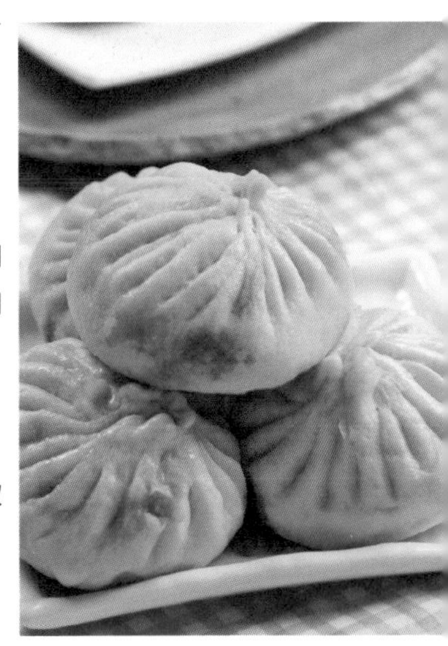

原料：麵粉 250 克，豬肉餡 100 克，酵母粉 3 克，油、鹽、蔥末、蒜末、姜末、五香粉、雞精各適量。

做法：

1. 麵粉加水和成麵團，放置溫暖處 2~5 小時完全發酵。在豬肉餡中調入鹽、蔥末、薑末、蒜末、五香粉、雞精，再倒入少許油攪勻，調成肉餡。
2. 發酵好的麵團揉勻，分成適當的量，擀成稍厚的麵皮，包上肉餡，包成包子。
3. 蒸鍋加水，大火燒開，放入包子，大火蒸 15 分鐘，燜 5 分鐘，取出即可。

可搭配豆漿、米粥作為早、晚餐食用，口感鬆軟，且非常易於消化。

紅豆薏仁蓮子粥

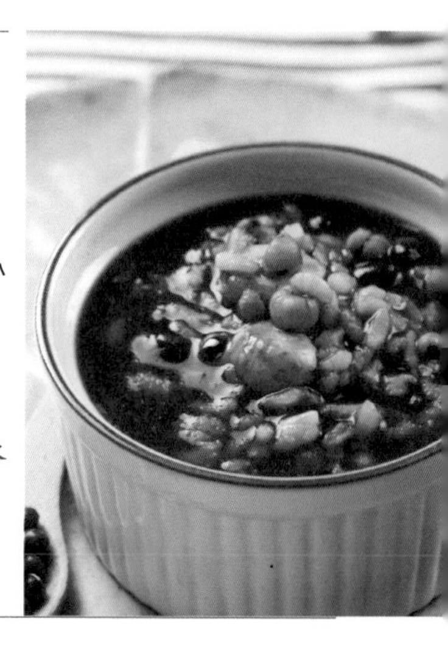

原料：紅豆、薏仁各 30 克，蓮子 15 克，白米 50 克，冰糖適量。

做法：

1. 紅豆、薏仁洗淨，浸泡 1~2 小時；蓮子去心，洗淨；白米洗淨。
2. 將紅豆、薏仁、蓮子、白米加適量水一起放入鍋中，大火燒開，改小火熬煮 30~60 分鐘。
3. 調入冰糖，再煮 5 分鐘，直至薏仁、紅豆熟爛即可。

紅豆、薏仁有祛濕健脾胃的作用，作為晚餐食用，可排出體內多餘的水分，更有利於夜晚安眠。

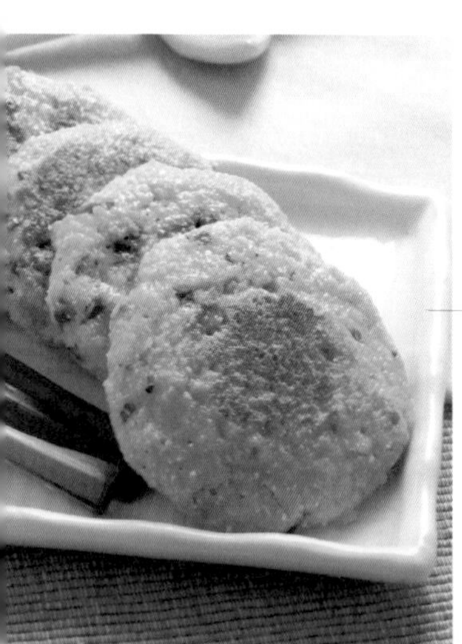

韭菜豆腐渣餅

原料：豆腐渣 50 克，玉米麵 100 克，雞蛋 1 個，韭菜 50 克，油、鹽各適量。

做法：

1. 韭菜擇洗乾淨，切碎。
2. 豆腐渣放入玉米麵中混合，打入雞蛋，放入韭菜碎攪匀。
3. 在豆腐渣玉米粉中調入鹽和少許油，加少許清水，和成麵團，並分成小劑，壓成稍厚的餅坯。
4. 鍋中倒油燒熱，放入餅坯，小火慢煎至餅熟即可。

豆腐渣、玉米麵中都含有大量膳食纖維，比較好消化，晚餐時可搭配粥或菜餚、湯品食用，營養更均衡。

豆漿粥

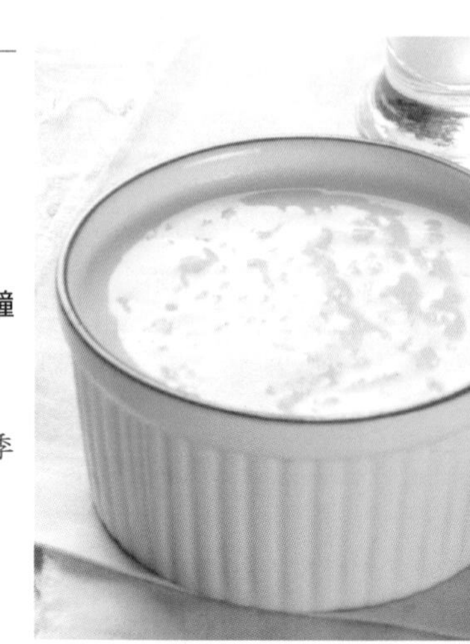

原料：豆漿 500 毫升，白米 50 克。

做法：

1. 白米淘洗乾淨。
2. 將豆漿與白米一同放入砂鍋中，大火煮開，改小火熬煮 15~20 分鐘即成。

豆漿與白米的完美搭配，能補虛潤燥、利咽止咳，尤其適合秋冬乾燥季節早、晚餐食用。

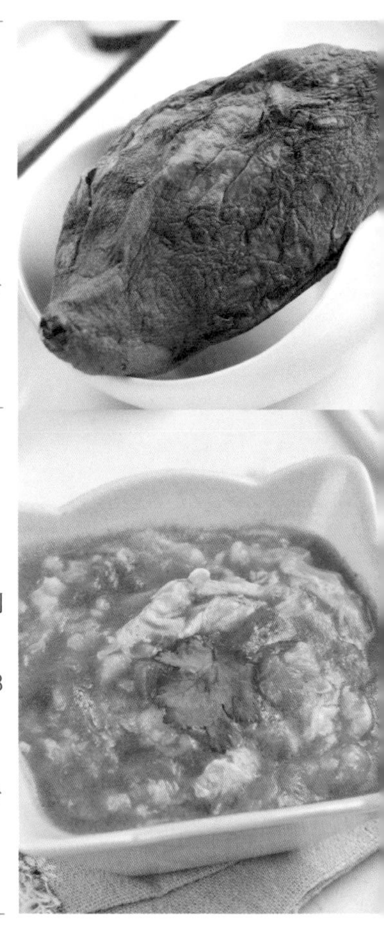

烤地瓜

原料：地瓜 1 個。

做法：

1. 地瓜洗淨，掰成兩段，放入微波爐專用碗中，蓋好蓋。
2. 放入微波爐中，中火轉 10 分鐘，取出即可食用。

地瓜中含有豐富的膳食纖維和離胺酸，與粥或者小菜搭配食用，可清腸暖胃，有助於保護心臟。

疙瘩湯

原料：麵粉 150 克，番茄 1 個，雞蛋 1 個，油、鹽各適量。

做法：

1. 番茄洗淨，切小塊；雞蛋打散。麵粉加少量溫水攪拌成散絮狀。
2. 鍋中倒油燒熱，放入雞蛋滑散，放番茄塊翻炒至番茄軟爛出汁，倒入 2 碗水，大火燒開。
3. 將散絮狀麵放入番茄湯中，調入鹽，不停攪拌，煮開後，再煮 2~3 分鐘即可。

番茄雞蛋疙瘩湯中含有豐富的維生素、優質蛋白和碳水化合物，既營養美味，又易於消化，還方便操作，是疲勞的傍晚最好的選擇。

卷心菜麵片湯

原料：麵粉 150 克，雞蛋 1 個，泡發黑木耳 15 克，卷心菜 50 克，油、鹽各適量。

做法：

1. 卷心菜洗淨，切絲；雞蛋打散；黑木耳洗淨，撕成小朵。
2. 麵粉加適量水和成光滑的麵團，撒少許乾麵粉，用擀麵杖擀成大餅狀。
3. 鍋中倒少許油燒熱，放入雞蛋滑散，下黑木耳、卷心菜翻炒兩下，加 2 碗水，調入鹽，大火煮開。
4. 從麵餅上揪下麵片，扔入鍋中，煮開後，再煮 2~3 分鐘即可。

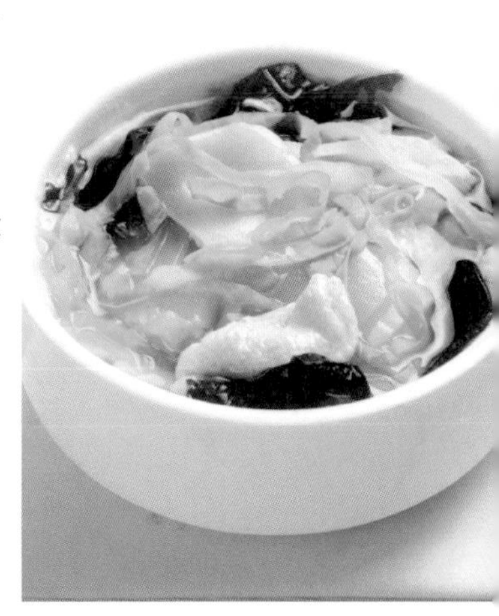

卷心菜麵片湯均衡了蔬菜、優質蛋白和膳食纖維等營養，且不會給胃腸造成任何負擔，適合晚餐食用。

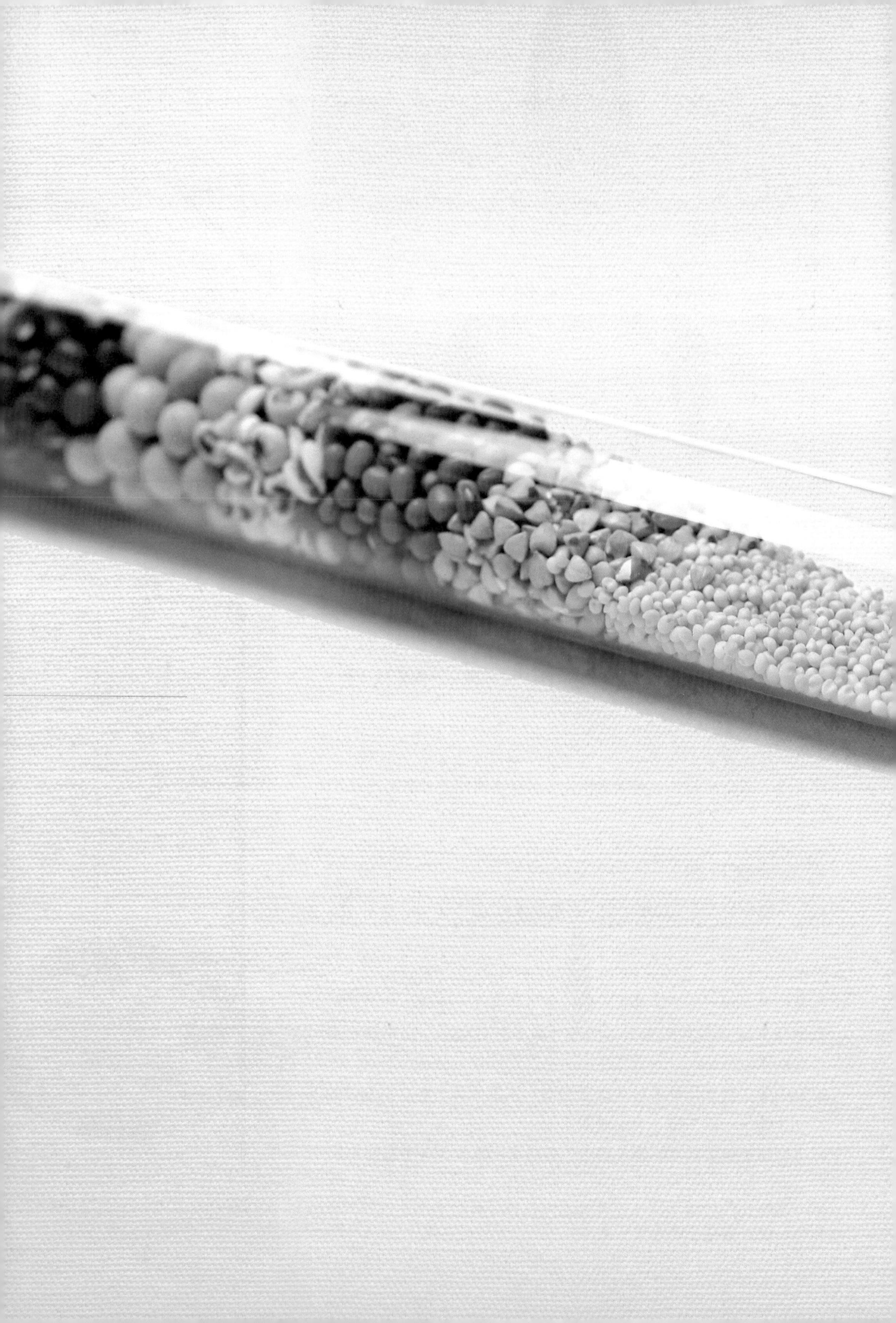

附錄

在家超簡單做五穀輕食

- 豆腐
- 發豆芽
- 綠豆冰棒
- 爆米花
- 湯圓
- 酒釀

五穀養生粉推薦配方

在家做豆腐

成功的豆腐塊形整齊，沒有缺角、碎裂，
表面光滑，內部細密、不散、不碎、不糟，沒有雜質，
口感柔軟、有韌性，無苦澀和異味。

器具：豆漿機或攪拌機，棉布和紗布各 1 塊，煮鍋，豆腐盒（或壓模器），重物。

原料：黃豆 200 克，鹽滷 8 克或石膏 7 克（鹽滷有毒，請放到小孩拿不到的地方，用量不能過量）。

做法：

1. 浸泡：黃豆清洗乾淨，放入清水中浸泡。浸泡 200 克黃豆一般加 400~500 毫升水。
2. 磨漿：泡好的黃豆與 360 毫升冷水一起放入攪拌機中，研磨成糊狀，再加 480 毫升 60℃溫水攪拌均勻。
（注意此過程一定不能開啟加熱功能。）
3. 濾漿：將乾淨的紗布搭於鍋上，倒入豆漿，過濾。可以多過濾幾次。
4. 煮沸：開小火煮豆漿。待豆漿沸騰時，撇出浮沫，加入一些冷水，如此反復 3 次，停火，將豆漿冷卻至 78~80℃。
5. 凝固：取 8 克鹽滷，用少量清水將其溶解，倒入豆漿中。在添加鹽滷時，要不停攪動豆漿，待豆漿中出現絮狀沉澱物，並與水分離時停止。這是板豆腐做法，如想吃嫩豆腐，此時應加石膏，而不是鹽滷。
6. 破花：凝固完成後，靜置 20~25 分鐘。時間不宜過長，也不宜過短。時間過短，豆腐容易出現白漿，過長則會使豆腐析出太多水。
7. 入模：將豆腐花輕輕舀進鋪好棉布的蒸屜或壓製模具中，瀝一會兒水。在蒸屜或模具下可以放盆或盤子，以接水。
8. 重壓：把豆腐花鋪平，用棉布裹好，上面放置重物，將水擠出。壓模時間為 15~30 分鐘，壓模時間越長，豆腐口感越韌。
9. 冷卻：壓好的豆腐取出，揭開棉布，晾涼，切塊即可。

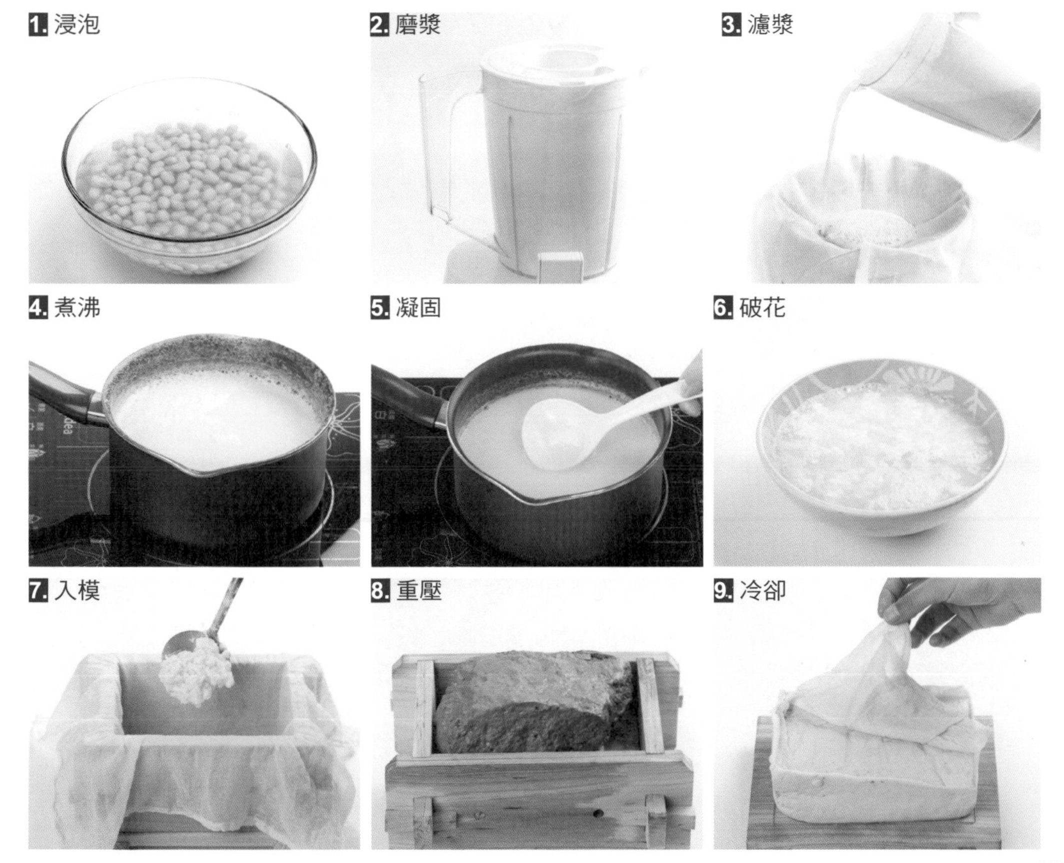

在家發豆芽

器具：底部能自然漏水的容器，如洗菜籃、底部有開孔的壺、盆等。

原料：各種適量的豆豆，適量的清水。

做法：

1. 選用新豆，洗淨後，用 40℃的溫水浸泡 12~24 小時。

2. 將泡好的豆豆放在漏水容器中，，把豆鋪好。蓋上濕透的紗布，保持豆子濕潤。

3. 將放豆豆的容器移到溫暖且沒有陽光直射的地方，最好是櫃子或廚房但遠離窗戶的地方，以免使豆芽變紅。

4. 每天晚上，要將豆子及容器放到水龍頭下沖洗，並保證容器中沒有存水，以免使豆豆腐爛。

5. 室溫在 20℃以下時，需要四、五天，豆芽可長到手掌長短。室溫若稍高，豆芽生長更快。

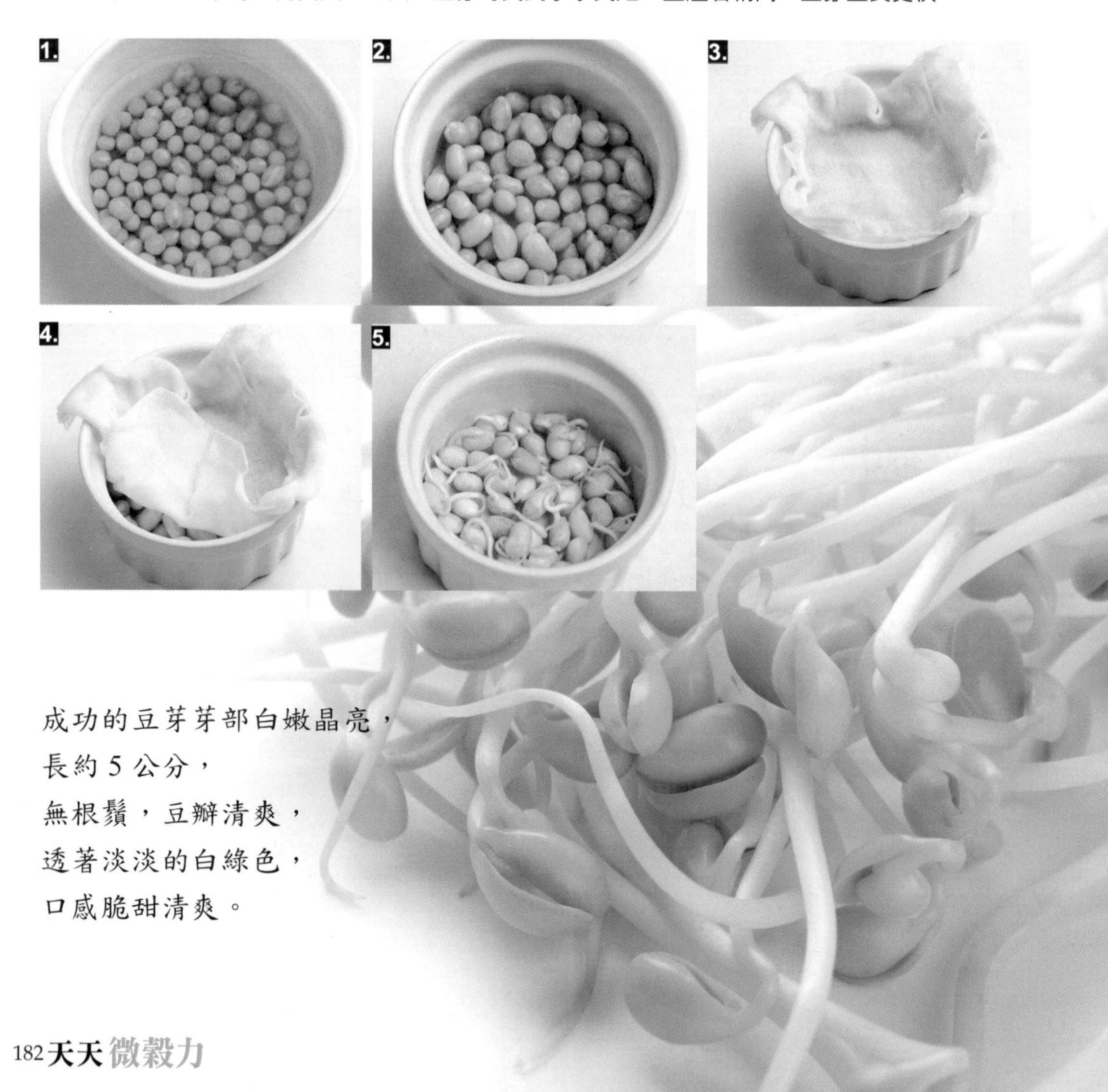

成功的豆芽芽部白嫩晶亮，
長約 5 公分，
無根鬚，豆瓣清爽，
透著淡淡的白綠色，
口感脆甜清爽。

在家做綠豆冰棒

器具：冰箱，攪拌器，裝冰棒用的合適盒子，冰棒棍或筷子。

原料：綠豆 150 克，優酪乳 270 毫升，細砂糖 40 克。

做法：

1. 綠豆洗淨，放入鍋中煮至熟爛，撈出。
2. 撈出的綠豆，加細砂糖、優酪乳，放入攪拌機中攪拌、打勻。放入冰箱冷藏室冷藏 5~9 分鐘。
3. 將綠豆優酪乳糊倒入大小合適的盒子，裝至八、九分滿即可，插入冰棒棍或筷子，放入冷凍室。
4. 待冰棒凍至結實成形，即可取出食用。一般在冷凍室放置 8~12 小時可成。

若想讓冰棒的口感更好，可以在冰凍的過程中多次取出、攪拌。

成功的綠豆冰棒外形光滑、完整，沒有斷頭，口感細膩綿軟，清甜可口，無碎冰。

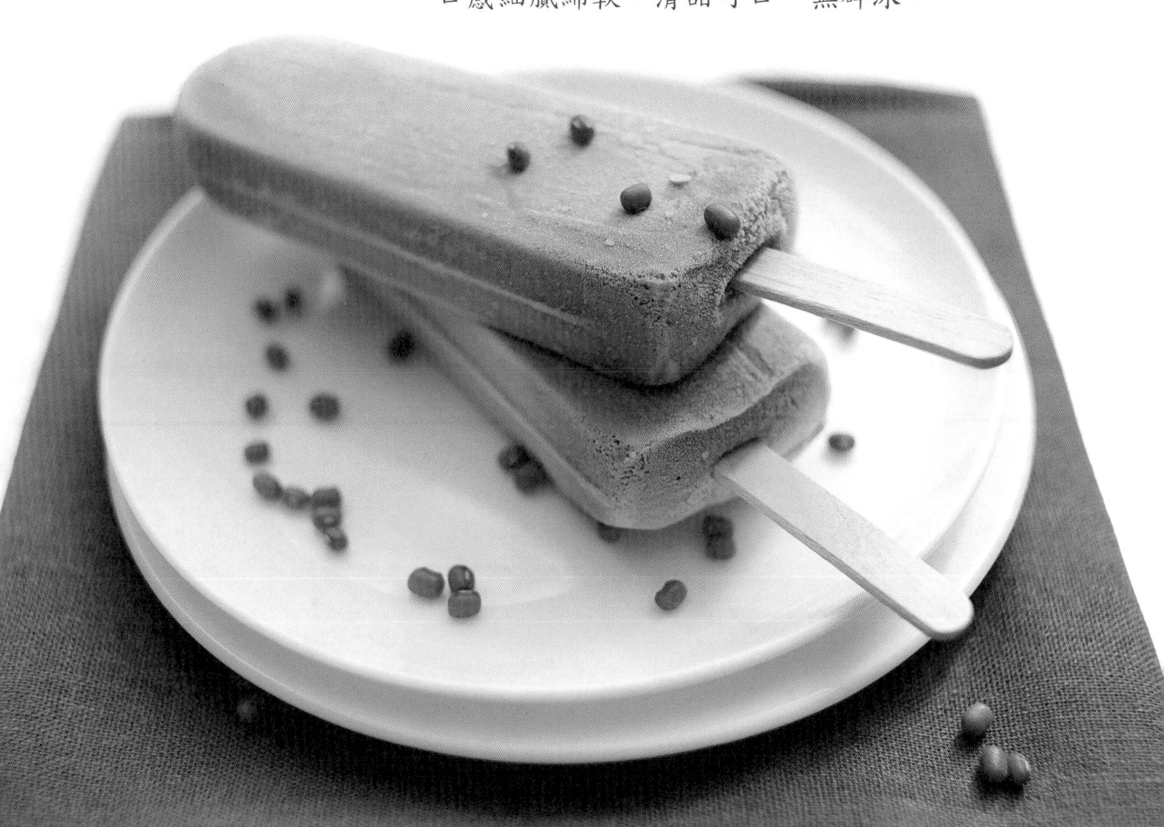

在家做爆米花

器具：爆米花機或微波爐、壓力鍋皆可。

原料：小圓粒玉米 40 克，糖粉或奶油適量。

做法：

1. 爆米花機內用軟潔布擦淨。取下上蓋。如用壓力鍋或平底鍋，也要洗淨，晾乾，以免爆米花變黑。
2. 玉米放入爆米花機中，打開電源，等待 3 分鐘即可。如用壓力鍋，可在此時放點奶油，小火加熱使奶油融化，再放入玉米粒，搖勻，蓋上蓋子，但不上壓力閥，小火加熱的同時不斷上下搖晃鍋。
3. 如使用微波爐，可事先將奶油融化後倒入玉米粒中，使玉米粒均勻沾滿奶油，然後將玉米放入足夠大的瓷碗中，蓋上有孔的蓋子，大火轉 2.5~3 分鐘即可。
4. 鍋中無「砰砰」的爆花聲時，停下，倒出爆米花，撒上糖粉即可。

Tips 做爆米花用的玉米一定要選小圓粒玉米，普通玉米爆花的效果不理想。

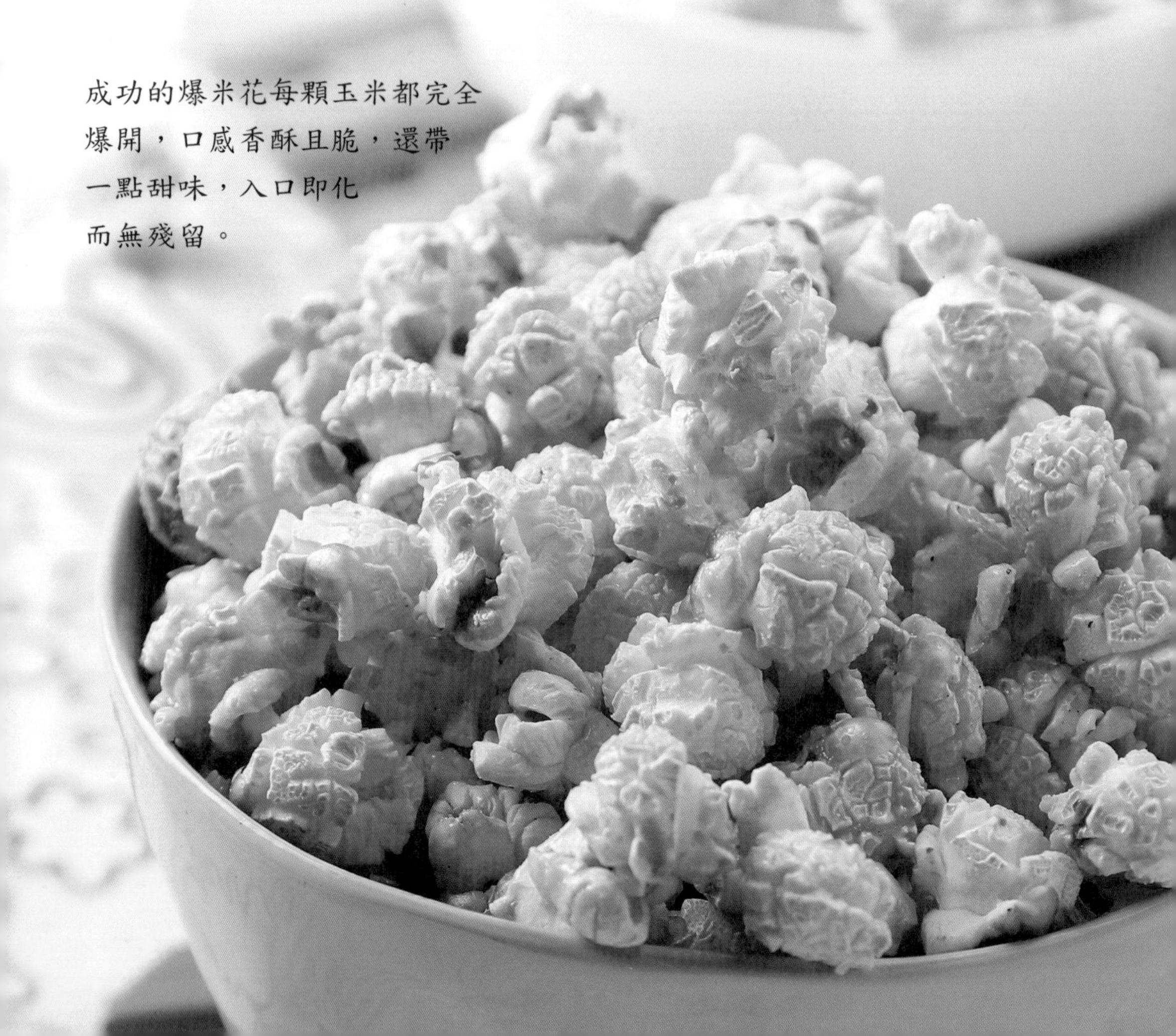

成功的爆米花每顆玉米都完全爆開，口感香酥且脆，還帶一點甜味，入口即化而無殘留。

在家做湯圓

器具：煮鍋，大小合適的盆、碗、盤各 1 個。

原料：糯米粉 200 克，黑芝麻粉、細砂糖各 40 克，豬油 25 克，溫度為 50℃的水 160 毫升。也可以將黑芝麻粉換成其他餡料。

做法：

1. 糯米粉放入盆中，加溫水，揉成稍乾的麵團，使麵團能成團、有裂紋最佳。

2. 黑芝麻粉、細砂糖、豬油一起放入碗中，抓揉成團。

3. 麵團分成約 20 克的小粒；餡料分成比麵團略小的團粒，放入盤中。

4. 麵皮包入內餡，製成湯圓，放入沸水鍋中，煮沸後轉小火，待湯圓漂起時即可食用。

1.
2.
3.
4.
成功的湯圓表皮圓潤，厚薄均勻，
煮後不破，入口軟糯，
不甜不膩者為佳。

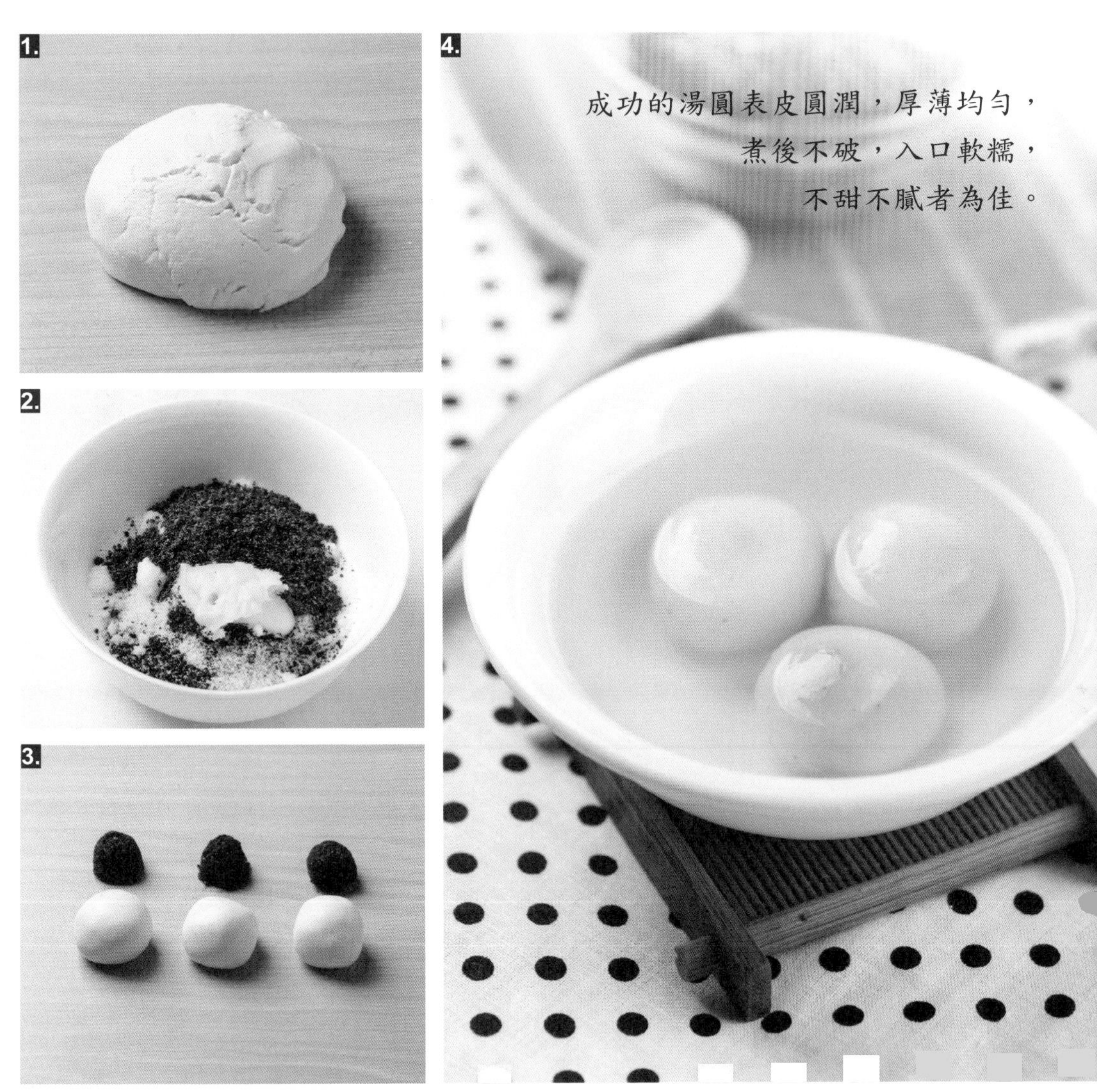

在家做酒釀

器具：電鍋，保鮮盒。

原料：糯米 500 克，酒麴 1/4 袋，礦泉水適量。

做法：

1. 糯米洗淨，放入水中浸泡 24 小時，程度以能用手碾碎為佳。
2. 將泡好的糯米放入電鍋中，加適量水，開啟蒸飯功能。
3. 蒸好飯後，取出晾涼，拌好酒麴，灑少量礦泉水或溫開水，使每粒米都吸足水，但容器中沒有多餘水滲出。
4. 放入乾淨、無油、無水的保鮮盒中，鋪平，並在中間掏個洞，放在溫暖處 24~36 小時。
5. 待糯米中間滲出液體達到米洞的大部分即可，可將酒釀放入冰箱冷藏，隨吃隨取。

Tips 做酒釀的器具一定要乾淨，不能沾生水和油，否則會影響酒釀品質。

成功的酒釀是打開裝酒釀的器具，能聽見氣泡破裂的聲音，
聞到清新的酒香，中間的米洞中有大部分冒泡的甜酒，
入口後清甜可口，米酥糯而不散，沒有濃酸味為佳。

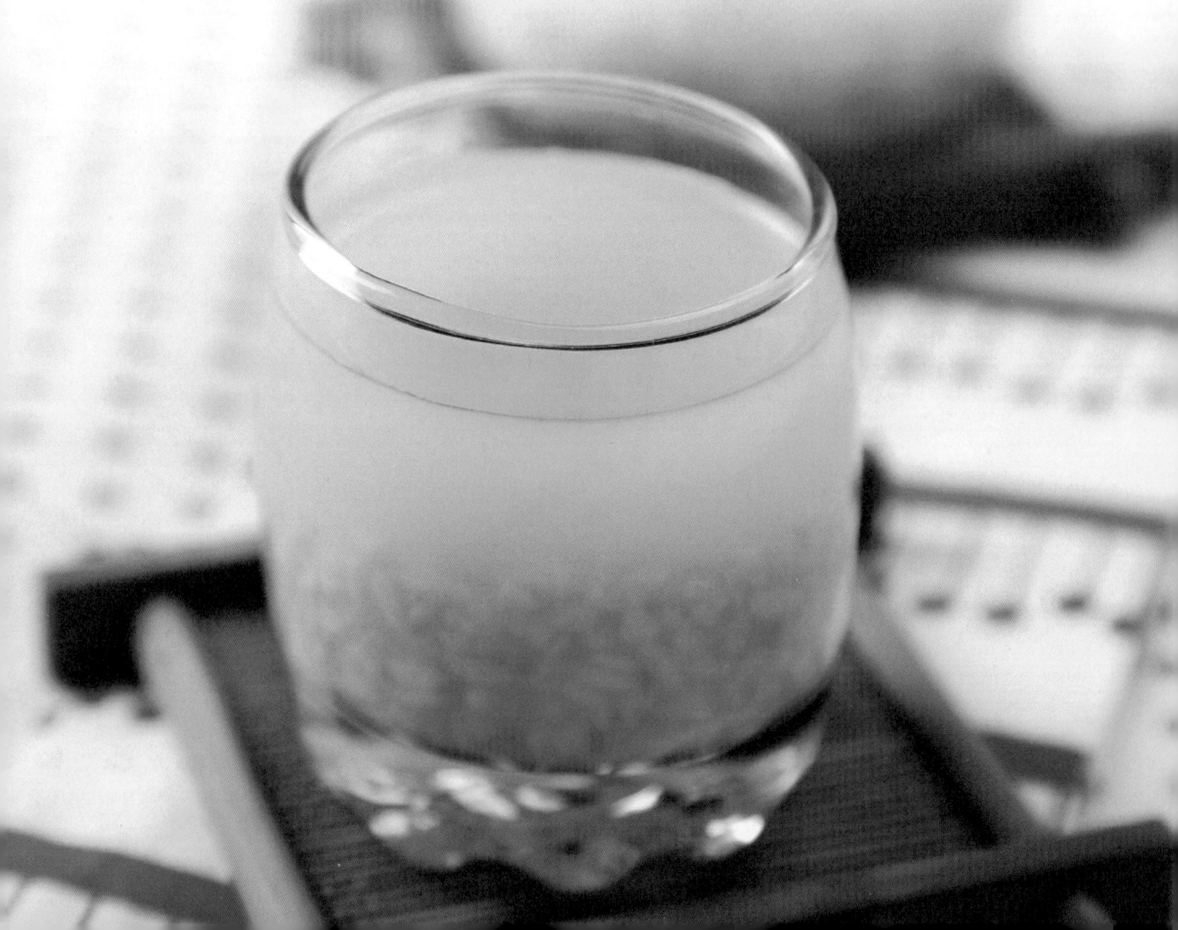

五穀養生粉推薦配方

五穀雜糧粉食用方法

市售五穀雜糧粉有生粉、熟粉的區別。生粉即是沒有炒過的五穀雜糧製作的粉，需要放入冷水中，煮熟後食用。相對於生粉，熟粉食用較為方便，將五穀雜糧粉與沸水按照 1:2 的比例沖泡，沖好水後不要馬上攪，耐心等待 1、2 分鐘，然後攪勻，按個人口味調入蜂蜜或白糖，食用。

可作為早、晚餐食用，亦可作為零食、點心食用。食用時調入熱牛奶，口味會更好。

DIY 五穀雜糧粉的比例

一般說來，五穀雜糧粉可以單一沖泡食用，也可以混合後沖調，以達到更好的養生保健效用，但混合時所採用的五穀比例通常遵從豆類與白米、糯米、大麥等穀類比例為 1:1 或者 1:1.5 的比例，加入中藥時，則以每 50 克混合粉中，有 3~5 克中藥粉的原則。而薏仁、杏仁等藥食兼用的食材，可以適當提高添加比例，但不宜過多。各種穀類磨粉混合基本上可以遵從 1:1 的混合比例。

當然，這個比例並不是絕對的，也可以根據口感適當調節各種粉的比例。

五穀雜糧粉製作

簡單的製作五穀雜糧粉的方法是將所有食材炒熟，打成粉，按照其營養功效按比例混合即可。對於原本濕、糯的食材，如山藥、大棗等，宜洗淨，去皮、核後，烘焙乾，再磨粉。

若是按照中醫炮製理論，製作五穀雜糧粉所需要的程式要多一些，以營養暖胃粉中處理黃豆為例。

黃豆要用淘米水浸泡 4 小時，再用清水洗淨，濾乾，炒熟，磨成粉，再與其他穀粉、中藥粉混合，沖調後食用。如果自製五穀雜糧粉，受限於條件，可以不必如此麻煩，直接炒熟後磨粉，混合即可。

五穀雜糧粉的儲存

五穀雜糧粉最好現磨現吃，或者現買現吃，不宜長久保存。如需要短期保存，則宜密封保存，存放在陰涼避光處。因為穀物等食材被打碎後，失去表皮的保護，直接暴露在空氣中容易發生氧化，被日光照射，就可能造成營養素的流失，並且容易出現吸水、結塊和黴變等現象，所以最好放在密封塑膠袋中，放在陰涼避光處。

瘦身排毒五穀粉

・綠茶黑豆糙米粉

原料：綠茶、花生、大麥、黑豆、糙米、南瓜子

富含膳食纖維，能通便排毒，適宜平日飲食偏油膩者食用，可產生飽腹感，減少其他食物的過量攝入。

・兩麥糙米黑芝麻粉

原料：燕麥、蕎麥、糙米、黑芝麻、山藥、葛根

燕麥、蕎麥、糙米、葛根粉中含有豐富的膳食纖維，有通便排毒的功效。

・蕎麥黑米糙米粉

原料：蕎麥、黑米、糙米

含有豐富的膳食纖維，能減少小腸對脂肪的吸收，可調氣、利水、消腫，有助於瘦身減肥。

養血補氣五穀粉

・紅顏杞棗粉

原料：大棗、枸杞子、黑米、黑豆、花生、核桃仁

富含鐵及維生素，能潤燥安神、保護視力，增強免疫力，有補血養血的功效。

・紅豆薏仁粉

原料：紅豆、薏仁

可補水排毒、補血消腫，有紅潤肌膚的作用。

・核桃枸杞芡實粉

原料：大棗、枸杞子、芡米、核桃仁、黑芝麻

大棗、枸杞子為補血養氣的佳品，與黑芝麻、核桃仁、芡米搭配可滋陰補腎、補血。

降脂降壓五穀粉

・多穀粉

原料：蕎麥、燕麥、玉米、黃豆、花生

含有豐富的膳食纖維，而且蕎麥、燕麥中含有降低血壓、血脂的蘆丁，對高血壓、高血脂有明顯的輔助治療作用。

・兩穀三仁茯苓粉

原料：蕎麥、糙米、銀杏仁、核桃仁、黑芝麻、黃豆、茯苓

此粉中的蕎麥、銀杏仁有明顯的降血壓、降血脂功效，與祛濕利水的茯苓搭配，效果更佳。

・黑豆玉米紅蓮粉

原料：黑豆、玉米、菊花、紅蓮子

玉米、黑豆所含的亞油酸及維生素E，能軟化血管，降低血清膽固醇，可降壓、降脂。

美容養顏五穀粉

・什錦粉

原料：薏仁、黑米、芡米、黑豆、蓮子、黑芝麻、茯苓

薏仁、茯苓、蓮子有清熱、祛濕、美白的作用，與富含維生素的黑豆、黑芝麻等搭配，常食有促使肌膚潤白的效果。

・桃仁首烏粉

原料：大麥、芡米、黑豆、核桃仁、葵花子、枸杞子、黑芝麻、何首烏

黑豆、黑芝麻、何首烏有補腎助元的作用，可補腎明目、健脾生血，能抗衰老、生髮烏髮。

・燕麥美白粉

原料：燕麥、小麥胚芽、葡萄子、白芷、白茯苓

含豐富的抗氧化物質，常食有美白肌膚的作用。

・核桃百合芡實粉

原料：百合、核桃仁、芡米、蕎麥

可刺激腸胃蠕動，清除體內毒素，有促進新陳代謝、潤澤肌膚的功效。

延年益智五穀粉

・核桃芝麻粉

原料：黑芝麻、核桃仁

含有豐富的亞油酸、維生素E，能為腦細胞提供能量，老人食用可益壽延年，兒童食用能健腦益智。

・四果粉

原料：黑芝麻、核桃仁、南瓜子、銀杏仁

黑芝麻、核桃仁、南瓜子、銀杏仁都屬於堅果，含有豐富的不飽和脂肪酸及維生素、礦物質，可為腦細胞提供營養，有助於補腦益智。

・玉米燕麥健腦粉

原料：玉米、燕麥、黃豆、南瓜子、花生、核桃仁、黑芝麻、大棗

核桃仁富含磷脂，對腦神經有良好的作用；黑芝麻有健腦和增強記憶的功效；南瓜子中含有鋅，能促進兒童大腦發育，與玉米、燕麥等搭配，能更好地發揮健腦、益智作用。

健脾開胃五穀粉

八寶粉

原料：燕麥、糙米、黑米、山藥、大棗、黑芝麻、腰果、山楂

含有豐富的優質蛋白和鈣，有易吸收、助消化的特點，可增進食欲，尤其適合寶寶食用。

・蕎麥大棗山藥粉

原料：蕎麥、薏仁、山藥、大棗

山藥、大棗有補中益氣、健脾開胃的功效，與蕎麥、薏仁搭配可使健脾開胃的效果更佳。

・營養暖胃粉

原料：黃豆、糯米、陳皮、生薑

每日1~2次，連服1個月，可補中益氣、健脾暖胃，最適合冬、春兩季食用。

安神助眠五穀粉

・益眠粉

原料：黑米、燕麥、核桃仁、黑芝麻、蓮子、山藥、百合、酸棗仁

可益肝氣、堅筋骨，有鎮靜、安眠的作用，可用於心煩不眠、睡臥不安等。

・安神粉

原料：芡米、黑芝麻、蓮子、大棗

可安神助眠，有輕微失眠、神經衰弱者可食用。

・核桃五味子粉

原料：核桃仁、五味子

五味子有收斂固澀、安神助眠作用，核桃仁有補腎助陽的功效，兩者搭配對腎虛型失眠、多夢有較好的緩解作用。

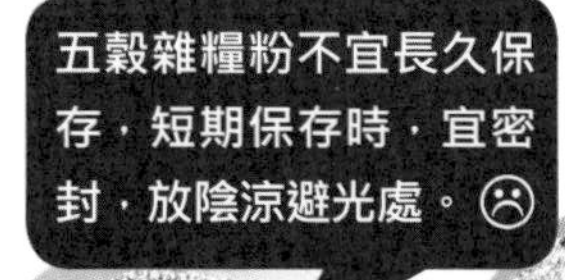

大多數瘦身排毒粉中都有糙米。因為糙米中含有豐富的膳食纖維，有助於排毒。

天天微穀力：史上最好吃、最健康的百穀全書

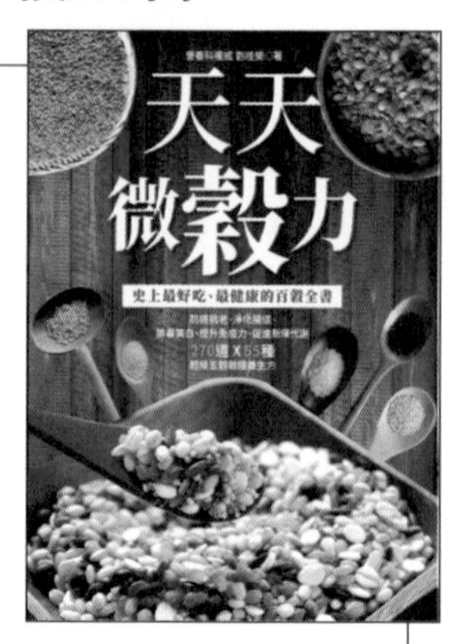

作　　者	劉桂榮
發 行 人	林敬彬
主　　編	楊安瑜
編　　輯	王艾維、林子揚、鄒宜庭
內頁編排	王艾維
封面設計	柯俊仰
編輯協力	陳于雯・林裕強
出　　版	大都會文化事業有限公司
發　　行	大都會文化事業有限公司

11051 台北市信義區基隆路一段 432 號 4 樓之 9
讀者服務專線：（02）27235216
讀者服務傳真：（02）27235220
電子郵件信箱：metro@ms21.hinet.net
網　　　址：www.metrobook.com.tw

郵政劃撥	14050529 大都會文化事業有限公司
出版日期	2019 年 09 月初版一刷
定　　價	320 元
I S B N	978-986-97711-7-7
書　　號	Health+140

國家圖書館出版品預行編目 (CIP) 資料

天天微穀力：史上最好吃、最健康的百穀全書 / 劉桂榮 主編.
-- 初版 . -- 臺北市 : 大都會文化 , 2019.09
192 面 ; 17×23 公分

ISBN 978-986-97711-7-7（平裝）
1. 禾穀 2. 營養 3. 健康飲食

411.3　　108013821

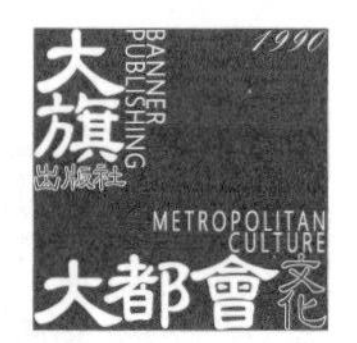

大都會文化　讀者服務卡

書名：天天微穀力：史上最好吃、最健康的百穀全書

謝謝您選擇了這本書！期待您的支持與建議，讓我們能有更多聯繫與互動的機會。

A. 您在何時購得本書：______年______月______日

B. 您在何處購得本書：___________書店，位於___________(市、縣)

C. 您從哪裡得知本書的消息：

1.□書店　2.□報章雜誌　3.□電台活動　4.□網路資訊

5.□書籤宣傳品等　6.□親友介紹　7.□書評　8.□其他

D. 您購買本書的動機：（可複選）

1.□對主題或內容感興趣　2.□工作需要　3.□生活需要

4.□自我進修　5.□內容為流行熱門話題　6.□其他

E. 您最喜歡本書的：（可複選）

1.□內容題材　2.□字體大小　3.□翻譯文筆　4.□封面　5.□編排方式　6.□其他

F. 您認為本書的封面：1.□非常出色　2.□普通　3.□毫不起眼　4.□其他

G. 您認為本書的編排：1.□非常出色　2.□普通　3.□毫不起眼　4.□其他

H. 您通常以哪些方式購書：(可複選)

1.□逛書店　2.□書展　3.□劃撥郵購　4.□團體訂購　5.□網路購書　6.□其他

I. 您希望我們出版哪類書籍：（可複選）

1.□旅遊　2.□流行文化　3.□生活休閒　4.□美容保養　5.□散文小品

6.□科學新知　7.□藝術音樂　8.□致富理財　9.□工商企管　10.□科幻推理

11.□史地類　12.□勵志傳記　13.□電影小說　14.□語言學習（____語）

15.□幽默諧趣　16.□其他

J. 您對本書（系）的建議：

____

K. 您對本出版社的建議：

____

讀者小檔案

姓名：_____________ 性別：□男　□女　生日：____年____月____日

年齡：□20歲以下 □21～30歲 □31～40歲 □41～50歲 □51歲以上

職業：1.□學生 2.□軍公教 3.□大眾傳播 4.□服務業 5.□金融業 6.□製造業

7.□資訊業 8.□自由業 9.□家管 10.□退休 11.□其他

學歷：□國小或以下 □國中 □高中／高職 □大學／大專 □研究所以上

通訊地址：______________________________________

電話：（H）______________（O）______________ 傳真：______________

行動電話：_________________E-Mail：_______________________________

◎謝謝您購買本書，歡迎您上大都會文化網站（www.metrobook.com.tw）登錄會員，或至Facebook（www.facebook.com/metrobook2）為我們按個讚，您將不定期收到最新的圖書訊息與電子報。

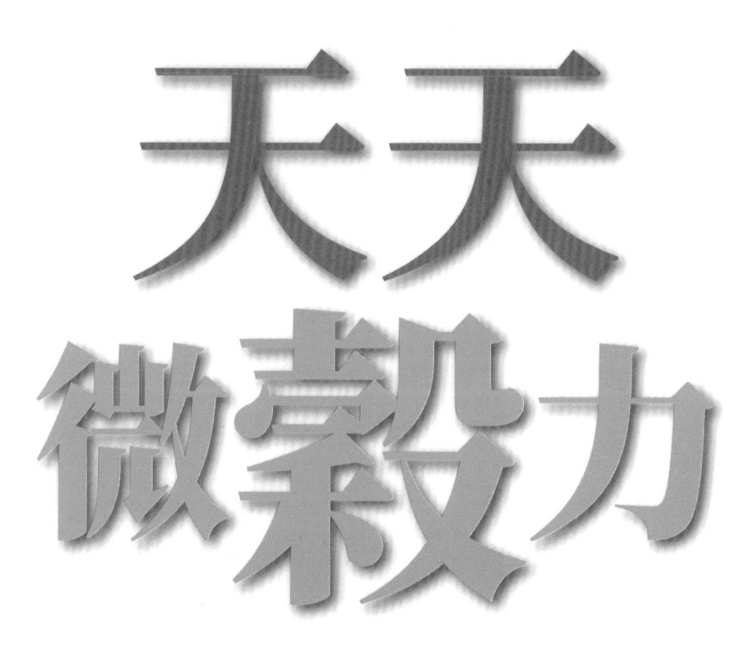

史上最好吃、最健康的百穀全書

防癌抗老、淨化腸道、
排毒美白、提升免疫力、促進新陳代謝

北區郵政管理局
登記證北台字第9125號
免貼郵票

大都會文化事業有限公司
讀者服務部 收

11051台北市基隆路一段432號4樓之9

寄回這張服務卡〔免貼郵票〕
您可以：
◎不定期收到最新出版訊息
◎參加各項回饋優惠活動

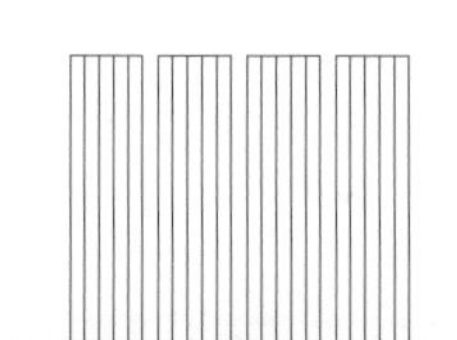